全国高等中医药院校教材

中医美容与芳疗技术应用

供中医学·中药学·护理学·中医养生学·中医康复学·
医学美容技术·中西医临床医学等专业用

主编
曹燕亚

副主编
李 欣　毕亚联　周 典
陶 然　王进进　杨晔颖

主审
李 斌

上海科学技术出版社

图书在版编目（CIP）数据

中医美容与芳疗技术应用 / 曹燕亚主编. -- 上海 ：
上海科学技术出版社，2024.1
全国高等中医药院校教材
ISBN 978-7-5478-6456-2

Ⅰ．①中… Ⅱ．①曹… Ⅲ．①美容－中医学－中医学
院－教材②香精油－疗法－中医学院－教材 Ⅳ.
①R275②R459.9

中国国家版本馆CIP数据核字（2023）第242519号

中医美容与芳疗技术应用
主编 曹燕亚

上海世纪出版（集团）有限公司
上海科学技术出版社 出版、发行
（上海市闵行区号景路 159 弄 A 座 9F - 10F）
邮政编码 201101 www.sstp.cn
常熟市华顺印刷有限公司印刷
开本 787×1092 1/16 印张 14.75
字数 340 千字
2024 年 1 月第 1 版 2024 年 1 月第 1 次印刷
ISBN 978 - 7 - 5478 - 6456 - 2/R · 2918
定价：139.00 元

编委会名单

卢　涛　（山西大同大学中医药健康服务学院）

白　研　（黑龙江中医药大学针灸研究所）

毕亚联　（上海宏林化妆品有限公司）

朱丹亚　（上海蕊源生物科技有限公司）

华　亮　（上海中医药大学附属岳阳中西医结合医院）

刘　柳　（上海中医药大学附属岳阳中西医结合医院）

孙晓颖　（上海中医药大学附属岳阳中西医结合医院）

李　苏　（上海中医药大学附属岳阳中西医结合医院）

李　欣　（上海中医药大学附属岳阳中西医结合医院）

李　淼　（上海中医药大学附属岳阳中西医结合医院）

李龙春　（上海市东方医院）

杨雨沁　（上海中医药大学附属岳阳中西医结合医院）

杨振霖　（上海中医药大学附属曙光医院）

杨晔颖　（上海中医药大学附属龙华医院）

陆紫蔓　（上海中医药大学附属曙光医院）

周　典　（上海中医药大学）

周　蜜　（上海中医药大学附属岳阳中西医结合医院）

赵华祥　（颇黎芳香医药科技有限公司）

胡　军　（上海市第二康复医院）

郦仰洋　（上海市长宁区劳动技术教育中心）

郭　菲　（上海中医药大学附属岳阳中西医结合医院）

陶　然　［易臻国际生物科技(香港)集团有限公司］

曹燕亚　（上海中医药大学）

焦肖宁　（上海医药工业研究院有限公司）

谢国群　（台盟上海市委副主委）

删　仍　（上海中医药大学附属岳阳中西医结合医院）

蔡　骏　（上海中医药大学附属龙华医院）

薛海萍　（上海中医药大学）

序　言

在"十四五"这个具有里程碑意义的发展阶段，编者团队以创新视角编著《中医美容与芳疗技术应用》教材，旨在积极落实国家对新时代高质量教育发展的要求，同时发挥中医学在提升社会生活质量上的影响力和价值。本教材对传统医学与现代美容技术进行深度结合，积极探寻中医美容与芳疗技术在美容领域中的广泛应用。

为响应当代中国社会对美的追求和对健康生活方式的重视，本教材强调以中医理论为根基，结合现代芳疗技术，展示了中医美容的魅力和科学性。中医美容，继承了中医学气血阴阳平衡、内外兼修的辨证治疗原则，强调调整人体整体，达到美容效果。芳疗技术则借助芳香植物功效，对身心情绪产生调节作用，实现美容目的。

本教材理论与实践相结合，既包括理论知识，又涵盖实际操作技巧，结构详尽、重点明确，在撰写中编者团队高度提炼了中医美容与芳疗技术的专业基础知识和技能，以便在最短的时间内使读者掌握。我们坚信，通过学习本教材，读者不仅可以从中获取更为全面与深入的专业知识，更能树立健康美丽的生活理念，引导社会大众正确对待健康与美丽，使美丽成为身心健康的一部分，而非仅仅是表面的装点。

在全球化与本土化相交融的今天，结合中医学富饶的理论体系和实践经验，推广和发展中医美容与芳疗技术，无疑具有深远的影响。期待读者在学习实践过程中，对中医美容与芳疗技术有更深层次的理解和应用，为美丽事业做出贡献。未来编者团队将继续以互动性、实践性、智能化为导向，促进中医美容与芳疗技术的应用研究和创新发展。最后，欢迎读者提出宝贵的意见和建议，以便我们对教材进行改进，满足大家的学习需求。

李　斌

2023 年 10 月于上海

编写说明

"党和国家非常关心支持中医药教学、科研、产业的发展",习近平总书记指出,"要遵循中医药发展规律,传承精华,守正创新,加快推进中医药现代化、产业化,坚持中西医并重,推动中医药和西医药相互补充、协调发展,推动中医药事业和产业高质量发展,推动中医药走向世界,充分发挥中医药防病治病的独特优势和作用,为建设健康中国、实现中华民族伟大复兴的中国梦贡献力量"。传承精华、守正创新是中医药相关教学、科研、产业的发展所要坚持的指导方针和核心思想。

《中医美容与芳疗技术应用》是上海中医药大学支持出版的创新教材,在编写过程中得到了上海市中医药学会养生康复分会和上海市中医药学会皮肤病分会、美容分会相关专家的精心指导和支持。

中医美容与芳疗技术是以中医药理论为指导,研究中医美容与芳香疗法的基本理论、实际操作等内容,其以应用为核心,研究运用中医美容与芳香疗法方法,维护、修复、改善与塑造人的形神美的理论、技能及其规律,以预防和治疗损容性疾病、养生健身、延衰驻颜,保持和追求健康美丽为目的。本教材中的中医美容与技术注重操作和实践,具有一定的创新性。

本教材共分为9章。第一章至第六章论述中医美容与芳香疗法的历史发展、中医美容与芳香疗法的概念及基本特点、中医美容常用中药、芳香精油概述、芳香疗法中的常用纯露与植物油、精油的调配及注意事项;第七章至第八章论述中医美容与芳香疗法常用技术,包括中医美容常用技术(面部美容、刮痧美容、灸法美容、熏蒸美容、药浴美容、药膳食疗美容)和芳香疗法常用技术(吸嗅疗法、水疗法、抚触疗法、情绪疗法)等;第九章论述常见损容性疾病的中医美容方法与芳疗技术应用。本书适用于中医学、中药学、护理学、中医养生学、中医康复学、医学美容技术、中西医临床医学等专业的教学,以及中医芳香疗法治疗专业、芳香美容师从业者、精油产品生产销售等相关行业管理者和技术服务人员的学习参考,同时还可用于相关行业人员培训及科普使用。

在撰写过程中,全体编者与专家通力合作、反复打磨,历时两年余得以出版。本书编写过程中得到了上海市中医药学会、上海中医药大学、台盟上海市委、上海中医药大学附属岳阳中西医结合医院、上海市皮肤病医院、上海中医药大学附属曙光医院、上海中医药大学附属龙华医院、上海中医药大学附属市中医医院、上海市第二康复医院、上海市东方医院、上海长航医院、云南中医药大学、黑龙江中医药大学、山西大同大学中医药健康服务学院、颇黎芳香医药科技有限公司、易臻国际生物科技(香港)集团有限公司、中国职业技术教育学会、上海医药工业研究院有限公司、上海市学生事务中心、长宁区劳动技术教育中心、上海宏林化妆品有限公司、上海蕊源生物科技有限公司等单位专家的大力支持。但限于编者水平,书中难免存在不足,望广大读者提出宝贵意见和建议,以便再版时修订提高。

编委会

2023 年 10 月

目　录

第一章
中医美容与芳香疗法的历史发展

第一节　中医美容的发展简史

中医美容学是将美学与中医学相结合，在中医基本理论指导下，研究人体美和运用中医方法，维护、修复、改善与塑造人的形神美的理论、技能及其规律，以预防和治疗损容性疾病，养生健身，延衰驻颜，保持和追求健康美丽为目的的一门学科。

一、中医美容的起源

中医美容的形成与发展经历了漫长的岁月，"以史为镜，可以知兴替"，通过梳理中医美容的发展及成就，了解中医美容的渊源与规律，对于中医美容的研究与发展，具有重要的意义。

（一）远古至先秦时期

远古时期就有了审美观念的萌芽。山顶洞人是处于原始人发展的第三阶段，生活于两三万年以前。距今 18 000 年的山顶洞人的遗址处石器发现不多而且比较简单，从发掘的实物可见到骨角器、骨针和用细石器、细长石等镶嵌在骨角或木料上的复合工具。磨光的鹿角上刻有弯曲或平行的浅纹道，反映了当时人们的审美。还有那些如钻孔的小砾石、石珠等，最初可能具有记事计量的性质，而不是纯粹的装饰品，但是这种有目的性的创造物蕴含着很大的审美性质。这种人们审美意识的发展，使这些骨角器、骨针、小砾石、石珠等逐渐成为美的装饰品。

山顶洞人当时已经有美的意识，他们的装饰品丰富多样：有截成小段的乌骨管，在磨光之后刻上一些线纹；有从海滨捡来的海螺壳，在钳完的顶部挖上小孔；有在根部挖出孔眼的兽类牙齿等。而那些把不同形状的石粒打磨成同类型，钻孔后再加研磨而成的小石珠，是体现山顶洞人最高技术的装饰品。至于这种研磨和钻孔类的先进技术，一般是到新石器时代才被普遍应用的。

新石器时期，人们开始注重头面部的文饰和美容。洗脸是最早的美容行为，如：象形字"沐浴"、敷粉的普遍。关于美的记载早在甲骨文中就有"沐"和"浴"，其意思是洗脸和洗澡。在新石器时代的洞穴壁画上有美容化妆的痕迹。

到了夏商周时期，人们已经开始注意自己的仪表，女子敷粉以红蓝花饰妆容。《太平御览》引《墨子》曰："禹造粉。"那时流行两种粉敷面：一种是白铅化成糊状的面脂，称作"铅华"或"铅粉"。如《中华古今注》云："三代以铅为粉。"另一种是米粉。如《释名》曰："粉，分也，研米使分散也。"又如《淮南子》曰："漆不厌墨,粉不厌白。"意思就是漆是越黑越好,粉是越白越好。

这个时期各式各样化妆品逐渐增多,人们也开始使用"胭脂"(燕脂)。商纣王时女子们甚至已经会制"燕脂",用涂胭脂来美容。《中华古今注》云:"桃花妆,盖起自纣,以红蓝花汁,凝作胭脂,以燕地所生,故曰燕脂,涂之作桃花妆。""燕脂"又名"燕支""焉支"。相传红蓝花生于焉支山,故称,所制之红汁为"焉支"。《汤液本草》中云:"(红蓝花)气温,味辛。辛而甘温苦,阴中之阳。无毒。"《金匮要略·妇人杂病脉证并治》:"妇人六十二种风,及腹中血气刺痛,红蓝花酒主之。"红蓝花不仅能够美容,还可以治疗妇科疾病。以其汁做成的胭脂,可起到活血化瘀的效果,至此中医中药与美容有了初步融合。

西周时期对于损容性皮肤病有了专门的医师治疗。《周礼·天官》中记载了"有痒疥疾……以五味、五谷、五药养其病",描述了疡医采用食疗法、内治法治疗损容性皮肤病。诸子百家、道家等学派的兴起,使中医养生学得到很大的发展。这些学说提倡通过修身养性,自然地达到驻颜的目的。如《老子》提出:"专气致柔,能婴儿乎。"意思是修气能专一,使心气化刚为柔,便能达到返老还童、状如婴儿的境界。

春秋战国时期,奴隶社会趋于瓦解,封建社会逐步确立,诸子百家总结各个领域的经验,其中也包括一些有关美容保健方面的论述被当时的医家所吸取。这一时期,中医美容学的主要成就,是理论上整体观的确立以及在整体观念指导下产生的一些卓有成效的美容方法。这个时期出现了"面脂、唇脂"以及"黛眉",洗发"发蜡"等美容用品。《韩非子》中有"吾面用脂泽粉黛"之句。《释名》曰:"唇脂,以丹作,像唇赤也。"说明当时女子就用红色的唇脂来饰容。

这个时期还出现了眉毛美容:如《楚辞》有"粉白黛黑施芳泽"之句。《释名》解释"眉"字时说:"眉,媚也,妩媚也。""黛,代也,灭去眉毛。"《释名》还通过解释"黛"字,指出画眉的方法。

当时典籍中已经有使人变美的记载,如《山海经》中有"荀草……服之美人色"的记述,该书中还记载有12种与美容有关的药物。

总之,到春秋之时,人们已很重视容貌的修饰,追求仪容之美已不仅是人的爱美天性使然,而且已成为礼仪上的要求。

(二) 秦汉三国时期

汉代马王堆古医书中也有损容性疾病的描述,如黧黑斑(面駶)、疣目(疣)、漆疮、体气(臭)、白癜风(白处)、痤疮(痤)、各种疮(久疕)、目偏视(斜视)等。《天下至道谈》提出痤疮的发生病因病机之一是行房事不当。"强用之,不能导,生痤……气血充盈,九窍不导,上下不用,生痤、疽。"这是其他医书未曾提到的。此外,《五十二病方》有最早的针灸美容记载。《阴阳脉死候》提出:"夫流水不腐,户枢不蠹,以其动。动则实四肢,而虚五脏。五脏虚则玉体利矣。"《十问》探讨了皮肤的保健美容法。首先,饮食上要注意不良嗜好,"食苍则苍,食黄则黄";其次,要多吃柏实,饮走兽的乳汁,就可"却老复壮",使皮肤"曼泽有光"。这个时期,药物、针灸、食疗、气功等方法已经开始介入美容。

著名的中医经典医籍《内经》、秦汉时期药学著作《神农本草经》以及汉代张仲景《伤寒杂病论》、西汉末年的《黄帝明堂经》等著作的出现标志着美容中医学从"术"向"学"的转变。

《内经》,为中医美容学的建立和发展建立了理论基础,开创了中医学美容理论先河。《内经》从人—自然—社会的大角度来审视人的健康、健美,在人体自身的统一、人和自然的统一、人和社会的统一几个方面,提出了一系列理论,为中医美容奠定了深厚的理论基础。

秦汉时期药学著作《神农本草经》为后世的中药美容和药膳美容奠定了坚实的基础。它是中医药物和食膳美容的实践先导,据统计,《神农本草经》中具有治疗和保健美容的药物有160余种。如"蜂子,味甘平……久服令人光泽,好颜色";白瓜子"主令人悦泽,好颜色";白僵蚕"灭黑奸,令人面色好";"白芷长肌肤润泽,可作面脂"。《神农本草经》中还提到"好颜色"的桃花,"色媚好"的旋花,以及菟丝子等药,并首次提出了石灰"去黑子息肉"。

《黄帝明堂经》是西汉末年成书的第一部腧穴学专著,记载了较明确的损容性病症17个,如"羸瘦""面黑""疣"等,为中医针灸美容建立了理论实践基础。

《伤寒杂病论》为中医美容提供了辨证纲领。《伤寒杂病论》无专篇论述美容,但其所确定的六经辨证法,是中医美容的指导思想。

荀子"动中求美"理论、华佗"五禽戏"为中医运动美容的先导。《荀子》云:"安燕而血气不惰,劳倦而容貌不枯。"提出了应当劳逸结合,血气流通,从而保持容貌的年轻与美丽。华佗云:"人体欲得劳动,但不得使极尔。动摇则谷气得消,血脉流通,病不得生,譬如户枢不朽也。"创造了养生导引功"五禽戏"。据载,中国在汉代以前民间就有了以审美为目的的穿耳、戴环习俗。而汉代妇女注重香体,一般都会佩戴香囊。这些都是中医美容的萌芽与起源。

二、中医美容的形成与发展

古人的求美欲望随着经济、文化和医学的发展不断增长。到了晋隋唐时期,在中医养生防病、驻颜、延缓衰老思想指导下,中医美容在原有基础上有了突出的发展和创新,使中医美容初具规模。唐代,在贞观之治的盛世里,由于生产力的发展和社会的安定,人们生活水平相对提高,对驻颜美容、延缓衰老的要求也高了,从而促进了中医美容大发展。晋唐时期,中医美容已经具有较高的水平,并逐渐走向成熟,具有以下几方面突出的成就。

一是初步形成了独立的学科。从秦汉时期单纯的、经验的美容逐步向科学的、综合措施的美容技术迈进,在强调外洗、外敷、外搽等的同时,开始重视配合内服丸、丹、汤等药物。

二是美容方剂和美容剂型的改革。美容方剂已从单味药物运用或简单的配伍,向多味药物的组合,复杂的配伍过渡,使美容配方逐步体现了方剂学君、臣、佐、使的原则。美容剂型的调制已相当讲究,所采用的配基一般具有黏附、营养两大功效,同时发展为方便实用的面脂、手膏、口脂、面膜等品种。

三是采用的美容中药及美容食物品种繁多,涉及面广。在每一味药物或食物均有较为详细的主治、炮制和使用方法,不仅重视驻颜养颜,还特别重视防治各种损容性疾病,如粉刺、雀斑、皮肤粗干、毛发枯黄、齿黑等,积累下了丰富的经验。

(一)两晋南北朝至隋唐五代时期

两晋南北朝是思想高度自由的时期,形成了包括美学在内高度发达的学术思想。隋唐促进了中外经济文化交流。随着人们生活水平提高,对美的追求更加强烈,促进了中医美容学的形成。

晋代医学家葛洪,在他编著的《肘后备急方》一书中,已将中医美容的内容列为专题论述,堪称中医美容学第一书。《养性延命录》为现存最早的气功养生专著,可以说是按摩推拿美容的起源。晋人刘涓子著《刘涓子鬼遗方》,涉及一些皮肤病疾患,如粉刺、黧黑斑、湿疮、痱子、热疮、发秃等损容性病证的治疗,对后世影响较大,为我国现存最早的一部外科学专著。

隋代巢元方等人编著的《诸病源候论》,初步确定了损容性疾病的范围。

唐孙思邈的《备急千金要方》及《千金翼方》有中医美容保健方剂300余首。孙思邈亲身实践,是养生长寿驻颜的实例,专辟"面药"和"妇人面药"两篇,公布了美容秘方130首,提出了使"家家悉解,人人自知"的著名观点。介绍了针灸美容法、食膳美容法、气功和养生美容法以及其他一些如冷冻、玉石磨等美容方法。专辟"悦人面""坚齿""明目"等美容药品专条。促进了中医美容学的进一步发展。

《外台秘要》载有美容方430余首,收集了胭脂和口红的制法。

外科整形方面,中医外科早在三国时期以华佗为代表的中医学家就开创了手术疗法。晋代有兔唇修补术,唐代有人工"酒窝"的记载。

在化妆方面,我国古代有许多不同的妆容风格,如魏晋南北朝的"贴花黄"和"梅花妆",北朝《木兰诗》的"当窗理云鬓,对镜贴花黄",唐代《妆台论》中记载到"美人妆,面既施粉……浓者为酒晕妆,浅者为桃花妆"。

唐代以樱桃小嘴为美。唐代对唇形的画法以及眉形的画法就多达十几种。唐代妇女面部化妆也非常繁复,化妆顺序大致为敷铅粉、抹胭脂、涂鸦黄、画黛眉、点口脂、描面靥、贴花钿等。

(二) 宋金元明清时期

宋元时期,由于官方十分重视医药学术的整理、总结和提高,一度出现了学术繁荣与学派论争的局面。中医美容方法与经验也由此得到系统地整理提高和推广应用。宋元时期的中医美容,一方面对以往的经验、成就进行整理、总结,使其渐趋系统化;另一方面,又在大量的实践中积累起丰富的新经验、新认识,使中医美容学体系日臻完善。由官方组织进行校勘编纂的《圣济总录》《太平圣惠方》,对美容方剂的收集更加丰富,并补充了许多美容新方,共收美容方剂300余首。

宋代程朱理学对中医美容的影响很大,反对女子衣饰华丽,主张以淡雅、含蓄的面部化妆表达对自然美的追求。当时以柳眉、杏眼、樱桃口为基本面饰的化妆,女子面颊略施薄粉,淡涂胭脂。《使辽录》记载了北方少数民族用"瓜蒌佛妆"保护面部皮肤。两宋时期药物及美容方剂大大丰富,南宋出现了"种齿医师",陆游晚年诗云"染须种齿笑人痴",自注"近闻有医以补堕齿为业者",说明当时已有义齿修复。医家对损容性疾病病因病机、治疗的论述更深入。如《圣济总录》处处强调美容内调、内治的重要性。其论治须发黄白:"虽有傅染之法,曾不知宜血补气,为常服剂,盖血气调适,则滋泽外彰,其视傅染之功远矣。"提出了通过内服调养而使须发润泽,比染发效果更佳。

金元四大家亦各有独特的经验,对有碍美容之疾病的病因和证治进行了探讨,使单纯的美容经验过渡到了美容理论的研究,使中医美容更加具备辨证论治的特色,对后世美容的发展有一定的影响。金元时期百家争鸣,丰富了中医美容学的理论和治疗方法。

元代许国祯撰写的《御院药房》集了宋、金、元三代的宫廷秘方千首,其中180首为美容方。

明代龚廷贤编辑的《鲁府禁方》,收藏了鲁王府、龚廷贤所藏秘方,内容包括临床妇、儿、内、外各科,涉及美容养生内容。

明清时期,社会美容事业开始展开,所以中医美容学在理论上和方法上,都有明显的提高和发展。明代朱橚《普济方》被后人称为中医美容方的大汇总。

中医美容发展到清代,大量的美容用品和药剂不断出现。在清代宫廷中,各种美容技术、美容方法得到了广泛的运用。据史料记载，慈禧太后非常讲究美容，从而延缓了她容貌的衰老，年逾六十，仍保持一头乌发，面莹光润，光彩照人。她的美容方法算得上系列化、规范化。宫廷之外的清代民间，描眉、搽胭脂、唇脂、染发、香发、香身等美容化妆水平也比较高，而且普及广泛，为中医美容留下了许多宝贵遗产。在 300 多本历代医药著作中，与美容有关的内服、外用中药达 500 种，常用者近 200 种，其中以补益药、理气药、活血药、清热药、祛风药最为多用。

明代李时珍《本草纲目》是世界著名的药物专著，载药 1 892 种，其中收录美容中药 270 余种。该书记载"瓜蒌杏仁猪胰"面膜可"令人面白"；诸花面脂可"去黑䵟皱皮，好颜色"；还记载了白茯苓面膜、半夏米醋敷面方中何首乌、桑叶、当归、黄芪、珍珠等药的美容功效。清代《医宗金鉴·外科心法要诀》中记载了很多皮肤美容的方法。

三、近现代中医美容的发展趋势

（一）近现代中医美容发展的四个阶段

清后期至民国，由于北洋政府和国民党政府对中医的排斥，中医学在这段时期受到较多制约，此间中医美容学的发展根本无从谈起。中华人民共和国成立后，中医药学进入了一个历史发展的新阶段，中医美容学亦逐渐成长与发展。

1. 探索阶段　生活美容的发展促使了我国现代美容医学的诞生，自改革开放到 20 世纪 90 年代初，出现了社会性的美容热。人们对美容的要求也越来越高，不再满足于仅仅是被动地在原有的容貌基础上"画"出美来，而是希望具有一种体态匀称、皮肤红润、富有弹性和光泽的自然健美。人们亦希望借助医学的手段延缓衰老，保留青春。在这个阶段，中医美容开始引起人们的关注，一些医疗机构和研究机构开始研究中医在美容方面的应用，但还没有形成系统的理论和技术体系。1989 年，"中华中医药学会外科分会治疗美容专业委员会"成立，为中医美容学的发展奠定了基础。

2. 理论建立阶段　从 20 世纪 90 年代开始，中医美容逐渐形成了自己的理论体系，中医美容的概念和原理开始得到更深入的研究和阐述。一些学者开始提出中医美容的相关理论，如面部经络理论、面部五行理论等。与美容相关的医学组织与团体开始涌现。1990 年"中华医学会医学美学与美容分会"成立，1996 年"中国中西医结合学会皮肤性病专业委员会美容学组"成立。1997 年"中华中医药学会外科分会治疗美容专业委员会"升级为"中华中医药学会中医美容分会"。

3. 技术发展阶段　这个阶段大约从 2000 年到 2010 年。在这个阶段，中医美容的技术得到了进一步的发展和完善。一些中医美容的技术方法得到了广泛应用，如针灸、中药面膜、中草药护肤品等。同时，一些中医美容机构和专业人士开始涌现。2002 年卫生部颁布了《医疗美容服务管理办法》，确立了中医美容学的学科地位。

4. 创新与国际化阶段　2010 年开始至今，中医美容继续创新发展，与现代科技结合，出现了更多高科技手段的应用，如激光、射频、微针等。2015 年中国整形美容协会中医美容分会成立。此外，中医美容也开始向国际市场扩展，吸引了越来越多的国际关注和认可。

（二）中国中医美容业发展前景

1. 从当代新的医学模式看中医美容学的前景　当代生物—心理—社会医学模式的转变，

使人们重新考虑健康的概念。新的概念表明医学的目标已不只是维护人的生存，而是要进一步提高人的生存质量，使之生存得更加完美，在躯体、精神、适应社会三个方面都完美和谐。中医美容学适应了医学模式的转变，将会在中医学领域占有重要地位，并将对世界卫生保健事业作出重要贡献。

2. 从各学科的发展看中医美容的前景　中医美容学具有多学科交叉的特征，是在其他专科基础上的飞跃与融合。临床各学科的发展如中医内科学、中医外科学、中医皮肤科学、针灸推拿学、妇科学和西医学一些学科以及新兴学科如中医心理学、康复学等为中医美容学的发展创造了条件。

3. 中国美容产业的发展趋势分析　拥有浓厚历史积淀的中医美容学对消费市场有着长期的影响，越来越多的人寻找自然温和、不伤害皮肤、天然的美容方法。这与中医美容学的理念不谋而合。这一条件也为中医美容的发展提供了有效的文化背景。

4. 中国美容行业将发生经营模式的变革　如今世界正处在顺应自然、返璞归真、回归大自然的热潮中，中医美容更显示出它的独特价值和作用。我们应该采用现代科技手段和理论方法进一步加强中医美容方法的各项机制研究，同时开展中医美容延缓衰老的现代仪器的开发研究，发挥中医学优势，为现代人类健康服务。

第二节　芳香疗法的历史发展

芳香疗法起源于远古时期，在《天香传》中记载"香之为用从上古矣"，早在有文字记载之前，人类已经在宗教仪式、美容护理、调味食物、装饰美化、医疗延寿等多方面意识到芳香植物的价值与魅力。

在西方，公元前约 3000 年，古埃及将芳香植物乳香、没药、白松香、丝柏等运用在宗教、医疗、防腐、化妆品、香水中，至今在法老墓葬中仍有大量保存完好的芳香油膏。美索不达米亚文明中有对雪松和柏树等芳香植物运用的记载。随着历史的发展，希腊人与罗马人进一步传承和发展了芳香疗法，在古罗马时代用希腊语著的《论药物》一书中，有大量芳香植物运用的详细记载与绘图，如苦蒿、没药芹等。随着文明的融合与迁徙，11 世纪，阿拉伯人发明了蒸馏设备；12 世纪时，十字军东征带回了蒸馏技术，欧洲开始萃取精油和纯露，制作香水；在 14 世纪，黑死病流行期间，芳香植物的运用拯救了部分人，从而为近代芳香疗法的发展与推广提供了契机。

在东方，古印度医学《吠陀经》中记载了檀香、安息香、肉桂、罗勒、姜、没药等芳香药物，其油浴技术一直被认为是调整身心健康的特色方法并传承至今。

在中国，从神农尝百草的传说开始，就有将石菖蒲、艾叶等芳香植物用于除邪避秽、祭祀等的传统。周代开始历代都有不同功效的香囊、香熏、香丸、香浴、香粉等配方。《内经》中记载"用淳酒二十升、蜀椒一升、干姜一斤、桂心一斤，凡四种，皆㕮咀，渍酒中。用绵絮一斤，细白布一丈，并内酒中……用之生桑炭炙巾，以熨寒痹"是芳香药物有效成分提取并用于疾病治疗的经典案例。《太平圣惠方》中以香药命名的方剂达到了 120 首，其中至宝丹、苏合香丸等名方至今在临床上仍在使用。《本草纲目》记载了中医芳香疗法的给药方式，如涂法、擦法、敷法、扑法、吹法、含漱法、浴法等。清代医案记载了透脑闻药方、清脑闻药方、避瘟明目清上散、避暑香珠、清静香、避秽香等各类配方。《理瀹骈文》认为芳香药物的作用在于"率领群药开结行滞，直达病所"，为后世研究中医芳香疗法奠定了基础。

近代，法国科学家雷内·莫里斯·盖特福斯（René-Maurice Gattefossé）在 1928 年正式提出"aromatherapy"（芳香疗法）一词，开启了新的医疗研究领域。1937 年，盖特福塞与阿尔伯特考威尔同著《芳香疗法临床应用》，收录关于精油应用的案例及相关文献。1961 年，摩利夫人出版《摩利夫人的芳香疗法》，首次提出了将芳香疗法与美容、护理相结合的概念。1964 年，珍瓦涅出版《芳香疗法临床应用实务》，记录了二战中使用精油治疗伤兵的临床经验，成为芳疗界的运用宝典，被翻译成多国语言。1970 年，意大利米兰的罗维斯医生研究精油在临床心理学的效果，指出佛手柑、柠檬、甜橙对于缓解焦虑和忧郁非常有效。1978 年，美国巴斯帝尔大学，首次将芳香疗法作为自然疗法的一部分放入大学教育体系。1985 年，英国的国际专业芳疗师联盟（IFPA）成立。1986 年，美国食品药品监督管理局（FDA）允许精油进入食品等级备案，如今在美国药店、超市中，可购买到适用于感冒、咳嗽、消化不良、失眠等精油保健食品或食品补充剂，如桉叶油止咳棒棒糖等。1990 年，美国整体芳香疗法协会（NAHA）成立、德国芳香师协会成立，同年英国国民医疗服务体系允许芳香疗法进入医保体系。1995 年，罗伯特·滴沙兰德（Robert Tisserand）出版《精油的安全性》；1996 年，日本芳香疗法协会成立。如今在法国，芳香疗法已是全民医疗的一部分，医生和药剂师通过培训被允许直接给患者开精油或纯露处方。

近年来，在我国成立了很多芳香疗法的培训机构和社会团体，但大众对芳香疗法的认知度不高，普遍认为其是作为美容美体、日化品范畴，只有少数科研机构和大学在对其进行系统研究和推广，随着人民对健康的需求，芳香疗法将在身心疾病、辅助医疗、整体医疗、美容延衰等大健康领域取得认可与应用。

思　考　题

（1）中医美容的形成与发展分别经历了哪两个时期？分别说明其代表人物及其贡献。

（2）简述中华人民共和国成立后中国中医美容发展的四个阶段。

（3）在芳疗历史中，中西方共同喜好或运用的芳香植物有哪些？

【课程思政】

内外兼修　护佑健康

党的二十大报告提出，要促进中医药传承创新发展。中医美容与芳香疗法技术是传承千年的国粹，是民族文化的瑰宝，在中华民族防治疾病、保健康复中发挥了重要的作用。随着"健康中国 2030"国家战略的深入实施，中医美容与芳香疗法技术将会更大价值地发挥其预防保健、疾病治疗和康复养生的独特优势,为护佑人民健康贡献中医药力量。

作为医学生,在实施中医美容与芳香疗法技术的过程中,不仅需要较高的实践操作能力,还需要具备良好的思想道德和职业素养。这就要求教师在教学过程中要加强德育教育以及对学生的职业责任和操守的培养。一方面,教师应重视学生的思想道德修养,引导其注重提升自己的内在品质,树立正确的审美观念,形成自信乐观、积极向上、健康向美的人生观和价值观。另一方面,教师要引导学生树立正确的职业道德素养,强调诚信、责任、沟通、理解、团队合作等方面的要求,并将其融入实际具体的操作过程中,培养学生的社会责任感,努力打造高素质的卫健队伍,提升医疗卫生服务能力,不断满足人民群众的健康服务需求。

第二章
中医美容与芳香疗法的概念及基本特点

第一节　中医美容与芳香疗法的概念

一、中医美容的概念

（一）中医美容技术与中医美容学

中医美容技术，现又称美容中医技术，属于中医美容学的范畴，侧重于将中医美容技术、方药应用于临床实践，是我们学习和应用的重点。

中医美容学是在中国传统文化背景下，将中国传统美学与现代美学相结合，以中医药基本理论为指导，运用以自然疗法为主的方法，研究美化容颜、形体养护、损容性疾病防治和损容性生理缺陷掩饰或矫正的理论、技能及其规律，以达到防病健身、延衰驻颜、维护人体形神美等目的的一门学科。它是我国广大劳动人民和历代医家在追求美的过程中反复探索、验证、逐步认识和实践后形成的，是具有较强的科学性、完整性和系统性的理论体系，同时它又结合了现代美学思想，是一门古老而又新兴的交叉学科。

根据目的与范围的不同，"美容"有狭义和广义之分，狭义的美容仅指颜面五官的美化和修饰。但随着社会对美的要求越来越高，人们逐渐发现颈部、手部、肘部和膝部等许多原先被忽视的身体部位，恰恰也是极易透露年龄的部位。再加上现代人生活压力加剧，更加追求心灵的放松和愉悦，因此美容的范围不断拓展。广义的美容包括颜面、须发、躯体、四肢以及心灵等全身心的美化。中医美容学的"美容"则是取其广义，在其基础上进行概念升华。

（二）中医美容学定义的内涵

（1）表明了中医美容学的学科性质。它是美学（中国传统美学、现代美学）与中医学相结合的产物，其一切理论和技能都是在人体审美的理论原则指导下，以追求美为主要目的；其思维模式以中医学的基本理论为指导；其临床应用方法以自然疗法为主，诸如中药、针灸、推拿、气功、药膳等。故中医美容学既是医学美学的一个应用分支学科，又是中医学的一个新兴分支学科。

（2）表明了中医美容学与各相关学科一样，也是以医学人体审美的理论与实践为本学科研究的核心课题。

（3）反映了中医美容学的 4 种服务方式，即"维护"（美容保健）、"修复"（损容性疾病诊治）、"改善"（修饰、掩饰容貌缺陷或瑕疵）、"塑造"（美容整形术）。

（4）中医对形神美的定义反映了中医学特色，"形"指人的形体及其形象，"神"指人的精神、神明、神志、神色，相当于西医学的人的生理、心理现象或生命活力，"形神美"指形体、容貌和生命力之美。

（三）中医美容学的分类

1. 美容性质分类 按美容性质可分为修饰美容、治疗美容和美容保健。

（1）修饰美容：指运用各种美容化妆品使人体外表有缺陷或瑕疵的部分得到掩饰和纠正，或使无缺陷的部分锦上添花。如用遮瑕膏遮盖面部的微小瑕疵。其他包括服饰美容、美发等，可通过服饰、发型的修饰，使身材、脸型更加完美。

（2）治疗美容：指在中医美容学基本理论的指导下，以中医的手段或方法治疗人体的损容性疾病，消除疾病所导致的美容缺陷，达到维护人体美的目的。损容性疾病，是指对人体美有较大影响的疾病，如黧黑斑、粉刺、酒渣鼻、肥胖症等。损容性生理缺陷，是指生理功能正常，但影响外表美的一些身体表征，如皮肤粗糙、单眼皮、塌鼻梁、体气等。

（3）美容保健：指在中医美容学基本理论的指导下，采用医学或非医学的手段或方法预防疾病、延缓衰老，使人的面容、形体、皮肤、毛发等保持自然健美。

2. 手段和方法分类 按手段和方法可分为中药美容、针灸美容、推拿美容、药膳美容、音乐美容、心理调节美容等。

（1）中药美容：指通过中药的内服和（或）外用来治疗损容性疾病或养护机体的一种美容方法。这是中医美容中最主要、最常用的一种方法。中药的运用方法可分为内服法和外用法。内服法是通过内服中药对全身进行调理，来达到局部治疗或调补身体的目的，以全身心的健康来保证局部的美，是治本除根、健身延衰、驻颜美容的必要手段。内服药的剂型，主要有汤剂、丸剂、散剂、膏剂、酒剂、丹剂等。外用法是运用药物直接作用于体表局部，以达到治疗或美容保健的目的方法。它利用药物的性能直达病所，奏效迅速。在操作上一般有湿敷、涂擦、贴敷、熏洗、扑撒、浸浴、喷雾、电离子导入、超声导入等方法。不同的操作方法需采用相应的药物剂型。如采用熏洗、浸浴、湿敷、喷雾法时选用水剂，采用扑撒法时选用散剂，采用涂擦及超声导入法时可选用软膏剂，采用贴敷法时可选用糊剂或涂膜剂等。

（2）针灸美容：指通过针刺和艾灸等方法刺激经络、腧穴以疏通气血，调节人体脏腑组织功能，调动机体内的抗病因素，以达到治疗或美容保健目的的一种美容方法。针灸美容分针刺法、灸法、拔罐法，每种方法又有诸多具体操作方法，如针刺法又分毫针刺法、三棱针法、皮肤针法、皮内针法、电针法、穴位注射法等，灸法又分为艾炷灸、艾卷灸、温针灸、温灸器灸等，拔罐法又分为火罐法、煮罐法、抽气罐法等。

（3）推拿美容：又称按摩美容，是指采用各种推拿手法刺激身体的经络、腧穴，一方面通过经络系统调动机体内在因素，一方面通过体表局部的物理效应来调整脏腑紊乱气机，使阴阳气血平衡，以达到治疗或美容保健目的的一种方法。中医推拿美容法主要有经穴按摩，即循着经络的走向或定位于具体腧穴，采用推、揉、按、摩、点、拿等手法进行人体按摩。国外也有按摩术，广泛用于保健和美容，然而经穴按摩却是我国所独有的。

（4）药膳美容：指根据中医"医食同源""药食同源"的理论，在中医药基本理论指导下，合理搭配、服用食物或食药两用的天然动植物来美容的方法。美容饮食的品类很多，主要有菜肴、鲜汁、汤、羹、酒、粥、蜜膏等。此法与中药美容一样，必须采用辨证用膳的方法才能取得较好的美容效果。

（5）音乐美容：指在中医基础理论和传统音乐理论的指导下，以音乐作为调养治疗手段，根据个体的不同体质、情志变化，分别选用不同音调、节奏、旋律、强度的乐曲，激发情感，陶冶情操，调节脏腑功能，以达到防病治病、健美身心的目的的一种美容方法。

（6）心理调节美容：指在中医基础理论和中医心理学说指导下，通过心理治疗或心理调养，调节情绪，改善心理状态，消除或减轻不良情绪对人体的影响，以达到防治疾病、健美神形的一种美容方法。

二、芳香疗法的概念

（一）芳香疗法的相关概念

芳香疗法是运用具有芬芳或特殊气味的植物提取的挥发性油（精油）或芳香纯露，用吸嗅、涂抹、抚触、泡浴等方法作用于人体局部或全身，起到调节情绪、防治疾病的一种辅助医疗手段。

精油指用芳香植物的根、茎、叶、花朵、种子、果皮和树皮等含挥发油部分，通过蒸馏或超临界萃取等方法提取所得挥发性油类。精油是一种复杂的多成分的混合物，含有萜类、醇类、烯类、醛类、酯类、酚类、酮类、醚类、有机酸类等物质。这些物质分子量较小，能迅速透过皮肤黏膜屏障进入血液与淋巴循环，甚至能快速透过血脑屏障直接作用于神经系统，故其具有良好的治疗与辅助治疗作用，如乳香精油常用于活血止痛、薰衣草精油用于安眠等。

纯露是蒸馏法提取芳香精油的副产物芳香蒸馏液。纯露中含植物中全部水溶性成分及微量的精油，多用于美容及辅助医疗，如玫瑰纯露用于保湿、罗马洋甘菊纯露用于湿疹等。

原精指用化学溶剂从含油量较低或不耐受高温的芳香花类植物中提取的挥发油，这类挥发油一般用于香水或工业调香，不可用于芳香疗法。

中医的熏蒸、敷贴、溻渍、艾灸等疗法均属于芳香疗法。中医认为中医芳香疗法源于芳香中药的运用，是指在中医药理论指导下，运用具有芳香特性的中药及其不同制剂，通过各种途径与方法作用于人体，起到扶正祛邪、调整机体阴阳、调畅气血等作用，从而达到预防和治疗疾病目的中医特色疗法。

（二）芳香疗法的作用

近代芳香疗法从20世纪初已经在临床中开始使用，如皮肤科常用穗花薰衣草精油来治疗痤疮或烧烫伤，用马鞭草酮迷迭香纯露治疗黑头粉刺；内科常用桉树（澳洲尤加利）来治疗咳喘；妇产科常用柑橘类精油缓解孕吐或分娩导乐；儿科用罗马洋甘菊纯露缓解湿疹与肠绞痛；外科用永久花或岩玫瑰促进愈合；骨伤科用冬青止痛等，至今芳香疗法已经大规模运用于医疗、美容、康复、护理、心理等大健康领域，已经成为汇集植物学、药理学、药剂学、临床医学、中医学、中药学、分析化学、药代动力学、制剂学、临床药物治疗学、毒理学等各学科知识与技能的一门既传统而又新兴的综合性应用技术学科。

芳香疗法的作用其成分有关，具体功效简介如下。

萜烯类具有抗病毒、抗菌、杀菌等功效，常见于柑橘类与松科类芳香植物。

酯类具有镇静、镇痛、抗霉菌等功效，常见于薰衣草、甜马郁兰、冬青等芳香植物。

醇类具有抗菌、防腐、调节情绪功效，常见于玫瑰、天竺葵等芳香植物。

醛类具有麻醉、皮肤刺激作用,不可以高浓度、长期使用,常见于柠檬草、香茅等芳香植物。

酮类具有强烈的神经调节作用与抗炎作用,高浓度与长期使用具有神经毒性,孕妇、婴幼儿、癫痫、哺乳期禁用,常见于苦艾、鼠尾草、薄荷等芳香植物。

酚类具有很强的杀菌、杀虫作用以及中枢神经与免疫调节作用,高浓度时具有皮肤黏膜刺激性、腐蚀性、肝毒性,不可高浓度长期使用,常见于丁香、百里香等芳香植物。

醚类有镇痛、抗菌、致幻等作用,不可以高浓度、长期使用,常见于八角茴香、小茴香、甜茴香、肉豆蔻、龙艾等芳香植物。

氧化物类具有祛痰、抗炎、增强免疫力、抗菌、抗病毒等作用,常见于绿化白千层、香桃木、澳洲尤加利、茶树、蓝胶尤加利、德国洋甘菊等植物。

第二节 中医美容与芳香疗法的基本特点

一、中医美容的基本特点

中医美容学源于中医学,作为中医学中最有活力和特色的学科之一,因其深厚的理论基础、安全有效的天然药物和自然疗法、防治并举的美容措施,在医疗美容和生活美容中均具有重要的地位。

(一) 深厚的理论基础和文化传承

中国传统美学、中医药基本理论及现代美学形成了中医美容学的基本理论。中国传统美学范畴体系的基本内容在《荀子》《易传》《吕氏春秋》《乐记》中初见端倪,以后推演更新、日渐丰富。其内容包括阴阳、刚柔、中和、神韵、文质、心物等,强调自然美、神韵美、文质并重等,使中医美容学具有独特的审美观。中医药基本理论则包括阴阳五行、脏腑经络、气血津液、体质、病因病机、防治原则、诊法、治法、药性理论、组方原则等,强调整体观念以及辨证论治的基本特点。现代美学包括审美形态、审美意象、审美感兴、审美文化、审美发生、审美体验等,而现代美学思想渗透到了西学的每个学科,随着国际交流,也渗透入中医美容学中,这三者的结合使中医美容学具有独特的审美观和追求形神俱美、貌德俱佳的境地。

(二) 重视整体,辨证施治

1. 重视整体观念 中医美容学以整体观念为指导原则,认为人体自身是一个由多层次结构构成的有机整体,构成人体的各个部分之间,结构上不可分割,功能上相互协调、相互为用,病理上相互影响。同时认为人与自然、社会环境也是一个有机的整体,人生活在自然和社会环境中,人体的生理功能和病理变化,必然受到自然环境、社会条件的影响。若人体自身各部位,或人与自然,或人与社会任何一个部分出现问题,都会打破机体的和谐,影响健康。故中医美容学更强调天人合一、人体内外和谐,这种美的核心是和谐与健康。而这种和谐健康的标准可以从 3 个方面体现:首先是生理上的和谐健康,脏腑功能正常,气血津液及经络功能和调,使皮肤红润有弹性、毛发爪甲润泽、肌肉丰满、身躯挺拔、行动矫捷,给人以外形上的美感;其次是心理上的和谐健康,只有精神愉快、思维敏捷、大度豁达,才能达到形神合一的美,给人以气质上的美;最后是社会存在的完满度,人们已认识到心理健康度和社会存在的完满度,对人的影响力不亚于生理上的和谐健康程度,而生理、心理、社会状况三者间又互相影响。只有社会适应上健康,才能善于与人交往,处世圆满,融于集体,幸福美满,从而维护心理健康。只有心理愉悦健康,才能使气血通畅,脏腑功能协调,躯体健康。只有躯体健康,才能给人以外形上的美感,从而更增加人们的自信心和社会适应度。因此,1948 年的世界卫生组织宪章中提出了:"健康是躯体上、心理上和社会上的完满状态,而不仅是疾病和衰弱的消失。"1978 年国际初级卫生保健大会再次给健康下了明确的定义:"健康不仅是疾病与体弱的匿迹,而且是身心健康、社会幸福的完美状态。"这与中医理论有着惊人的相似。

中医美容学不仅包括治疗美容,还包括美容保健,突出未病先防、养生健美、延衰防老、延年益寿。而在保健治疗的具体措施方面,根据整体观念,中医强调治病求本、标本兼治,而不是头痛治头、脚痛治脚。在美容过程中要知其然,更要知其所以然,从标本两方面同时入手,调其内而荣其外,不仅使外观病症得到改善,还要能达到疏通经络、调理脏腑、调补气血的目的,使内外皆调、内外皆美。同时中医强调调节人的情志,指出不良或不适度的情志如大怒、大喜、大悲、大忧、大思、大恐等都可以导致人体气机紊乱,引发疾病。中医还强调"顺应自然"以养生防病,只有与大自然和谐相处,才能健康长寿。

2. 强调辨证论治　辨证论治是中医认识疾病和治疗疾病的基本原则,是中医学对疾病的一种特殊的研究和处理方法。中医美容运用辨证论治的思想,对损容性疾病进行审证求因、审因论治。将四诊(望、闻、问、切)所收集的资料、症状和体征,通过分析、综合、辨清疾病的原因、性质、部位以及邪正之间的关系,加以概括、判断为某种性质的证;再根据辨证的结果,运用处方、用药、行针或施以中医其他方法和技术,进行有针对性的诊治,达到消除病证,修复或保持就医者自然美的目的。

中医美容临床治疗疾病,在辨病的基础上,注重辨"证",通过辨证而进一步认识疾病。例如,痤疮(粉刺)是一种疾病,临床可见颜面、胸、背等处散发针尖或米粒大小的丘疹,但由于引发疾病的原因和机体反应性有所不同,又表现为肺经风热、湿热蕴结、痰瘀凝结等不同的证型。只有辨清了粉刺属于何种证型,才能正确选择不同的治疗原则,分别采用清肺散热、祛湿解毒、化痰软坚等方法给予适当的治疗。此外,辨证论治不仅用于内治法,在中医美容外治治疗中也体现了相应的原则。如有面部色素沉着的黧黑斑,中医认为原因之一是气滞血瘀,因此在面部增白、祛斑外用药膏或护肤品中配有白芍、当归等理气活血药,体现了辨证论治的特点。辨证论治,使中医美容的针对性更强、效果更突出。

总之,中医美容学是以整体观念、辨证论治、形神合一、阴阳五行、脏腑经络、气血津液等中医基本理论体系为核心,不局限于颜面局部的美化,更强调与未病先防、养生驻颜、延衰防老、延年益寿紧密结合,运用中药、方剂、针灸、推拿、气功、食疗等手段扶正祛邪,从而改善人体功能,达到内外和谐统一,最终达到美化容颜、延缓衰老、健康长寿的目的的学科。

3. 丰富的治疗手段

(1)采用天然药物:根据中医整体观念和辨证论治理论,运用中药内服和外用方法,治疗损容性疾病、调节脏腑功能、调整体质状况、改善皮肤状态,是中医美容的特点,中药选材天然、安全、无副作用,使其在医疗美容和生活美容中均具有独特的优势。

中药美容具有悠久的历史,成书于秦汉时期的药物学专著《神农本草经》中就记载了白芷、白僵蚕、枸杞子、茯苓、冬瓜子等43种药物具有驻颜润泽、延年耐劳、乌须生发等美容养颜的作用;唐代医圣孙思邈在《备急千金要方》和《千金翼方》中均有专门论述"面药"的篇章,包括面药、面脂、手膏、澡豆等,该书对唐以前的美容药物进行了一次系统的总结;明代李时珍在《本草纲目》中收载美容药物270种,其功效主要有增白驻颜、生须眉、疗脱发、乌发美髯、去粉刺、消瘢痕、香衣除臭、抗皱润肤等方面,奠定了中药治疗原则和分类的基础。古方中也有很多美容方剂沿用至今,如《太平圣惠方》中的七白膏,方用白芷、白蔹、白术、白附子、白茯苓、白及、细辛等中药,配以鸡子白共同入药而成,故名七白膏,此方外用不仅用于药膏,还制成美白护肤品,其良好的效果得到了广大求美者的一致肯定。《鲁府禁方》中记载的杨太真红玉膏,将杏仁去皮,与滑石、轻粉各等分为细末,蒸过,入龙脑、麝香少许,以鸡子清调匀早起洗面后敷之,令面红润悦泽。

现代实验研究证明,很多中药中的有效成分具有美容的功效。如七白膏中各中药提取物不仅可以调节人黑色素细胞酪氨酸酶活性,还具有调节人黑色素细胞增殖的作用,从而影响黑色素细胞的代谢。活血中药丹参主要成分为二萜类物质及酚酸类物质,适用于化妆品原料的丹参酚酸具有延缓皮肤衰老、改善微循环、缓解痤疮、美白防晒等功效;丹参酮对雄性激素亢进皮脂分泌旺盛产生的粉刺等有抑制作用。红景天提取物具有超氧化物歧化酶(SOD)活性,可以清除氧自由基,在化妆品中使用,还可促进角蛋白合成纤维细胞的生成,具有美白、保湿及抗皱的效果。

随着技术的进步,美容中药的开发和应用必将发挥更大的作用。

(2) 应用自然疗法:中医美容技术的方法丰富,除中药内服外用以外,还有传统中医技术的应用,包括针灸、推拿、刮痧、药膳、气功等多种方法,每种方法都有具体的细节,有其独特之处。这些方法在长时间美容实践中展现出作用安全、持久、副作用小的特点,受到广泛的欢迎和青睐。

古代医家已经采用中医技术疗法进行针对损容性疾病的治疗。如孙思邈早在《备急千金要方》中就记载了针刺太冲、行间治疗面黑的方法,其机制在于针刺能增强面部皮肤和肌肉的弹性,加快新陈代谢,使面部气色红润光泽。

根据中医经络腧穴理论,运用针刺、艾灸、刮痧、推拿等方法刺激经络、腧穴,可起到疏经通络、理气活血、调理脏腑、平衡阴阳的作用,达到防治损容性疾病及美容保健的目的。现代研究认为,针刺等技术具有调整能量系统和调节内分泌功能的作用,使皮脂腺分泌协调,从而使皮肤变得光滑细嫩。在美容的同时,又能增强体质和抗病能力。随着技术的进步,美容技术设备有了改进和提高,如面部美容针、多种材质的刮痧板和拨筋棒、穴位埋线用品用具、中药熏蒸设备等,都大大丰富了治疗手段,促进了中医美容的发展。药膳也是现代常用的美容方法之一,通过合理饮食调整达到美容养颜的目的,如瘦肉能"丰肌体,泽皮毛",鸡蛋能"去黑干皮疱,令人悦色",黄豆可"容颜红白,永不憔悴"等。

中医美容技术简单方便、取材天然、经济实用,并在中医整体观念和辨证论治的指导下应用,具有效果稳定、持久的优点,是中医美容具有巨大发展潜力的源泉。

4. 治疗与预防相结合　中医美容不仅应用于损容性疾病的治疗和康复中,也应用于预防疾病和对抗皮肤衰老的美容保健当中。正如中医提倡的"扶正祛邪"的治疗原则,"扶正"是指增强人体抗病能力,"祛邪"即消除衰老的特征,中医的"扶正祛邪"就是一种防治并举的原则。

中医认为,人的容颜美不仅是人们审美的需要,更是人的健康身体状态的体现。生命是人体美的载体,没有生命活力、没有健康的体格便没有真正的人体美。中医美容是一种纯自然的、顺应人体生理的技术方法,通过疏经络、调脏腑、行气血,可保持机体阴阳平衡,使人体脏腑经络功能正常、气血津液充足,皮肉紧实、皮色红润、发乌唇红、身形健美。不仅可以从根本上美化容貌,还可使人体保持健康长寿、延缓衰老。中医美容具有治疗与保健的双重作用,使其在美容治疗和服务中发挥了越来越重要的作用。

二、芳香疗法的基本特点

1. 芳香疗法具有产业融合的特点　芳香疗法具有全产业链融合的特点。芳香疗法的良性发展需要从第一产业农业的选种、育种与规范种植开始,以及第二产业提取制造业的加工提取、产品研发与品控等,到第三产业的服务业中的运用,如香水业、日化用品、医疗、教育等。芳香疗法可以根据不同需求选择不同的运用方式,通过吸入、涂抹、澡浴、按摩等方式与医疗、护理、康复、美容、美体、SPA、心理、传统文化、旅游、餐饮、培训等众产业融合发展,为产业发展助力。

2. 芳香疗法具有文化、宗教、历史传承与融合的特点　随着对芳香疗法的不断探索与深入总结,我们发现在各种文明、各国家、各民族甚至各地区的历史与传说中都有涉及芳香疗法的记载与案例;同时我们发现芳香疗法的实际运用体现了众多宗教,如基督教、伊斯兰教、佛教、印度教等使用芳香植物的传统和经验;故芳香疗法具有中西文化、宗教、历史传承与融合的特点。

3. 芳香疗法具有多学科交叉的特点　芳香疗法的运用与推广横跨了三个产业链,其中涉及的学科非常众多,据不完全统计其涉及 30 余个学科,常见学科包括:植物学、植物鉴定学、化学、药物化学、毒理学、药理学、药代动力学、遗传学、分子生物学、制剂学、临床医学、中医学、中药学、推拿学、护理学、康复治疗学、心理学、调香学、美容学等,需要从业者具有谦虚谨慎,持续学习与终生学习的勇气与能力。

4. 关注整体疗愈与自然融合的特点　芳香疗法在治疗上,更关注于身心整体疗愈,认为生活方式因素对维持健康至关重要,鼓励健康饮食、锻炼、睡眠和压力管理,作为健康调养的一部分。芳香疗法使用的基础油、精油、纯露等都是从含油性植物叶、花、茎、根、种子中提取的,含有多种天然活性成分,没有人工合成成分,属于自然疗法之一。

思 考 题

仅从成分角度来判断精油的功效是否正确?
(1)论述中医美容学的概念。
(2)简述中医美容学的分类。
(3)简述中医美容的基本特点。
(4)论述中医美容学重视整体、辨证论治的特点。

第三章
中医美容常用中药

第一节　中药现代美容原理

中药美容是指在中医药理论的指导下,运用中药制备的粉、膏、乳霜等药剂达到养颜美容、延缓皮肤老化等作用。中药美容以中医理论为指导,具有中医整体观念、辨证论治、药性理论、复方配伍理论等特征,应用于皮肤美容,具有药效持久、作用温和、刺激性小、安全性高等特点。从近年的研究来看,中药在美白祛斑、防晒、延缓皮肤衰老等方面有着显著的作用。中药美容比起其他方式的美容更为安全,但起效较慢。美容中药及其配方的使用应当在中医皮肤科医生或中医外科医生的处方和指导下,根据个人肤质,因人而异,辨肤、辨病、辨证应用。

一、美白祛斑

黑色素形成是一个复杂的过程,受到紫外线、遗传、内分泌、炎症介质饮食等因素的影响。黑色素细胞代谢异常,导致皮肤黑色素过快增长和分布不均,就会造成局部皮肤过黑及色素沉着,具体表现为黄褐斑、雀斑和炎症后色素沉着等。现代医学研究显示,部分中药可以通过改善异常的血液流变学、抑制酪氨酸酶活性及黑色素细胞的增殖合成、提高机体 SOD 活性和清除多余超氧自由基来达到美白祛斑的效果。

1. 改善异常的血液流变学　中医认为具有补益气血、活血化瘀、疏肝理气等作用的中药,可改善血液流动流变。中药美白祛斑时,大多以活血化瘀药物为主,辅助以补益气血、疏肝理气等法,从而疏通瘀阻,通畅气机,促进局部血液循环,改善局部皮肤代谢,使色素沉着逐步改善。

2. 抑制酪氨酸酶活性及黑色素细胞的增殖合成　皮肤黑色素形成过程包括黑色素细胞的迁移、黑色素细胞的分裂成熟、黑色素小体的形成、黑色素颗粒的转运及黑色素的排泄等一系列复杂的生理生化过程。酪氨酸酶是黑色素形成的关键。研究证实部分美容中药通过抑制酪氨酸酶活性及黑色素细胞的增殖合成,可以减少黑色素的生成从而达到美白祛斑的效果。

3. 提高机体 SOD 活性和清除多余超氧自由基　黑色素的形成过程除与酪氨酸酶的活性及黑色素细胞的增殖有关外,还与自由基等因素密切相关。研究显示,部分美容中药,通过清除超氧自由基从而减少黑素的生成。

二、延缓衰老

皮肤自然衰老表现为皮肤真皮成纤维细胞的增殖异常及胶原蛋白合成减少,反映胶原纤维的特征性成分羟脯氨酸也相应减少。机体在新陈代谢过程中,不断产生自由基,自由基又不断攻击细胞膜的不饱和脂肪酸,交联形成脂褐质沉积于组织中,造成细胞功能障碍,加速细胞衰老。中医认为,肾气不足导致皮肤无华;脾虚导致面色萎黄;气滞血瘀导致皮肤衰老。

1. 促进成纤维细胞增殖及胶原合成的作用 成纤维细胞是真皮组织的主要效应细胞,能产生胶原、纤维粘连蛋白等多种细胞外基质,成纤维细胞及其所产生的细胞外基质和基质所保持的水分是维持皮肤弹性的物质基础。研究证明,成纤维细胞生物学特性改变在皱纹形成过程中发挥着重要作用,其中成纤维细胞增殖能力降低及胶原蛋白合成的降低是其最为重要的生物学特性改变之一。通过改善成纤维细胞生物学特性可以延缓皮肤衰老和皱纹的形成。

2. 清除自由基的作用 大量的研究表明多种中药如黄芪、黄芩、熟地等具有清除体内自由基,增强机体抗氧化的作用。

三、防晒作用

紫外线对皮肤的生物损害主要包括:皮肤日晒红斑、皮肤日晒黑化、皮肤光老化。部分中药通过对皮肤细胞及相关细胞因子的影响可以达到很好的防晒作用。

中药在皮肤美容中的作用是多角度、多靶点的,近几年来中药在皮肤美容方面的应用研究发展十分迅速,可以肯定的是中药在现代研究的推动下将在经皮给药、皮肤美容领域发挥更大的作用。

第二节 单味美容中药

丁 香

本品为桃金娘科植物丁香 *Eugenia caryophyllata* Thunb.的干燥花蕾。

[性味与归经] 辛、温。归脾、胃、肺、肾经。

[功效与主治] 温中降逆,补肾助阳。主治脾胃虚寒,呃逆呕吐,食少吐泻,心腹冷痛,肾虚阳痿。

[用法与用量] 1~3 g,内服或研末外敷。

[美容应用] 丁香具有改善暗沉、深层美白的使用效果,对祛除黄褐斑的效果较佳。除此之外,丁香还有加速新陈代谢、增加皮肤弹性的作用,加入护肤品中能有效防止皮肤皱纹和松弛。丁香气味极香,可作为佩香的主香,具有开窍醒脑、提高工作效率的功效。

小 茴 香

本品为伞形科植物茴香 *Foeniculum vulgare* Mill.的干燥成熟果实。

[性味与归经] 辛、温。归肝、肾、脾、胃经。

[功效与主治] 散寒止痛,理气和胃。主治寒疝腹痛,睾丸偏坠,痛经,少腹冷痛,脘腹胀痛,食少吐泻,睾丸鞘膜积液。盐小茴香暖肾散寒止痛,用于寒疝腹痛,睾丸偏坠,经寒腹痛。

[用法与用量] 内服:3～6 g。

[美容应用] 小茴香为多用途芳香植物,其叶和种子有特殊香味,多用作调味品和香料。小茴香挥发油及小茴香酮可广泛用于调味、牙膏、香皂和化妆品中。小茴香气味较强,外用刺激性较强,不适用于直接大量用于美容美妆产品,但其本身驱寒作用极强,也具有抑菌的作用,可用于抑菌牙膏、抑菌洗液中,少量应用可预防冻疮等。

天 山 雪 莲

本品系维吾尔族习用药材。为菊科植物天山雪莲 *Saus-surea involucrata* (Kar.et Kir.) Sch.-Bip.的干燥地上部分。

[性味与归经] 维吾尔医:性质,二级湿热。中医:微苦、温。归肝、脾、肾经。

[功效与主治] 维吾尔医:补肾活血,强筋骨,营养神经,调节异常体液。主治风湿性关节炎,关节疼痛,肺寒咳嗽,肾与小腹冷痛,白带过多等。

中医:温肾助阳,祛风胜湿,通经活血。主治风寒湿痹痛,类风湿关节炎,小腹冷痛,月经不调。

[用法与用量] 内服:3～6 g,水煎或酒浸服。外用适量。孕妇禁用。

[美容应用] 该药在食疗中常用,通常认为是滋补佳品,有补益气血、美容养颜、温阳驱寒的作用,但是有一定的出血风险,故而孕妇、血液病患者禁用,手术后患者、经期女性、血小板低的患者慎用。

天 然 冰 片

本品为樟科植物樟 *Cinnamomum camphora* (L.)Presl 的新鲜枝、叶经提取加工制成。

[性味与归经] 性味辛、苦、寒。归心、脾经。

[功效与主治] 开窍醒神,清热止痛。主治热病神昏,痉厥,中风痰厥,气郁暴厥,中恶昏迷,目赤,口疮,咽喉肿痛,耳道流脓。

[用法与用量] 内服:0.15～0.3 g,入丸散用。外用研粉点敷患处。孕妇慎用。

[美容应用] 冰片在美容方面多为外用,其药性寒凉,有清热消肿的作用,因此多用于头面部皮肤的火热之证,如粉刺、酒渣鼻等,亦可用于疮疡,为损容性疾病的治疗药。冰片气味清香,尚能辟秽香体除臭。

月 桂

本品为樟科植物月桂 *Laurus nobilis* L.的叶或果实,别名月桂树、桂冠树、甜月桂、月桂冠。

[性味与归经] 辛、微温。归肺经。

[功效与主治] 健胃理气。主治脘胀腹痛,跌扑损伤,疥癣。

[用法与用量] 内服:煎汤,3～6 g。外用:适量,煎汤洗浴。

[美容应用] 使用月桂精油涂抹发丝,按摩头皮,能够起到刺激毛发生长并清除头皮屑的作用。将月桂精油与基础油混合后按摩身体肌肤,能够起到舒缓身心和护肤的功效。

艾　叶

本品为菊科植物艾 *Artemisia argyi* Levl.et Van.的干燥叶。

[性味与归经]　辛、苦、温，有小毒。归肝、脾、肾经。

[功效与主治]　散寒止痛，温经止血。主治少腹冷痛，经寒不调，宫冷不孕，吐血，衄血，崩漏经多，妊娠下血。外治皮肤瘙痒。醋艾炭温经止血，用于虚寒性出血。

[用法与用量]　内服：3～9 g。外用适量，供灸治或熏洗用。

[美容应用]　艾叶可用于化妆品、食品、保健品等领域。另外，艾叶挥发油香气浓郁透发，对人体无毒副作用，可用于制作香水、调配空气清新剂等。利用艾叶制作的美容产品有使皮肤细嫩光滑、延缓细胞衰老的功效。

石　菖　蒲

本品为天南星科植物石菖蒲 *Acorus tatarinowii* Schott 的干燥根茎。

[性味与归经]　辛、苦、温。归心、脾、胃经。

[功效与主治]　化湿开胃，开窍豁痰，醒神益智。主治脘痞不饥，噤口下痢，神昏癫痫，健忘耳聋。

[用法与用量]　内服：3～10 g。

[美容应用]　石菖蒲对皮肤具有解毒的作用，可以治疗皮肤肿胀，对于真菌所引起的皮肤脓疮也有一定的改善效果，而且还可以利水消肿兼化痰湿，对于美体减肥有一定的帮助，尤其适用于腹部减肥和下肢肥胖肿胀。肝肾功能不全者慎用。

龙　涎　香

本品为齿鲸亚目抹香鲸科抹香鲸（巨头鲸）*Physeter catodon* Linn.［*P. macrocephalus* Linn.］的肠凝结物。别名龙腹香、灰琥珀、龙泄、龙涎、鲸涎香。

[性味与归经]　甘、酸、温。归心、肝、肺、肾经。

[功效与主治]　化痰平喘，行气散结，利水通淋。主治喘咳气逆，胸闷气结，癥瘕积聚，心腹疼痛，神昏，淋证。

[用法与用量]　内服：研末，0.3～1 g。

[美容应用]《本草纲目拾遗》载："（龙涎香）气腥，味微酸咸，无毒。活血，益精髓，助阳道，通利血脉。又廖永言：利水通淋，散癥结，消气结，逐劳虫。"龙涎香活血，益精髓，助阳道，通利血脉，可以消除癥瘕等症。还能生口中津液。龙涎香非常珍贵，应用于美容美妆中极少，但其香型稳定悠长，难以替代，应当大力开发安全有效的替代品。

生　姜

本品为姜科植物姜 *Zingiber officinale* Rosc.的新鲜根茎。

[性味与归经]　辛、微温。归肺、脾、胃经。

[功效与主治]　解表散寒，温中止呕，化痰止咳，解鱼蟹毒。主治风寒感冒，胃寒呕吐，寒痰咳嗽，鱼蟹中毒。

[用法与用量]　内服：煎汤 3～10 g；或捣汁。外用：捣敷，擦患处或炒热熨。

　　[美容应用]　生姜为美容佳品，外用可治疗脱发、可祛痘印、可消除皮肤炎症、可清爽控油，内服可与红糖组成生姜红糖水可补气血养颜，可以和蜂蜜组成生姜蜂蜜茶有效补充维生素，发挥抗氧化、延缓衰老、防止色素沉积的作用。

白　术

本品为菊科植物白术 *Atractylodes macrocephala* Koidz. 的干燥根茎。

　　[性味与归经]　温、甘、苦。归脾、胃经。

　　[功效与主治]　健脾益气，燥湿利水，止汗，安胎。主治脾虚食少，腹胀泄泻，痰饮眩悸，水肿，自汗，胎动不安。

　　[用法与用量]　内服：6～12 g。

　　[美容应用]　白术应用于美容上有美白肌肤、祛痘消斑、清热燥湿、杀菌等功效，古籍《药性论》记载："主面光悦，驻颜祛斑。"《医学入门》中记载的中医美容方三白汤（白术、白芍、白茯苓）可以补气益血，美白润肤。现代用白术制成的面膜对于天生或后天暴晒而造成的皮肤黑或黄、斑、痤疮等皮肤损容性疾病，有一定的疗效。

白　芷

本品为伞形科植物白芷 *Angelica dahurica* (Fisch. ex Hoffm.) Benth. et Hook. f. 或杭白芷 *A. dahurica* (Fisch. ex Hoffm.) Benth. et Hook. f. var. *formosana* (Boiss.) Shan et Yuan 的干燥根。

　　[性味与归经]　辛、温。归肺、胃经。

　　[功效与主治]　解表散寒，祛风止痛，宣通鼻窍，燥湿止带，消肿排脓。主治感冒头痛，眉棱骨痛，鼻塞流涕，鼻衄，鼻渊，牙痛，带下，疮疡肿痛。

　　[用法与用量]　内服：3～10 g。

　　[美容应用]　近年来，应用白芷的制剂配合黑光照射治疗白癜风、银屑病也取得了较好效果。有研究发现白芷中呋喃香豆素可改善糖性白内障和糖尿病，其机制是抑制醛糖还原酶。白芷除了应用在药物中，可制成保健用品。有浴液厂将白芷、菊花等中药以不同溶媒提取，制成外用保健涂抹液，用于减肥、调整血脂，有效率达91.2％。中国人民解放军海军军医大学（第二军医大学）研制的洁肤康护肤液（为白芷、当归、紫草等的水煎液配以挥发油而成）对金黄色葡萄球菌、白念珠菌有较强杀灭作用，杀灭率达99.9％。沈阳市中医研究所将白芷与升麻制成的口洁灵漱口水，对预防龋齿、洁白牙齿、除去齿垢、清洁口腔、消除口臭、消炎、止血、牙龈炎、牙龈出血、口腔溃疡及口舌生疮等有明显疗效，同时不破坏口腔中的正常菌癣，给人凉爽感。

当　归

本品为伞形科植物当归 *Angelica sinensis* (Oliv.) Diels 的干燥根。

　　[性味与归经]　甘、辛、温。归肝、心、脾经。

　　[功效与主治]　补血活血，调经止痛，润肠通便。主治血虚萎黄，眩晕心悸，月经不调，经闭痛经，虚寒腹痛，风湿痹痛，跌扑损伤，痈疽疮疡，肠燥便秘。酒当归活血通经，用于经闭痛经，风湿痹痛，跌扑损伤。

　　[用法与用量]　内服：6～12 g。

　　[美容应用]　当归根挥发油中有麝香琥珀样香气，有一定的定香作用，常用于协调各种香

型。当归具有良好的保湿性能,现代肤用化妆品中常添加当归以滋润皮肤、防止皮肤干燥。当归所含的阿魏酸能改善外周循环,有抗氧化及清除自由基作用,可用于护肤品中延缓衰老。当归挥发油对金黄色葡萄球菌、大肠埃希菌有较好的抑制效果,可用于皮肤瘙痒、手足皲裂等皮肤问题。

肉 豆 蔻

本品为肉豆蔻科植物肉豆蔻 *Myristica fragrans* Houtt.的干燥种仁。别名肉果、玉果,种仁和假种皮入药。

[性味与归经] 辛、苦、温。归脾、胃、大肠经。

[功效与主治] 温中行气,涩肠止泻。主治脾胃虚寒,久泻不止,脘腹胀痛,食少呕吐。

[用法与用量] 内服:3～10 g。

[美容应用] 《本草经疏》载:"肉豆蔻,辛味能散能消,温气能和中通畅。其气芬芳,香气先入脾,脾主消化,温和而辛香,故开胃,胃喜暖故也。故为理脾开胃、消宿食、止泄泻之要药。"《开宝本草》载:"肉豆蔻,温中,消食止泄,治积冷心腹胀痛,霍乱中恶,鬼气冷疰,呕沫冷气,小儿乳霍。"肉豆蔻是著名的天然香料原料,从中提炼的肉豆蔻油和肉豆蔻衣油,用于男用香水、古龙水、香皂和化妆品中,经济效益较高。

肉 桂

本品为樟科植物肉桂 *Cinnamomum cassia* Presl 的干燥树皮。

[性味与归经] 辛、甘,大热。归肾、脾、心、肝经。

[功效与主治] 补火助阳,引火归元,散寒止痛,温通经脉。主治阳痿宫冷,腰膝冷痛,肾虚作喘,虚阳上浮,眩晕目赤,心腹冷痛,虚寒吐泻,寒疝腹痛,痛经经闭。

[用法与用量] 内服:1～5 g。

[美容应用] 古代多以肉桂温阳散寒、温通气血之功来美容保健,如用于肾虚面色晦涩、寒凝气滞之黧黑斑等证。现代常利用肉桂的气香,作为化妆品的添香剂、防腐剂,同时具有一定的润肤防皱、杀菌的功效。此外,肉桂还作为主要原料制成"复方肉桂酊",用于治疗皮肤冻疮。

安 息 香

本品为安息香科植物白花树 *Styrax tonkinensis* (Pierre) Craib ex Hart.的干燥树脂。别名越南安息香、泰国安息香、青山安息香、白叶安息香。

[性味与归经] 平、辛、苦。归心、脾经。

[功效与主治] 开窍醒神,行气活血,止痛。主治中风痰厥,气郁暴厥,中恶昏迷,心腹疼痛,产后血晕,小儿惊风。

[用法与用量] 内服:0.6～1.5 g,多入丸散用。

[美容应用] 《香谱》载:"此乃树脂,形色类胡桃瓤,不宜于烧,而能发众香。"《伤寒选录》载:"或言烧之能集鼠者为真。"《本经逢原》载:"安息香,紫黑黄相和如玛瑙,研之色白者为上;粗黑中夹砂石、树皮者为次,乃渣滓结成也;有屑末不成块者为下,恐有他香夹杂也。修制最忌经火。"

安息香具有类似香草的芳香特性,是生产香水和一些香烛的重要原材料。它也是固着精油和其他芳香成分的天然固定剂和防腐剂,可用来增加化妆品的保质期。此外,安息香外敷可以促进伤口愈合。

芫 荽

本品为伞形花科植物芫荽 *Coriandrum sativum* L.的全草,别名香菜、香荽、胡菜、原荽、园荽、胡荽、芫荽、莚荽菜、满天星。

[性味与归经] 辛、温。归肺、胃经。

[功效与主治] 发表透疹,健胃。主治麻疹初期不易透发,食滞胃痛,痃闭。

[用法与用量] 内服:5～15 g。

[美容应用]《本草纲目》载:"胡荽,辛温香窜,内通心脾,外达四肢,能辟一切不正之气,故痘疮出不爽快者,能发之。诸疮皆属心火,营血内摄于脾,心脾之气,得芳香则运行,得臭恶则壅滞故尔。"芫荽籽挥发油具有较好的抗氧化性能,其清除⁻OH自由基的能力成浓度依赖逐渐上升。芫荽种子中的挥发油含有抗坏血酸、生育酚、总多酚、没食子酸、槲皮素等抗氧化物质。芫荽精油对1,1-二苯基-2-三硝基苯肼(DPPH)自由基有明显的清除能力。香菜非常适合生食、泡茶和做菜用。生食香菜可以帮助改善代谢,利于减肥美容。

苍 术

本品为菊科植物北苍术 *Atractylodes lancea*（Thunb.）DC.或 *A. chinensis*（DC.）Koidz.的干燥根茎。春、秋二季采挖,除去泥沙,晒干,撞去须根。

[性味与归经] 辛、苦、温。归脾、胃、肝经。

[功效与主治] 燥湿健脾,祛风散寒,明目。主治脘腹胀满,泄泻,水肿,脚气痿躄,风湿痹痛,风寒感冒,夜盲。

[用法与用量] 内服:3～9 g。

[美容应用] 据本草记载,本品"久服乌须驻颜",并能"润肌肤",可用治容颜衰老,常与茯苓、甘草炼蜜和丸,即《普济方》苍术丸,温水送服。苍术与川椒红、小茴香配伍,陈米糊和丸,温酒送服,如《圣济总录》交感丹,治须发黄白。

苏 合 香

本品为金缕梅科植物苏合香树 *Liquidambar orientalis* Mill.的树干渗出的香树脂经加工精制而成。

[性味与归经] 辛、温。归心、脾经。

[功效与主治] 开窍醒神,辟秽,止痛。主治中风痰厥,猝然昏倒,胸腹冷痛,惊痫。

[用法与用量] 内服:0.3～1 g,宜入丸散服。

[美容应用] 苏合香气味清香宜人,可改善情志,可作为佩香的主香使用,有典雅的气质。可作为香粉少量使用,但本身价格昂贵,故而市面上使用苏合香的化妆美容产品较少。

豆 蔻

本品为姜科植物白豆蔻 *Amomum kravanh* Pierre ex Gagnep.或爪哇白豆蔻 *A. compactum*

Soland ex Maton 的干燥成熟果实。按产地不同分为"原豆蔻"和"印尼白蔻"。

[性味与归经] 辛、温。归肺、脾、胃经。

[功效与主治] 化湿行气,温中止呕,开胃消食。主治湿浊中阻,不思饮食,湿温初起,胸闷不饥,寒湿呕逆,胸腹胀痛,食积不消。

[用法与用量] 内服:3～6 g,后下。

[美容应用] 豆蔻精油甜蜜芬芳,带有清爽的感觉,可以镇静安神和缓解波动情绪。豆蔻精油应用于面部时,既可改善面部僵硬与血液循环不畅的症状,又可消除面部水肿。

佛　手

本品为芸香科植物佛手 *Citrus medica* L. var. *sarcodactylis* Swingle 的干燥果实。

[性味与归经] 辛、苦、酸、温。归肝、胃、脾、肺经。

[功效与主治] 疏肝理气,和胃止痛,燥湿化痰。主治肝胃气滞,胸胁胀痛,胃脘痞满,食少呕吐,咳嗽痰多。

[用法与用量] 内服:3～10 g。

[美容应用] 佛手富含芳香气味物质,能作为天然香料的来源,值得开发利用。佛手柑精油是西方芳香疗法中的必备精油,它含有极富镇静修护的沉香酯分子,有促进循环、提振精神的柠檬萜,还有能杀菌消炎的沉香醇,是外用、内服的美容佳品。

辛　夷

本品为木兰科植物望春花 *Magnolia biondii* Pamp.、玉兰 *M. denudata* Desr.或武当玉兰 *Magnolia sprengeri* Pamp.的干燥花蕾。

[性味与归经] 辛、温。归肺、胃经。

[功效与主治] 散风寒,通鼻窍。主治风寒头痛,鼻塞流涕,鼻鼽,鼻渊。

[用法与用量] 内服:3～10 g,包煎。外用适量。

[美容应用] 辛夷善治皮肤及头面部损容性疾病,用于皮肤瘙痒、粉刺。与藁本、僵蚕等同用,治皮肤瘙痒。本品善治面皯,可与桃仁、杏仁、当归、川芎同用,如《备急千金要方》手指方;或配白附子、细辛同用,如《小品方》的灭斑方;亦可配细辛、玉竹、白芷等同用,如《肘后备急方》面脂方。

没　药

本品为橄榄科植物地丁树 *Commiphora myrrha* Engl.或哈地丁树 *C. molmol* Engl.的干燥树脂。分为天然没药和胶质没药。

[性味与归经] 苦、平。归肝、心、脾、肾经。

[功效与主治] 活血止痛,消肿生肌。主治胸腹瘀痛,痛经,经闭,癥瘕,跌打损伤,痈肿疮疡,肠痈,目赤肿痛。

[用法与用量] 内服:3～5 g,炮制去油,多入丸散用。

[美容应用] 目前没药在香料、化妆品、食品和药品中都有应用。美国 FDA 批准没药应用于食品,欧洲香料提取物生产委员会也认为没药作为食品芳香添加剂是安全的。基于没药传统应用和现代研究,可以作为漱口液、牙粉、牙膏等添加成分,用于防治口腔溃疡等疾病。没

药对防止组织退化也很有效,尤其适用于伤口坏疽。它可以改善皮肤溃疡及皲裂皮肤,有效对抗湿疹和脚气。

沉　香

本品为瑞香科植物白木香 *Aquilaria sinensis*（Lour.）Gilg 含有树脂的木材。全年均可采收,割取含树脂的木材,除去不含树脂的部分,阴干。

［性味与归经］　辛、苦、微温。归脾、胃、肾经。

［功效与主治］　行气止痛,温中止呕,纳气平喘。主治胸腹胀闷疼痛,胃寒呕吐呃逆,肾虚气逆喘急。

［用法与用量］　内服:1～5 g,入煎剂宜后下。

［美容应用］　沉香多用于防治脱发,养发生发,嫩白肌肤,防治慢性损容性疾病黄褐斑的生成。在面部粉刺、皮炎的治疗中经常应用。沉香是各种高级香料和美容品的香味固定剂。各种美容品之所以有芬芳迷人的馥郁香味,全赖沉香之功。沉香不但可使皮肤润泽、舒适,而且可去除难以除去的斑痕。只要极其微量的沉香香精,就可使香水和脂粉的香味保持得更持久。

陈　皮

本品为芸香科植物橘 *Citrus reticulata* Blanco 及其栽培变种的干燥成熟果皮。药材分为"陈皮"和"广陈皮"。

［性味与归经］　苦、辛、温。归肺、脾经。

［功效与主治］　理气,调中,燥湿,化痰。主治胸腹胀满,不思饮食,呕吐哕逆,咳嗽痰多。亦解鱼、蟹毒。

［用法与用量］　内服:3～9 g,水煎服或入剂。

［美容应用］　陈皮功能理气健脾、燥湿化痰,为治疗湿盛脾虚皮肤诸证常用之品。治湿疹、皮肤瘙痒,可与枳壳、泽泻、苍术、黄柏等水煎服。治癣,可以鲜橘皮汁外搽。治疮痈,可与薄荷叶同煎,湿敷患处,或与甘草同内服。此外,治慢性湿疹及慢性肥厚性角化性皮肤病,可与补气健脾、补血药同用,如配党参、鸡血藤、当归、茯苓、白术等药,能健脾燥湿,养血润肤。

青　蒿

本品为菊科植物黄花蒿 *Artemisia annua* L.的干燥地上部分。别名嫩青蒿、香蒿、青蒿梗、黄花蒿等。

［性味与归经］　寒、苦。归肝、胆经。

［功效与主治］　清虚热,除骨蒸,解暑热,截疟,退黄。主治温邪伤阴,夜热早凉,阴虚发热,骨蒸劳热,暑邪发热,疟疾寒热,湿热黄疸。

［用法与用量］　内服:6～12 g,后下。

［美容应用］　青蒿最早记载于《五十二病方》中的"牝痔方"（约公元前 168 年）。东汉《神农本草经》以草蒿为正名,以青蒿为别名,此时尚无截疟的功效记载。现存最早关于青蒿有截疟的文献是东晋葛洪的《肘后备急方》,其治寒热诸疟方中有"青蒿一握,以水二升渍,绞取汁,尽服之"的记载。

　　传统护肤品中常用甘草酸二钾或尿囊素作为消炎成分,这两种刺激性成分易引起敏感肌肤的不适。而从青蒿中提取的青蒿素不仅具有广谱抑菌效果,且更加温和、易吸收,对皮肤具有明显的舒缓作用,可成为新的抗炎成分。《本草纲目》记载"青蒿性寒味苦,归肝、胆经,具有明目乌发、去叉发,补中益气、治疟疾寒热之效",青蒿可开发为护发产品,防治头发毛燥开叉问题。

玫　瑰　花

　　本品为蔷薇科植物玫瑰 *Rosa rugosa* Thunb. 的干燥花蕾。春末夏初花将开放时分批采收,及时低温干燥。

　　[性味与归经]　甘、微苦、温。归肝、脾经。

　　[功效与主治]　行气解郁,和血,止痛。主治肝胃气痛,食少呕恶,月经不调,跌扑伤痛。

　　[用法与用量]　内服:1.5～6 g。

　　[美容应用]　玫瑰挥发油成分具有良好的抗氧化、抗抑郁、抗菌活性,可以理气止痛、活血化瘀、改善外周及内脏微循环,美容养颜,芳香化浊。使用玫瑰花护肤,具有增白、去皱、恢复皮肤弹性的功效,并且可以使皮肤具有光泽。玫瑰花性微温,"玫瑰精油"是玫瑰花中最宝贵的成分之一,属于纯天然植物精油,也是世界上最昂贵的精油,被称为"精油皇后"。其突出作用为:抗菌消炎,调整女性内分泌,滋养子宫,缓解痛经,改善围绝经期不适,美容护肤作用,能以内养外淡化斑点,促进黑色素分解,改善皮肤干燥,恢复皮肤弹性,适宜女性保健的花茶。

枫　香　脂

　　本品为金缕梅科植物枫香树 *Liquidambar formosana* Hance 的干燥树脂。

　　[性味与归经]　辛、微苦、平。归肺、脾经。

　　[功效与主治]　活血止痛,解毒生肌,凉血止血。主治跌扑损伤,痈疽肿痛,吐血,衄血,外伤出血。

　　[用法与用量]　内服:1～3 g,宜入丸散服。外用适量。

　　[美容应用]　枫香脂制成膏药外用,或枫香树叶捣烂绞汁内服、渣滓外敷,或用鲜枫树根60 g、红糖30 g、酒糟15 g,共捣烂敷患处,可治疗瘰疬、疮疡。

郁　金

　　本品为姜科植物温郁金 *Curcuma wenyujin* Y.H. Chen et C. Ling、姜黄 *Curcuma Longa* L.、广西莪术 *Curcuma kwangsiensis* S.G. Lee et C.F.Liang 或蓬莪术 *Curcuma phaeocaulis* Vai. 的干燥块根。前两者分别习称"温郁金"和"黄丝郁金",其余按性状不同习称"桂郁金"或"绿丝郁金"。别名温郁金、姜黄、广西莪术、莪术、川郁金、玉金、白丝郁金等。

　　[性味与归经]　辛、苦、寒。归心、肺、肝经。

　　[功效与主治]　活血止痛,行气解郁,清心凉血,利胆退黄。主治胸胁刺痛,胸痹心痛,经闭痛经,乳房胀痛,热病神昏,癫痫发狂,血热吐衄,黄疸尿赤。

　　[用法与用量]　内服:3～10 g。

　　[美容应用]　《圣济总录》载有治髭须疮,有脓窠的金粉饼:郁金半两(25 g),绿豆粉半两(25 g),白蔹1分(1 g),用朴消水和作饼贴之。郁金含有挥发油、姜黄素、姜黄酮等,现有用姜黄

色素作为化妆品添加剂,用姜黄提取物制成粉刺露、粉刺霜治疗黑头粉刺,对有感染者效佳。

侧 柏 叶

本品为柏科植物侧柏 *Platycladus orientalis*(L.)Franco 的干燥枝梢和叶。

[性味与归经] 寒、苦、涩。归肺、肝、脾经。

[功效与主治] 凉血止血,化痰止咳,生发乌发。主治吐血,衄血,咯血,便血,崩漏下血,肺热咳嗽,血热脱发,须发早白。

[用法与用量] 内服:6~12 g。外用适量。

[美容应用] 侧柏叶总黄酮能激活毛母细胞、促进血液循环,同时具有抗菌、去头皮屑、促进头发再生、增强毛囊代谢功能,使毛发生长能力衰退的毛囊复活,补充营养成分而发挥出养发、生发功效。

佩 兰

本品为菊科植物佩兰 *Eupatorium fortunei* Turcz.的干燥地上部分。

[性味与归经] 平、辛。归脾、胃、肺经。

[功效与主治] 芳香化湿,醒脾开胃,发表解暑。主治湿浊中阻,脘痞呕恶,口中甜腻,口臭,多涎,暑湿表证,湿温初起,发热倦怠,胸闷不舒。

[用法与用量] 内服:煎汤 3~10 g。阴虚、气虚者忌服。

[美容应用] 佩兰有着芳香的气味,具有除旧去腐、辟秽和中的作用。对于口臭,尤其是长时间的口苦、胃气不畅引起的口臭具有非常好的疗效。还可治疗口中甜腻、多言、暑湿以及头胀、胸闷。佩兰水煎外用可治疗皮肤炎症,抑制感染。毒蛇咬伤清创后,使用火罐拔除毒血后,可用新鲜佩兰捣汁敷在创面上,可促进伤口愈合,消除肿痛。佩兰有一定的外用治疗创面的应用前景。

金 盏 菊

本品为菊科植物金盏花 *Calendula officinalis* Linn.的花或根,别名金盏花、长春菊、黄金盏、长生菊等。

[性味与归经] 淡、平。归肺、胃、大肠经。

[功效与主治] 花:凉血止血,清热泻火。主治肠风便血,目赤肿痛。根:活血散瘀,行气止痛。主治癥瘕,疝气,胃寒疼痛。

[用法与用量] 内服:煎汤,30~60 g,鲜品可用至 120 g。

[美容应用] 金盏菊浸泡油对皮肤有很好的滋润、抗炎及促进细胞再生作用,治疗皮肤创伤疗效很好,在治疗干裂皮肤、暴露在低温或冷水中造成的冻伤以及尿布症和擦伤都有独特的疗效,同时还可改善陈旧瘢痕、减轻静脉曲张和治疗慢性溃疡。此外,对青春痘、皮肤冻伤、皮肤病、皮肤瘢痕等都有显著的治疗效果。研究报道金盏菊提取物能保湿皮肤、预防皮肤衰老,对紫外线也有一定的防护作用,在化妆品方面应用前景广泛,在药品开发方面具有较大潜力。

乳 香

本品为橄榄科植物乳香树 *Boswellia carteri* Birdw.及同属植物 *B. bhaw-dajiana* Birdw.树

皮渗出的树脂。分为索马里乳香和埃塞俄比亚乳香,每种乳香又分为乳香珠和原乳香。

　　[性味与归经]　辛、苦、微温。归心、肝、脾经。

　　[功效与主治]　活血行气,通经止痛,消肿生肌。主治心腹疼痛,风湿痹痛,经闭痛经,跌打瘀痛,痈疽肿毒,肠痈,疮溃不敛。

　　[用法与用量]　内服:煎汤,3～5 g;或入丸、散。外用:适量,研末调敷。

　　[美容应用]　乳香同时是香水和化妆品中的常见成分,用来延缓衰老或紧致肌肤。乳香还可做干燥花的稳定剂,有助于香味持久。乳香具有较强的抗炎抗菌作用,适量使用可改善伤口破溃,大量使用可能导致出血风险,应当在医师的指导下应用。

油　松　节

　　本品为松科植物油松 *Pinus tabulieformis* Carr.或马尾松 *Pinus massoniana* Lamb.的干燥瘤状节或分枝节。

　　[性味与归经]　苦、辛、温。归肝、肾经。

　　[功效与主治]　祛风除湿,通络止痛。主治风寒湿痹、历节风痛、转筋挛急、跌打伤痛。

　　[用法与用量]　内服:9～15 g。阴虚血燥者慎用。

　　[美容应用]　在临床应用,油松节可以治疗皮肤的疾病、关节疼痛,特别是风湿性关节炎出现关节的红、肿、热、痛,以及脚的抽筋、跌打损伤,效果都非常明显。

柠　檬

　　本品为芸香科植物柠檬 *Citrus limon*(Linn.)Osbeck.的果实,别名柠果、益母果、益母子。

　　[性味与归经]　平、酸、甘。归胃、肺经。

　　[功效与主治]　生津止渴,和胃安胎。主治胃热伤津,中暑烦渴,食欲不振,脘腹痞胀,肺热咳嗽,妊娠呕吐。

　　[用法与用量]　内服:适量,绞汁饮或生食。

　　[美容应用]　柠檬是美容的佳品,早晨搭配蜂蜜水内服,不仅可以使皮肤美白润泽,还能帮助身体排出毒素。柠檬外用可美白淡斑,其独特的果酸成分更可软化角质层,挥发性成分可消除表皮色素。值得注意的是,由于柠檬含大量有机酸,对皮肤有刺激性,因此,应将柠檬原汁稀释或按比例配用其他美容品后才能敷面。

香　附

　　本品为莎草科植物莎草 *Cyperus rotundus* L.的干燥根茎。

　　[性味与归经]　辛、微苦、微甘、平。归肝、脾、三焦经。

　　[功效与主治]　理气解郁,止痛调经。主治肝胃不和,气郁不舒,胸腹胁肋胀痛,痰饮痞满,月经不调,崩漏带下。

　　[用法与用量]　内服:6～10 g。凡气虚无滞、阴虚血热者忌服。

　　[美容应用]　香附芳香性平,善于疏肝行气。同时可驻颜悦色,固齿香口。治面色黑,可与柴胡、赤芍、白芍等同用。治扁平疣,可单用研末服,或与木贼、板蓝根等同用煎汤,外搽患处。治牙齿松动,可与细辛、防风等同用。本品气味芳香,可单用炒为末,早晚揩少许在牙上,可除口臭。

姜 黄

本品为姜科植物姜黄 *Curcuma longa* L.的干燥根茎。

[性味与归经] 苦、辛,温。归脾、肝经。

[功效与主治] 破血行气,通经止痛。主治瘀血阻滞,胸腹疼痛,月经不通,风痹臂痛等症。

[用法与用量] 3～10 g,外用适量。

[美容应用] 姜黄具有较强的抑菌作用,水煎外用,对各型足癣治疗有效,低浓度煎液对于皮肤炎症有一定作用,但本身具有染色作用,不建议头面部使用。

紫 苏 叶

本品为唇形科植物紫苏 *Perilla frutescens*（L.）Britt.的干燥叶(或带嫩枝)。

[性味与归经] 辛、温。归肺、脾经。

[功效与主治] 散寒解表,理气宽中。主治风寒感冒,头痛,咳嗽,胸腹胀满。

[用法与用量] 内服:5～10 g。

[美容应用] 紫苏叶是美容的佳品,具有抗氧化、消炎镇定、抗过敏的功效。外用护肤品如紫苏水、乳等具有抑制痘痘肌、暗疮的效果,还有明显的抗氧化、抵御放射性损害的作用。紫苏挥发油具有缓解肌肤黑色素的生成,加强肌肤代谢的功效。

樟脑（天然）

本品为(1R,4R)-1,7,7-三甲基二环[2.2.1]庚烷-2-酮,系自樟科植物 *Cinnamomum camphora*（Linn.）Presl 中提取制得。含 $C_{10}H_{16}O$ 不少于 96.0％。别名韶脑、潮脑、脑子、游脑、树脑,根、干、枝、叶经提炼制成的颗粒状结晶入药。

[性味与归经] 辛、热、有小毒。归心、脾经。

[功效与主治] 通关窍,利滞气。除中恶邪气,平霍乱腹痛,主治寒湿脚气,疮疡疥癣,龋齿,杀虫。

[用法与用量] 内服:0.06～0.15 g,外用适量。

[美容应用]《本草纲目》载:"通关窍、利滞气,治邪气,霍乱,心腹痛,寒湿脚气,疥癣,风瘙,龋齿,杀虫,着鞋中去脚气。"《普济方》载:"作膏治诸恶疮及打扑损伤,风湿脚气等疾。"《本草品汇精要》载:"主杀虫,除疥癣,疗汤火疮,敌秽气。"

樟脑具有多种功效,在化妆品中可用作指甲油,亦可作为香料用于配制薄荷香精和精油仿制品,以掩盖不良气味。

薄 荷

本品为唇形科植物薄荷 *Mentha haplocalyx* Briq.的干燥地上部分,全草或叶入药。

[性味与归经] 辛、凉。归肝、肺经。

[功效与主治] 散风热,清头目,利咽喉,透疹,解郁。主治风热表证,头痛目赤,咽喉肿痛,麻疹不透,瘾疹瘙痒,肝郁胁痛。

[用法与用量] 内服:3～6 g,入煎剂宜后下。

[美容应用] 薄荷质轻宣散,有疏散风热、宣毒透疹、祛风止痒之功,常配伍蝉蜕、牛蒡子、

柽柳等药,用于治疗风热束表,麻疹不透,如竹叶柳蒡汤。还可用于面斑、疮疡。将新鲜薄荷捣汁敷脸,可以使肌肤更加细嫩,涂在晒伤、擦伤部位,有很好的消肿止痛作用。本品味辛气香,功能洁齿香口。治口臭,配儿茶、桂花、硼砂、甘草同用,治疗口臭、牙齿黄黑,如《梅氏验方新编》香茶饼。

檀 香

本品为檀香科植物檀香 *Santalum album* L.树干的干燥心材。

[性味与归经] 辛、温。归脾、胃、心、肺经。

[功效与主治] 行气温中,开胃止痛。主治寒凝气滞,胸膈不舒,胸痹心痛,脘腹疼痛,呕吐食少。

[用法与用量] 内服:2~5 g。

[美容应用] 檀香味辛气香,研末沐浴或以粉涂身,或做香袋可为香身之用,可除体臭。煎汤漱口,可香口除臭,以治口臭。此外,可单用檀香磨汁,先用冷水毛巾擦洗面部至发红,然后涂以檀香汁,每晚擦涂 1 次,可增香气,消黑斑,治黑痣及黄褐斑。

麝 香

本品为鹿科动物林麝 *Moschus berezovskii* Flerov、马麝 *Moschus sifanicus* Przewalski 或原麝 *Moschus moschiferus* Linnaeus 成熟雄体香囊中的干燥分泌物。野麝多在冬季至次春猎取,猎获后,割取香囊,阴干,习称“毛壳麝香”;剖开香囊,除去囊壳,习称“麝香仁”。家麝直接从其香囊中取出麝香仁,阴干或用干燥器密闭干燥。

[性味与归经] 温、味辛,无毒。归心、脾经。

[功效与主治] 开窍醒神,活血通经,消肿止痛。主治热病神昏,中风痰厥,气郁暴厥,中恶昏迷,经闭,癥瘕,难产死胎,心腹暴痛,痈肿瘰疬,咽喉肿痛,跌扑伤痛,痹痛麻木。

[用法与用量] 内服:0.03~0.1 g,多入丸散用。外用适量。

[美容应用] 麝香具有醒脑开窍的作用,可用来治疗中风这种不良症状。本品辛散温通,功能活血祛瘀、止痛。用治疮痈肿痛,常配伍珍珠、雄黄等配伍;或与清热、活血的牛黄、乳香、没药等同用。此外,还能温通气血,润肤悦色。治面斑,可配伍白芷、细辛、川芎等,以猪脂作膏外敷。治疗面𪒯无光,可与桃仁、瓜蒌等同用。治白癜风,配伍白及、白附子、雄黄等研末,醋调搽患处。

第三节 美容中药方剂

七 子 白

[组方] 白术粉、白芷粉、白及粉、白蔹粉、白芍粉、白茯苓粉、白僵蚕粉。

[用法和功效] 将七种粉加适量蜂蜜、牛奶调成糊状。具有美白、祛斑、祛痘功效。

八 白 散

[组方]　白丁香、白蒺藜、白僵蚕、白及、白丑、白芷、白附子、白茯苓、皂角、绿豆。

[用法和功效]　具有使皮肤洁净润泽之功效,并可防治粉刺、雀斑、色素沉着及皮肤瘙痒等症。主治粉刺、雀斑、色素沉着及皮肤瘙痒等症。

天后炼益母草泽面方

[组方]　益母草晒干,捣罗,以面水和成团,如鸡子大,再曝干。仍作一炉,四旁开窍,上下置火,安药中央,大火烧一炊久,即去大火,留小火养之,勿令火绝。经一伏时出之,瓷器中研治,筛再研,三日收。干器中盛,深藏。

[用法和功效]　驻颜泽面,主面上黑皯及老人皮肤皲裂起皱。

玉 容 散

[组方]　白芷、白术、白及、白茯苓、白扁豆、白细辛、白僵蚕、白莲蕊、白牵牛、白蔹、白鸽粪、甘松、团粉、白丁香、白附子各等分。

[用法和功效]　有祛粉刺,黑斑,散结,润肌的效果。配以天花粉、绿豆粉清热散结,肥皂润肤合面。

面 脂 方

[组方]　白术、茯苓、杜仲、葳蕤、藁本、川芎、土瓜根、瓜蒌、木兰皮、白僵蚕、蜀水花、辛夷仁、零陵香、藿香、菟丝子、栀子花、麝香、鹰屎白、冬瓜仁、桃仁。

[用法和功效]　制成脂剂,用于治疗面皮黯淡和某些慢性皮肤病。

香 药 澡 豆 方

[组方]　白蔹、白芷、葳蕤、白及、细辛、当归、鹿角胶、土瓜根、白茯苓、商陆、瓜蒌仁、桑白皮、橘子仁、川芎、白附子、桃仁、硼砂、冬瓜仁。

[用法和功效]　洁白光润皮肤,治面酐黑暗,手皮干皱。

莹 肌 如 玉 散

[组方]　绿豆粉、白及、白芷、白蔹、白僵蚕、白附子、天花粉、甘松、山奈、香茅、零陵香、防风、藁本、皂角。

将所有配方研成细末,瓶装密封备用。

[用法和功效]　每日洗脸时倒入 10 g 于水中,化开后洗脸。治粉刺之类,并祛垢腻,润泽肌肤。

添 容 丸

[组方]　轻粉、黄芩、白芷、白附子、防风各等分共研细末。

[用法和功效]　蜜调为丸。用于治疗粉刺。

楮　实　散

［组方］　楮桃儿、土瓜根、商陆各等分。

［用法和功效］　研细末。去皴皱，悦皮肤。

藁　本　散

［组方］　藁本、川芎、细辛、桂枝、当归、杏仁、雄黄。

［用法和功效］　捣研为散。敷疮上。

思　考　题

（1）如何看待典籍记载在芳香挥发油开发中的作用？请举例说明？

（2）请各列出三种寒、凉性芳香中药，三种温、热性芳香中药，以及简要说明寒热温凉药性在芳香中药应用中的注意事项。

（3）查阅文献分析糖尿病创面（糖尿病导致的皮肤溃烂、糖尿病足等）的现代医学病因和中医病因病机；选取3种药物并简述选药的原因。

第四章
芳香精油概述

一、植物"精油"的形成

在自然界中,植物生长在许多潜在的天敌之中,包括各种细菌、病毒、真菌、线虫、螨虫、昆虫、哺乳动物和一些草食性动物的生态系统中。基于植物本身的特性,它不能通过移动的方式来逃避这些草食动物和病原菌,只能用其他方式来保护其免受其危害。植物在进化过程中对昆虫和病原菌危害以及草食类动物取食形成了多种的立体防御机制,从直接防御到间接防御,从物理防御到化学防御。有些是分泌某种化学物质,散发出刺激性的气味赶走敌人,有的则是全身长满刺,使人"望而却步"。

物理防御又称为结构性防御,比如坚硬的树皮,带刺的玫瑰花。物理防御只能抵御一般性草食类动物,对于病菌或一些虫子来说几乎没有任何意义。

当植物无法通过结构性的防御方式来保护自己的时候,就想办法通过分泌产生一些化学物质对自己进行保护。这些化学物质,被统称为植物化学因子或植物化合物,比如姜黄中的姜黄素,薄荷中的薄荷醇。这些植物化合物是植物光合作用的次级代谢产物。植物的次级代谢产物不直接参与植物的生长和发育。没有这些次级代谢产物不会导致植物瞬间死亡,但对于植物的长期存活起到重要作用。这些次级代谢产物可以影响植物的美观与生存能力。植物可以通过分泌植物化合物抵御微生物和草食类动物,从而保护它们免受伤害。

植物化合物可以简单地分为四个主要组:萜烯类化合物(由甲羟戊酸制成,几乎完全由碳和氢组成),酚类化合物(由单糖制成,含有苯环、氢和氧),含氮化合物(包含生物碱)及含硫类化合物。

这些植物次生代谢化合物在人类中有很重要的使用。大多数植物药是基于这些植物化合物。它们被用来提高免疫力、抗氧化剂和治疗一些疾病。

而"精油"就是来自芳香植物的次生代谢产物被蒸馏或压榨提取后的产物。在没有提取之前这些芳香物质叫作"精质"。它们储存在芳香植物的油囊里。这些油囊分布在植物的根、茎、叶、花、果、树皮、树干等不同部位,它们有着共同的特性就是具有挥发性和脂溶性。不同的芳香植物的"精油"储存部位不同,对植物来说,这些次生代谢产物就是隐形战线上的卫士以保护它们的生存和发展。

二、精油的定义

"精油"一词可以追溯到 16 世纪,源自瑞士帕拉塞尔苏斯·冯·霍恩海姆(Paracelsus von Hohenheim)命名的药物 *Quinta essentia*。法国标准化机构(AFNOR)给出了以下定义:"精油是从芳香植物原料中获得的产品,通过水蒸气蒸馏或压榨法从柑橘的果皮中提取。然后通过物理方法将精油从水溶液中分离出来。"该定义包括始终从芳香植物原料中获得的产品,英文写作"essential oil"。然而还可以使用其他提取方法,如使用非水溶剂或低温液体(如 CO_2)提取。使用溶剂提取的植物芳香族类化合物叫作"净油(absolute)"。

精油的质量取决于植物的原产地、种植方式、提取时间、萃取部位、提取方式、提取技术、储存方式等。其中的每一个环节出现变化都会引起质量的波动。

三、精油的萃取工艺

我们知道"精油"是来自芳香植物的挥发性次生代谢产物被提取后获得的物质。对于现代医药来说,不同的植物化合物的功能是不一样的,因此想要获得不同的化合物就需要不同的提取技术来满足科研及相关应用的需求。比如玫瑰,蒸馏法提取获得的主要化合物为香茅醇、香叶醇、正十九烷、正二十一烷等化合物,对于苯乙醇占比仅为 0.5%～4%。苯乙醇的获得是确保玫瑰香气的完整性,苯乙醇也是对于神经系统和肝脏具有良好的生物活性。因此如果想要获得苯乙醇更高的含量,一是提升蒸馏技术,二是试用其他的提取工业。比如溶剂提取的玫瑰"净油"中的苯乙醇含量高达 35%～60%,这就很好地弥补了对苯乙醇的需求,当然其他一些挥发性物质成分的占比就会减少。因此不同植物需要不同的萃取工艺进行提取,这些不同的萃取工艺对于现代医药来说极其重要。对于精油的提取工艺通常包括蒸馏、冷压、溶剂、超临界(CO_2)、脂吸等。

1. 蒸馏法　蒸馏法是比较传统的提取精油的工艺,其以物理的方式分离植物挥发性化合物(由于蒸馏过程是基于沸点、蒸气压和挥发性等不同物理性质的差异,因此它是一种物理过程而不是化学反应)。对于精油本身质量而言蒸馏法也是最纯净的获得方法。蒸馏法提取可以获得更多穿透力强的、挥发度高的、分子量较小的单萜及倍半萜类化合物。如含有单萜香叶醇、香茅醇的玫瑰精油;含有倍半萜的大西洋雪松精油、德国洋甘菊精油等。

蒸馏工艺的设备主要有三个组件,分别是蒸馏器、冷凝管和分离器。蒸馏器是用于存放被蒸馏的芳香植物,在蒸馏时可以使用蒸汽通过或者是把芳香植物直接放置于水中蒸馏。冷凝管,是用来冷却精油与蒸汽的混合物。冷凝管是一个循环装置,冷水进入热水排出,以便于精油与水的分离。分离器就是存放精油与纯露的容器。大多数精油比水轻,会漂浮在上面,也有一些精油比水密度更高,如白珠树、锡兰肉桂皮和丁香花苞精油等。这些精油会沉入水底。无论精油位于何处,它们都不会溶解于水中。通过分离到容器的顶部或底部再进行收集。

蒸馏工艺有两种提取方法,分别是水蒸馏提取法和蒸汽蒸馏提取法。

(1)水蒸馏法提取:水蒸馏提取主要适合使用水中蒸馏获得的精油,比如玫瑰、橙花、依兰等植材相对娇嫩脆弱的植物。主要是因为玫瑰、橙花等娇嫩的花朵在蒸馏过程中引入蒸汽时会聚集在一起,因此在这种情况下最有效的提取方法是将脆弱的植物材料浸入水中。蒸馏时需要控制好温度和压力,同时进行搅拌,以便于更好地提取与分离精油。

(2)蒸汽蒸馏法提取:蒸汽蒸馏法提取主要适合蒸汽可以顺利通过的植材,比如使用枝叶类植材提取精油的品种如雪松、黑云杉,以及带有一些茎、叶的薰衣草、永久花等。以蒸汽穿透的方式提取和分离精油。原理与水蒸馏一样,都是物理提取。

2. 冷压法 冷压法主要用于柑橘类精油的提取,比如柠檬、甜橙、葡萄柚等精油。冷压是一种机械提取过程,也称为机械分离。从历史上看,早期冷压提取是一种手工劳动,需要使用专门的海绵来吸收植物精油和液体。然后将海绵压在容器上方的类似钳子的装置中进行挤压,再收集精油并与植物提取的其余液体分离。当下的冷压提取技术已经完全是一种机械化工艺。其流程是:① 筛选并清洗水果(柑橘类)。② 将完整的水果放入刺穿果皮的机械装置设备中,破坏位于果皮内部的油囊。③ 整个水果被压榨以挤出果汁和精油,获得果汁与精油的混合物。④ 使用离心机分离精油与果汁。⑤ 收集精油与果浆。

3. 溶剂提取法 对于一些香气难以收集的花香来说溶剂提取法可以满足这一要求,比如茉莉花、蓝莲花、桂花及前面提到的玫瑰花。使用溶剂法提取获得的芳香物质被称作"原精",又名"净油",英文写作"absolute"。原精的香气比起精油更加馥郁,因为其不仅含有小分子的化合物,还含有一些不易被蒸馏提取的大分子的植物化合物。溶剂萃取法采用己烷和乙醇等食品级溶剂从植物材料中分离精油。原精的提取分两个步骤:第一步把植物放入相应的溶剂中,一些脂溶性芳香化合物被溶解其中,首先获得的物质叫作浸膏;第二步对浸膏进行分离,去除溶剂,从技术上讲,剩余的油被称为净油,而不是精油。净油是一种高度浓缩的芳香物质,与植物的天然香气非常相似。此外,它具有比精油更鲜艳的颜色。溶剂萃取的净油通常被用于制造香水和化妆品,芳香疗法中也有少量的应用。溶剂提取法的主要缺点是微量溶剂可能有无法完全蒸发的风险。

4. 二氧化碳 CO_2 提取 CO_2 超临界流体萃取法的过程从对 CO_2 加压直到液化开始。CO_2 液体作为溶剂,从芳香植物材料中提取精油。CO_2 超临界流体萃取法有以下 3 个优点:第一,该法提取的精油中没有溶剂残留。CO_2 液体吸收了精油后,提取设备会恢复到常规压力,使 CO_2 恢复为气体。CO_2 无色,无味,无毒,它不会影响产生的精油。第二,CO_2 超临界流体萃取法提取的精油产量高。第三,CO_2 超临界流体萃取法提取的精油黏稠性比较高,主要因为所有能够在压力下被溶解于液体 CO_2 的物质全部被提取。因此挥发性较低,吸收相对缓慢。然而,CO_2 超临界流体萃取法的缺点是所得油中可能含有比其他提取方法更多的农药。由于 CO_2 超临界流体萃取是在完全密封的容器中进行的,它可以从植物材料中回收绝大部分的脂溶性物质,包括农药残留物。因此,原材料的质量直接决定了油的质量。

5. 脂吸法 脂吸法又名吸附法(enfleurage)、冷吸法,是最古老的提取方法之一。可以追溯到古埃及,19 世纪在法国被广泛使用。用于从花瓣中吸附香味提取精油的技术。它的工作原理很简单,脂肪溶解精油,从而吸收它们的香气。花朵是植物中最脆弱的部位,在高温蒸汽中蒸馏会使花材变性,一些香气会受到影响。脂吸法可以冷处理精致的花朵,如玫瑰花、茉莉花、晚香玉、橙花和许多其他花朵,能够相对完整地保留植物的香气。

用于吸附的溶剂是固体脂肪。过去,使用动物脂肪,例如猪油或牛油。今天,他们使用植物脂肪。当油脂铺陈在玻璃板上,花朵铺在上面时,该过程就开始了。每日都需要将用过的花取出并重新加入新鲜的花,并重复该过程至少 10 次以上,这个过程叫作窨(xūn)。据记载窨最高可达 36 次以上,直到脂肪饱含芳香油,现在被称为"香膏"。这个过程是劳动密集型的,需要大量人力与时间成本,也需要大量的植物材料,在一项研究中,1 000 kg的晚香玉花产出只有不到1 kg的香膏。然而,结果是值得的,与溶剂(化学)提取相比,吸附法产生了有机、纯净、细致完整的花香,该香膏含有特有的花香可以真正地被闻到,这也是与其他提取方式的较大差异。

脂吸法是第一种用于获得香水的技术。今天,由于成本高,处理时间长,它几乎完全被废弃了。此外,通过脂吸法获得的精油比通过蒸馏获得的贵得多,因为其量很小,其香气细腻独特。

四、萃取之不同部位的代表精油

(1)花类代表精油:玫瑰、茉莉、橙花、白兰花、依兰、薰衣草、洋甘菊等。

(2)果皮类代表精油:柠檬、甜橙、佛手柑、葡萄柚、苦橙等。

(3)枝叶类代表精油:茶树、尤加利、白千层、冷杉等。

(4)全株药草代表精油:香蜂草、薄荷、牛至、香茅、柠檬草等。

(5)树干类代表精油:檀香、雪松(也可以枝叶提取)。

(6)树皮类代表精油:锡兰肉桂、中国肉桂、胶冷杉皮等。

(7)种子类代表精油:黑胡椒、小茴香、胡萝卜籽等。

(8)根类代表精油:香根草。

(9)根茎类代表精油:当归、欧白芷根、生姜等。

(10)树脂类代表精油:乳香、没药、熏陆香等。

第二节　精油的功效、应用与使用注意事项

一、精油的生物活性

精油因其生物活性而被用于世界各地许多不同的传统治疗系统中。精油的生物活性源于不同类别化合物之间复杂的相互作用,如酚、醛、酮、醇、酯、醚或碳氢化合物。生物活性与精油中的少数主要成分密切相关,这些分离的化合物中的一些成分在单独测试时具有较大的功能作用。然而,精油化学成分的巨大差异意味着作用机制和分子靶点的呈现不同的多样性。此外,由于这些精油由多种化合物组成,因此每种化合物都可以调节或改变其他化合物的效果。例如沉香醇百里香精油中活性成分"百里香酚"对细菌和病毒具有生物活性,但是其对皮肤而言具有一定的刺激性,如果单独使用皮肤容易引起过敏,可是完整的沉香醇百里香精油中的"沉香醇"(又名芳樟醇)是具有抑制炎症表达的功能,所以整个沉香醇百里香精油对于儿童来说也是相对温和的。

许多临床前研究证明了精油具有抗菌、抗氧化、抗炎和抗肿瘤及驱虫杀虫的生物活性等。下面我们分别简单地介绍一下植物精油的生物活性。

1.精油的驱虫杀虫的活性　精油是芳香植物次生代谢产物在植物防御中起到对抗微生物和食草类昆虫的重要作用。由于精油是亲脂性的,所以可以进入昆虫的体内导致生化功能障碍和死亡。精油通过摄入或皮肤吸收进入昆虫体内,它们会导致昆虫神经系统和内分泌系统

紊乱,致使昆虫麻痹和死亡,同时精油可以灭杀虫卵、抑制昆虫的生长。在用作驱虫剂的植物精油中,香茅精油、罗勒精油和尤加利精油被引用的最多。这些精油的主要化合物包括α-蒎烯、柠檬烯、香茅醇、香茅醛、樟脑和百里香酚。

人类的蠕形螨虫可引起痤疮、酒渣鼻、毛囊炎、睑缘炎、脂溢性皮炎、口周炎等皮肤健康问题。根据研究证明丁香、艾草、薰衣草、薄荷、茶树精油对螨虫有灭杀作用,可以预防和辅助治疗螨虫和疥虫引起的相关炎症。

大多数的过敏原颗粒都是通过定期清洗去除的。但尘螨却是生命力顽强的虫子,可以在55℃的温度下生存。这意味着,如果这些虫子不在更高的温度下清洗,它们将在每次衣物清洗中幸存下来。最近的一项研究表明,当你在清洗的衣物里添加精油时,尘螨的存活率会急剧下降。因此,在清洗衣物时建议使用一些精油来对抗尘螨。

疟疾、丝虫病、黄热病、登革热和日本脑炎等以蚊媒介传染的疾病是全世界牲畜和人类显著发病率和死亡率的主要原因。一些精油表现了良好的驱蚊作用,如香茅油,主要从亚香茅植物中提取。这种精油对驱蚊表现出良好的功效。它的主要成分有香茅醛、香茅醇、香叶醇等。除了驱蚊作用外,香茅油还有助于抗菌,抗氧化剂和促进伤口愈合的功能。香茅精油因其高效低毒已在美国环境保护署(EPA)注册为驱虫剂。

2. 植物精油的抗菌活性　精油的一个重要的特征就是亲脂性。它们能够分解细菌细胞膜的脂质,以导致细菌的灭亡。在体外试验中反式肉桂醛可以抑制大肠埃希菌和鼠伤寒沙门菌的生长。大肠埃希菌感染会导致腹泻及妇科炎症等疾病。大肠埃希菌会导致食物污染,特别是肉类食物。反式肉桂醛主要存在于锡兰肉桂精油中。同时百里香酚(百里香精油中)、丁子香酚(丁香精油中)和香芹酚(香芹酚百里香)对大肠埃希菌、蜡样芽孢杆菌、李斯特菌、金黄色葡萄球菌有抗菌作用。

3. 精油抗病毒的活性　病毒,被认为是处于生物体边缘的病原体,与具有细胞结构的生物不同。严格意义上来说它并非生命体,是仅由一层蛋白质外壳和内部包裹的一种核酸物质所组成,其生存法则是完全寄生在宿主体内,依靠宿主相应器官组织细胞中的物质和能量,来实现自身复制和繁衍。一旦进入宿主细胞,病毒就拥有篡夺细胞能量产生和蛋白质合成系统的基因,而一旦脱离宿主环境,病毒就会在短时间内失去生命体的活性特征。病毒只能依靠特定的媒介进行传播,直到找到合适的新宿主。一些常见病毒包括流感病毒、人类疱疹病毒、冠状病毒、人乳头瘤病毒、肠道病毒、肝炎病毒、艾滋病毒等。病毒通常会引起流感、新冠感染、水痘、麻疹、带状疱疹、HPV 感染及肝炎等。

体外研究表明精油抗病毒的生理机制主要从三个角度:① 精油介入导致病毒衣壳解体。② 精油抑制各种病毒的血凝素(HA),这种 HA 允许病毒进入宿主细胞(HA 可引起红细胞凝集,因此血凝抑制试验通常用于测试精油对病毒吸附宿主细胞的影响。无凝集表明 HA 活性受到抑制)。③ 精油及其成分可通过靶向氧化还原信号通路抑制病毒的后期循环。

八角茴香、澳洲茶树、牛至、尤加利等精油已被证明在体外表现出高抗人类疱疹病毒(HSV-1)的活性。月桂精油由β-蒎烯、α-蒎烯、1.8 桉油醇和β-罗勒烯组成。据报道,该油对冠状病毒(SARS-CoV-1)具有很强的抗病毒活性,选择性指数和 IC_{50} 值分别为 4.6 和 120 mg/mL。

研究证明,使用尤加利、薄荷、冷杉、百里香、甜橙精油的混合复方精油,体外测试研究显示出对 H1N1 流感病毒具有灭杀作用。同时测试显示对金黄色葡萄球菌、肺炎球菌、铜绿假单胞菌有杀菌的生物活性。特别是甲型 H1N1 病毒、金黄色葡萄球菌和肺炎链球菌，这两种细菌是引起流感后肺炎的重要菌株。精油的这种双重活性可能对治疗流感和流感后细菌性肺炎感染特别有用，这也是流感相关死亡的主要原因。

4. 植物精油的抗氧化特性　精油的抗氧化潜力取决于其成分。大多数精油以含氧单萜为主，如醇类化合物的芳樟醇（薰衣草精油）、香叶醇（玫瑰、天竺葵精油），醛类化合物的柠檬醛（柠檬草精油），酮类化合物薄荷酮（椒样薄荷精油），酯类化合物乙酸芳樟酯（薰衣草精油）、乙酸橙花酯（永久花精油）等。百里酚与香芹酚等酚类化合物也表现出强劲的抗氧化活性。这些天然化合物的抗氧化活性，主要作用机制是与抑制氧化应激的能力有关。氧化应激是氧化剂与抗氧化剂平衡紊乱导致活性氧（ROS）的增加和随之而来的攻击。氧化应激的存在与几种人类疾病的发展有关，例如阿尔茨海默病和癌症。具有重要清除自由基能力的精油可能在某些疾病预防中起重要作用，如脑功能障碍、癌症、心脏病和免疫系统下降。如薰衣草精油中的芳樟醇可以抑制超氧化自由基的活性，抗击紫外线带来的皮肤伤害。

5. 植物精油的抗炎活性　炎症是由组织损伤或感染引起的正常保护反应，其功能是对抗体内的入侵者（微生物和非自身细胞）并去除死亡或受损的宿主细胞。炎症反应诱导内皮细胞通透性，氧化爆发和细胞因子[如白介素细胞及肿瘤坏死因子-α（TNF-α)]的释放。它还刺激几种酶如一氧化氮合成酶、过氧化物酶等的活性，以及花生四烯酸代谢。精油已在临床环境中用于治疗炎症性疾病，如风湿病、过敏或关节炎。依据科研结果显示茶树精油具有一定的抗炎活性。该活性与其主要化合物 α-松油醇相关。活性化合物通过抑制组胺的释放或减少炎症介质的产生而起作用。芳樟醇和乙酸芳樟酯对角叉菜胶引起的小鼠爪子水肿有抗炎活性。涉及抗炎活性的精油还有很多，比如松树精油、尤加利精油、柠檬草精油、黑胡椒精油等。

6. 精油的抗肿瘤活性精油　精油的各种治疗潜力吸引了研究人员对其抗癌潜力的关注。研究人员发现精油中的多种挥发性成分是天然的抗癌剂，如大蒜和姜黄是抗癌剂的良好来源。姜黄精油中姜黄烯帮助肝脏解毒。柑橘精油的主要成分 d-柠檬烯的抗癌活性已被证明，特别是在乳腺癌、胃癌和肝癌方面。黑胡椒精油中的 β-石竹烯对胆管癌、小细胞肺癌具有抗增殖的作用。研究还表明有多种植物精油分子对肿瘤细胞有抗增殖作用。

二、精油的吸收途径

了解精油在不同组织的吸收将更好地使用精油，并确定哪种吸收途径适合相应的应用需求。精油的吸收途径主要有 3 个，分别是呼吸道黏膜吸收、皮肤吸收和消化道吸收。

1. 呼吸道黏膜吸收　鼻黏膜是一种潜在的给药途径，亲脂性和低分子的精油可以很容易地穿透鼻黏膜，并且较少降解，可以实现更快、更高水平的吸收。这是由于其表面积大，具有多孔的内皮细胞，总血流量高，避免经由肝脏的首次代谢，随时可用。

人类鼻腔有三个功能区，分别称为前庭区、嗅觉区和呼吸区。前庭区是一个挡板系统，起着过滤空气中微粒的作用，它有角化的鳞状上皮细胞和鼻毛。嗅觉上皮有助于药物代谢，它有支持细胞、嗅觉受体和基底细胞。精油可以绕过血脑屏障，从嗅觉区直接进入中枢神经系统。呼吸区域在鼻腔给药系统中也很重要，可提供最佳的药物吸收。呼吸上皮由柱状纤毛细胞、柱状非纤毛细胞，含黏液的杯状细胞和基底细胞构成。纤毛以波浪状的方式移动，将颗粒传送到咽部区域，然后吞咽这些物质。这种现象称为黏膜纤毛清除。此外，该区域的细胞被较多的微绒毛覆盖,为精油的吸收提供了较大的表面积。上皮下面是固有层。这里存在血管、神经、浆液腺和黏液分泌腺。固有层也容纳密集的毛细血管网络,精油通过时吸收发生。

通过呼吸道黏膜吸入精油对我们的健康产生深远的生理和心理影响。所以与心理健康、情绪、记忆及大脑神经系统相关的问题可以使用呼吸道黏膜吸收精油帮助我们。比如缓解压力可以使用薰衣草精油放在加湿器中进行扩香。营造愉悦浪漫的氛围可以使用玫瑰精油进行扩香使用。对于呼吸道本身的炎症和感染,通过黏膜直接吸收也是非常有效的途径,可以用精油处理呼吸道的感染,把精油滴入放有热水(<60℃)的杯子里,靠近嗅闻即可。或者使用专业的雾化设备进行雾化使用。

2. 皮肤吸收　精油属于脂溶性植物化合物,具有亲脂性。它们溶解于油脂不溶于水。并且非常容易地被皮肤吸收。研究证明,精油的分子量都小于 500 Dalton(道尔顿,原子质量的标准测量单位)以下,它们可以通过我们皮肤表皮层,相对容易地进入血液,并扩散到各个器官。通过皮肤表皮层→皮肤真皮层→皮下组织→毛细血管→血液循环→靶器官→细胞受体→代谢和排泄。在体内运行时,精油参与血液的循环及细胞的新陈代谢,包括淋巴组织、肝脏和肾脏器官。精油在皮肤上使用时必须使用植物油进行稀释,以便于更安全地应用。通常绝大部分的身体问题都可以利用精油通过皮肤吸收的方式进行护理。

三、精油使用注意事项

(一)危险性精油的使用注意事项

似乎所有物质都有某种程度上的毒性,精油也不例外,某些精油只能被低浓度地应用。

1. 精油的不良反应和毒副作用　大多数的精油是安全的,只有某些精油中含有一些毒性物质,比如茴香脑(anethol)、龙艾脑(estragol)、能腐蚀金属的丁香酚(eugenol),以及一些致敏物质和酮类物质等,会给人体带来一些不良反应和毒副作用。精油在内服时较易发挥毒性,因此在有需要内服时要非常慎重,或在专业医生的指导下使用。一般性的不良反应主要有头晕、恶心、疲倦无力,严重的会诱发过敏性哮喘、癫痫,甚至死亡。精油在外用时,最常见的不良反应是皮肤过敏,有些还具有堕胎作用,所以孕妇最好避免使用(或者要按照剂量大小稀释后使用)。

2. 精油的测敏实验　精油可以借按摩由皮肤吸收,也可以用温水泡澡,或蒸汽吸入等获取疗效。为了避免过敏反应,在使用精油治疗前,最好先做皮肤测敏实验。

正确的测试方法:用棉签蘸一滴精油,擦在手腕、手肘内侧或腋下皮肤均可,用胶布覆盖,24 h 内不要洗掉,如果有发痒、发红、红肿或其他反应,皮肤测敏实验即为阳性,这类人不宜使用精油。

3. 精油的毒性　精油里的某些成分毒性颇强,尤其对老年人、幼童、孕妇危害更大。某些精油甚至在外用时(或吸入),也可能会有危险性,因此必须遵守使用精油的原则。须谨记,1 滴的精油代表 25～35 g 的原植物。国际香熏协会(International Fragrance Association, IFRA)曾公布一系列精油,要求化妆品与家用产品等香料相关工业限制其用量。国际香熏协会也提供这些精油的安全用量建议,其中为香熏法所用的精油包括:欧白芷根、秘鲁香脂、佛手柑、中国肉桂、锡兰肉桂、小茴香、黄樟、柠檬马鞭草(该协会并不具国际法律效力,但目前全球大多数的从业者都遵守其规定)。除了国际香熏协会限制的精油外,还有以下值得密切注意里面成分含有茴香脑、龙艾脑、侧柏酮(thujone)、腐蚀金属的丁香酚的精油,比如洋菌香、穗花薰衣草、罗勒、丁香、芫荽、牛膝草和鼠尾草精油,使用不当会产生眩晕恶心、疲倦无力、癫痫,甚至死亡的毒性反应。有些毒性还会引起过敏反应,比如用于制作香水的艾菊,会造成采花者手部严重的湿疹(现今法国卫生部已限制从业者使用艾菊)。此外,当归、柑橘类等精油(柠檬、甜橙、佛手柑等)具有光毒性,会产生光感作用,在紫外线强烈的户外,容易使皮肤出现黑斑,必须避光规范使用。

(1)香熏疗法中绝对不可使用的精油:苦杏仁、洋茴香、山金车、柏多叶、菖蒲、樟树、肉桂皮、克斯、旋覆花、茴香、西洋山根、翼叶毛果芸香叶、艾草(阿默思)、芥末、野马沃兰、西班牙欧力根、欧洲胡薄荷、北美胡薄荷、矮松、巴西茶树、新疆圆柏、夏季香薄荷、冬季香薄荷、苦艾、艾菊、皱褶侧柏、冬绿树、美洲土荆芥、欧洲艾精油。这些精油的毒性太高,有些会使人上瘾,有些含有毒素,会导致流产,引发类似癫痫症的抽搐,甚至严重损伤皮肤。部分精油还具有两种以上的毒性。这些精油都要在专业医生的指导下安全使用。除上述精油之外,还有几种精油虽然具有毒性,但却有相当好的疗效,只要小心谨慎地使用,就可以免除不必要的副作用,像佛手柑精油,只要避免日晒,就是非常安全的精油。

(2)癫痫症患者禁用的精油:甜茴香、牛膝草、迷迭香精油。

(3)孕期禁用精油:罗勒、桦木、雪松、快乐鼠尾草、丝柏、天竺葵、牛膝草、茉莉、杜松、马沃兰、没药、肉豆蔻、薄荷、迷迭香、龙艾、百里香、洋甘菊、天竺葵、薰衣草、玫瑰精油。

(4)有中毒或慢性中毒危险的精油(勿连续几日都使用这类精油):罗勒、雪松、肉桂叶、尤加利、甜茴香、牛膝草、橙、肉豆蔻、百里香、柠檬精油。

(5)容易刺激皮肤的精油:欧白芷、黑胡椒、肉桂叶、香茅、丁香、姜、柠檬、柠檬香茅、柠檬马鞭草、橙、肉豆蔻、薄荷精油。

(6)在阳光下易引起皮肤过敏的精油(日晒前,勿涂抹):欧白芷、佛手柑、柠檬、甜橙精油。

(三)使用精油的其他注意事项

(1)选用合格品牌及高品质的精油,在彻底了解精油的性质、疗效后使用。

(2)在使用精油前,最好先做皮肤测试,以免过敏。

(3)必须按照剂量稀释后使用。

(4)有些精油可增加皮肤对光线的敏感度,经常进行日光浴的人不宜使用;芸香料植物的精油因含有香豆素,使用后半小时不能晒太阳。

(5)癫痫症、痉挛、哮喘、心脏病、肾脏病或生理及情绪极度敏感的人,必须经专业医生指导才可接受护理。

(6)脉管密集的地方不宜使用精油,如静脉曲张、静脉炎等。

(7)皮肤传染病、虫咬性皮炎等,应局限于病损或咬伤处使用配制稀释后的精油。

(8)孕妇及12岁以下儿童要避免使用精油。精油有通经的功能,妇女使用前应检查是否怀孕。

(9)精油应保存在恒温、阴凉、没有日晒的地方。使用后应盖紧瓶盖,精油接触的空气越多越容易变质和挥发,放在安全的地方,勿让儿童取得。

(10)癌症患者不宜使用精油,以免导致癌细胞扩散。

(11)注意精油的强度,有些精油应用过多或越强都有相反的效果。

(12)纯精油不能直接涂于肌肤,应以基础油按照剂量稀释后使用。避免使用在眼睛及其周围、嘴唇和肛门等部位。

（13）同一种精油最好不要长时间使用。

或许有些精油的某种物质有毒，但整体精油内的所有成分，彼此通过协同（synergistic）或拮抗（antagonistic）的作用使精油不具毒性，而这种精油成分间的协同或拮抗作用是无法人工复制的。正由于精油这种完美的内部平衡，使芳香植物精油具有无法复制的神奇效力。

第三节　芳香疗法中常用精油

丁香花苞精油

[英文名]　Clove bud essential oil。

[植物学名]　*Syzygium aromaticum*（Linn.）Merr. & L.M.Perry。

[植物科属]　桃金娘科蒲桃属。

[萃取部位]　花苞。

[萃取工艺]　水蒸气蒸馏。

[产区]　原产于印度尼西亚，该植物在印度尼西亚以及印度、巴基斯坦、斯里兰卡、科摩罗群岛、马达加斯加、塞舌尔和坦桑尼亚进行商业收获。

[性状及香气特征]　呈淡黄色透明液体；具有辛辣芳香的气味，口感先凉后辣，略带麻。

[主要化学成分]　丁香酚、乙酸丁香酚酯/丁香酚醋酸酯、β-石竹烯等。

[药理作用与临床应用]　丁香酚具有镇痛和局部麻醉活性，在牙科广泛使用；还具有显著的抗氧化、抗炎、抗菌、保护心血管及抗癌活性。丁香酚醋酸酯具有抗菌、抗氧化和抗毒性活性，用于对抗白念珠菌和热带念珠菌。丁香花苞精油具有多重药理活性，包括抗菌、抗微生物、镇痛、抗炎、抗氧化、抗癌、防腐和抗血栓形成等。适用于心脏病、龋齿、牙痛、皮肤传染病、消化问题等。丁香是药食两用的植物香料，丁香花精油因其消炎止痛的功效通常被牙医所应用。在芳香疗法中丁香精油被用于杀菌、止痛和抗感染，缓解褥疮及糖尿病引起的皮肤问题。

[使用建议]　缓解褥疮：丁香精油2滴＋乳香精油1滴＋苦橙叶精油1滴＋牛至精油1滴，橄榄油162滴/8 mL，涂抹于褥疮部位。

[注意事项]

（1）在身体皮肤上大面积使用之前，需要进行稀释，浓度控制在成人3%～5%，孕妇及3岁以下儿童慎用。

（2）使用前请先进行过敏测试。将稀释好的精油涂抹在耳后/手臂内侧10 min，无红肿热疼痒现象，方可使用。

（3）不建议内服，过量摄入可能会引起肝脏损伤。

（4）必须按照剂量稀释后使用。

大马士革玫瑰精油

[英文名]　Rose oil。

[植物学名]　*Rosa damascene* Mill。

［植物科属］ 蔷薇科蔷薇属。

［萃取部位］ 花朵。

［萃取工艺］ 水蒸气蒸馏。

［产区］ 保加利亚、土耳其、叙利亚、伊朗。芳香疗法中常用的玫瑰精油为大马士革品种，顾名思义其原产地为叙利亚的大马士革。目前大马士革玫瑰被引进到多个国家种植，包括摩洛哥、中国和阿塞拜疆。伊朗也是玫瑰的原产国。

［性状及香气特征］ 呈淡黄色澄清液体，具有香甜的玫瑰花香，清韵优雅，给人以舒适温暖的感觉，令人放松。

［主要化学成分］ 香茅醇、香叶醇、正十九烷、正二十一烷、苯乙醇等。

［药理作用与临床应用］ 香茅醇能够扩张血管，降低血压，此外，该成分具有镇痛活性。玫瑰精油具有多重药理活性，包括止痛、抗菌、抗氧化、抗抑郁、护肝等。适用于妊娠相关的腰痛、皮肤衰老、焦虑、抑郁等。还可以抗皮肤老化，淡化皮肤色素沉着，改善皮肤干燥及过敏症状。

［使用建议］ 抗皮肤老化：玫瑰精油 2 滴 + 乳香精油 1 滴 + 檀香精油 1 滴 + 苦橙叶精油 1 滴，摩洛哥坚果油 328 滴/16.4 mL，混合后放置于茶色精油瓶中，每日早晚用于面部护肤。

［注意事项］

(1) 玫瑰精油有通经作用，怀孕前期（前 3 个月）应避免口服使用，避免身体按摩使用。

(2) 面部使用浓度控制在 2% 浓度范围内。

(3) 必须按照剂量稀释后使用。

大西洋雪松精油

大西洋雪松通常被称为阿特拉斯雪松，是一种常绿针叶树，原产于非洲北部的阿特拉斯山脉。成熟的雪松可以高达 40～60 m，也有稀少的达到 120 m 高。阿特拉斯山脉终年积雪，西边为大西洋，东边为撒哈拉沙漠。独特的地理环境造就了高品质的雪松，大西洋雪松在当地成了保护物种，不得随意砍伐，精油所用物料均采其枝叶蒸馏。位于摩洛哥的全球最大的海上清真寺中所用的木料均是大西洋雪松。

［英文名］ Cedarwood organic essential oil。

［植物学名］ *Cedrus atlantica*。

［植物科属］ 松科雪松属。

［萃取部位］ 枝叶、树干。

［萃取工艺］ 水蒸气蒸馏。

［产区］ 摩洛哥。

［性状及香气特征］ 呈黄色黏稠液体，具有温暖的木质香气，余味伴有甜香。

［主要化学成分］ 挥发油主要化学成分为 α-雪松烯、β-雪松烯、γ-雪松烯、反式-大西洋酮、雪松酮等。

［药理作用与临床应用］ β-雪松烯具有强效杀虫活性，可作为开发商业杀虫剂的候选原料。β-雪松烯具有抗皮肤真菌的活性。大西洋雪松精油有助于改善脂溢性皮炎，能减少脱皮，调节皮脂腺功能，治疗感染，减少皮肤发红和其他症状。同时可以防止伤口腐烂，并保护伤口免受破伤风梭菌的侵袭。大西洋雪松精油对关节炎的抗炎作用非常显著。通过在皮肤上局部

涂抹,可以在一定程度上减轻组织炎症。雪松精油可用于缓解痉挛相关疾病,包括骨骼肌和平滑肌的痉挛,用于不安腿综合征、呼吸性癫痫、哮喘和其他痉挛性疾病。雪松精油可减轻呼吸道黏膜感染的症状,它是一种祛痰剂,能有效清除呼吸道和肺部的痰,从而缓解咳嗽。雪松精油是一种极好的镇静剂,对神经系统有镇静作用,有助于缓解紧张和焦虑,并促进睡眠,在芳香疗法的应用中,雪松精油的气味可以诱导血清素的释放,血清素在大脑中转化为褪黑激素,褪黑激素引发疲劳、平静和恢复性睡眠。因此,在芳疗法中雪松精油也推荐给患有慢性焦虑、压力和抑郁的人。雪松精油可改善产后虚弱和身体无力的症状。

大西洋雪松精油还可调节皮脂腺功能,改善脂溢性皮炎,能减少脱皮、发红症状,防止伤口感染。

[使用建议]

(1) 护发:大西洋雪松精油 2 滴 + 天竺葵精油 1 滴 + 柠檬精油 1 滴 + 迷迭香精油 1 滴 + 生姜精油 1 滴,摩洛哥坚果油 130 滴/6.25 mL + 荷荷巴油 65 滴/3.25 mL。混合后放置于茶色精油瓶中。洗发前 15 min 用于头皮按摩,然后冲洗干净。

(2) 脂溢性皮炎:大西洋雪松精油 2 滴 + 牛至精油 1 滴 + 柠檬草精油 1 滴 + 柠檬精油 1 滴,荷荷巴油 245 滴/12.25 mL。混合后放置于茶色精油瓶中,涂抹于皮肤至吸收,每日 2 次。

[注意事项]

(1) 请勿使用高浓度的雪松精油,可能会刺激皮肤。使用前请与基础油充分混合稀释。

(2) 避免口服。

(3) 儿童慎用。

川 芎 精 油

[英文名] Chuanxiong essential oil。

[植物学名] *Ligusticum Chuanxiong* Hort。

[植物科属] 伞形科藁本属。

[萃取部位] 根部。

[萃取工艺] 超临界流体萃取。

[产区] 中国。川芎道地产区为中国的四川,在云南、广西、贵州等地也有生长。

[性状及香气特征] 呈棕色透明液体,具有强烈的草药气味。

[主要化学成分] 顺式-藁本内酯、肉桂酸苄酯、川芎内酯、乙酸去氢枞醇酯等。

[药理作用与临床应用] 顺式-藁本内酯可以减轻血管炎症并激活内皮细胞的防御系统,预防心血管并发症,如血栓形成或动脉粥样硬化。在神经保护方面藁本内酯可以防止炎症和氧化应激引起的认知功能障碍。肉桂酸苄酯具有抗氧化活性,且能够抑制血管紧张素 Ⅱ 诱导的高血压。川芎精油具有多重药理活性,包括抗菌、抗氧化、神经保护、镇痛、消炎、抗癌、抗纤维化、改善血管功能等。适用于增生性瘢痕、头痛、关节痛、高血压、冠心病、心绞痛、痛经等。《本草纲目》有云:"燥湿,止泻痢,行气开郁。"用于血瘀气滞之证。川芎精油能缓解跌打损伤导致的瘀血伤痛,同时可以缓解生理期疼痛。在芳香疗法中属于芳香活血之药。在皮肤护理中可以减少黑色素的合成、美白,防止粉刺和各种色斑的产生。

[使用建议] 促循环缓解静脉曲张:川芎精油 1 滴 + 当归精油 1 滴 + 乳香精油 1 滴 + 永久花精油 1 滴,橄榄油 76 滴/3.8 mL,混合后放置于茶色精油瓶中。每日涂抹于静脉曲张处至

吸收(由下往上)。

［注意事项］

(1) 川芎精油对皮肤有轻微刺激性,使用时应注意浓度与剂量。

(2) 川芎精油有较强的活血功效,对月经过多、出血性疾病及孕妇禁用。

广藿香精油

［英文名］　Patchouli essential oil。

［植物学名］　*Pogostemon cablin* (Blanco) Benth.。

［植物科属］　唇形科刺蕊草属。

［萃取部位］　叶片。

［萃取工艺］　水蒸气蒸馏。

［产区］　中国、印度尼西亚。

［性状及香气特征］　呈浅棕色至棕色液体;具有新鲜收割的草香混合泥土的清香。

［主要化学成分］　广藿香醇、α-愈创木烯、α-布藜烯、α-广藿香烯、β-石竹烯等。

［药理作用与临床应用］　实验发现,广藿香醇具有抗呼吸道病毒作用,能防治流感;可选择性地抑制幽门螺杆菌,用于治疗幽门螺杆菌感染引起的胃炎、消化道溃疡、早期胃癌等疾病。β-石竹烯可以通过内源性阿片镇痛系统来缓解急性和慢性疼痛。广藿香精油具有多重药理活性,包括抗微生物、抗病毒、抗氧化、抗炎、镇痛、止呕、止咳化痰、抗焦虑等。适用于胃炎、消化道溃疡、呕吐、流感、发热、咳嗽、皮肤衰老、压力、焦虑等。藿香精油功能主要是芳香化浊,和中止呕,发表解暑。精油的主要功能为抗病毒,缓解肠胃疾病,提高免疫力防治流感等。在皮肤护理中可以紧致肌肤,抗老化、抗皱。

［使用建议］　淡化面部皱纹:广藿香精油2滴+橙花精油1滴+永久花精油1滴+苦橙叶精油1滴+乳香精油1滴,荷荷巴油394滴/19.7 mL,混合后放置于茶色精油瓶,早晚2次,涂抹面部至吸收。

［注意事项］

(1) 广藿香精油低剂量有显著的镇静效果,但高剂量反而会造成刺激作用,会使人失去胃口,因此对饮食习惯需要纠正者有所帮助。它的味道对某些人而言会有萦绕不去的感觉,甚至让人生厌。

(2) 必须按照剂量稀释后使用。

天竺葵精油

天竺葵植物是一个庞大的家族,用于芳香疗法的主要有波旁天竺葵、香叶天竺葵。天竺葵精油也被称为小玫瑰,之所以这样称呼的原因在于天竺葵精油中含的香茅醇、香叶醇玫瑰精油中也同样含有。

［英文名］　Geranium essential oil。

［植物学名］　*Pelargonium graveolens* Bailey。

［植物科属］　牻牛儿苗科天竺葵属。

［萃取部位］　花朵。

［萃取工艺］　水蒸气蒸馏。

［产区］ 南非、马达加斯加、埃及、中国、留尼汪岛。天竺葵原产于南非，现今在留尼汪岛、马达加斯加、埃及、摩洛哥及中国等地种植。

［性状及香气特征］ 呈无色至淡黄绿色透明液体；香气带有玫瑰的气息，糅杂着柑橘的自然清新。

［主要化学成分］ 挥发油主要化学成分为香茅醇、香叶醇、甲酸香茅酯、7－表－γ－桉叶油醇、异薄荷酮等。

［药理作用与临床应用］ 实验发现，天竺葵精油中的香茅醇能够扩张血管，降低血压；此外，其具有镇痛活性，在各种疼痛模型中有效。香叶醇具有抗溃疡作用，是治疗胃和十二指肠溃疡的候选化合物。天竺葵精油具有多重药理活性，包括延缓衰老、抗炎、抗菌、抗焦虑、镇静、镇痛等。适用于抗皱、皮肤感染、痛经、焦虑、失眠、缓解皮炎、延缓衰老、淡斑等。

［使用建议］ 缓解皮肤过敏：天竺葵精油1滴＋德国洋甘菊精油1滴＋乳香精油1滴＋苦橙叶精油1滴，摩洛哥坚果油396滴/19.8 mL。混合后放置于茶色精油瓶中，早晚护肤使用。

［注意事项］

（1）在面部使用前，进行过敏性测试，有红肿热痛痒现象禁止使用。

（2）避免口服。

（3）必须按照剂量稀释后使用。

牛 至 精 油

牛至原产于欧洲，新鲜和干燥的叶子都被用作调味品的来源。

［英文名］ Oregano。

［植物学名］ *Origanum vulgare* L.。

［植物科属］ 唇形科牛至属。

［萃取部位］ 整株药草。

［萃取工艺］ 水蒸气蒸馏。

［产区］ 土耳其、西班牙、中东。

［性状及香气特征］ 呈淡黄色，或黄色透明液体；具有辛辣、干燥的木质香气。

［主要化学成分］ 香芹酚、对伞花烃、γ-萜品烯、反式石竹烯、芳樟醇等。

［药理作用与临床应用］ 与相同等重量的新鲜莳萝、百里香、鼠尾草和欧芹相比，牛至已被证明具有最高的抗氧化活性。一般来说，按重量计的新鲜牛至的抗氧化活性比所有研究的其他草药高3～20倍。与蔬菜相比，牛至的抗氧化活性是苹果的42倍，是土豆的30倍，是橙子的12倍，是蓝莓的4倍。最活跃的成分似乎是香芹酚和对伞花烃。作为其抗氧化能力的衡量标准，牛至已被证明比通常添加到加工食品中的两种合成抗氧化剂中的任何一种——丁基化羟基甲苯（BHT）和丁基化羟基苯甲醚（BHA）都具有更强的抗氧化能力。研究证明牛至精油具有显著的抗氧化特性。香芹酚具有抗菌（蜡状芽孢杆菌等）、抗氧化、镇痛、抗炎、抗癌等活性。百里香和牛至精油的组合在治疗结肠炎方面显示出显著的功效。在实验室研究中，科学家们已经证明牛至精油有助于抑制念珠菌、金黄色葡萄球菌的生长。牛至精油可用于缓解消化不良、胃部不适。牛至精油也可缓解鼻窦充血。牛至精油对痤疮、脚气、口腔溃疡、牛皮癣、酒渣鼻、静脉曲张和疣有较好的治疗效果。在皮肤护理中可抗菌，可治疗痤疮、脚气、口腔溃疡、牛皮癣、酒渣鼻和疣。

[使用建议] 改善痤疮：牛至精油 2 滴＋茶树精油 1 滴＋永久花精油 1 滴＋没药精油 2 滴，摩洛哥坚果油 294 滴/14.7 mL，混合后放置于茶色精油瓶中。涂抹于相应的部位。

[注意事项]

（1）必须按照剂量稀释后使用。在皮肤上使用时，牛至精油浓度宜低（牛至精油可能会刺激皮肤）。

（2）怀孕期间避免使用。

（3）婴幼儿禁止使用。

生 姜 精 油

生姜（姜）是一种原产于亚洲的植物。一直以来生姜被用作药食两用的香料，也是中国人厨房中的必备品。

[英文名] Ginger essential oil。

[植物学名] *Zingiber officinale* Roscoe。

[植物科属] 姜科姜属。

[萃取部位] 根茎。

[萃取工艺] 蒸馏或超临界流体萃取。

[产区] 中国、印度、印度尼西亚、马达加斯加。

[性状及香气特征] 呈淡黄色至黄色透明液体；水蒸气蒸馏气味芳香，带有柠檬香气伴随辛辣刺激感。CO_2 萃取的干姜精油颜色为黄棕色透明液体。

[主要化学成分] 姜烯、α-姜黄烯、崁烯、β-没药烯、β-柠檬醛等。

[药理作用与临床应用] 生姜含有可以减少恶心和呕吐的化学物质如姜烯、柠檬醛。这些化学物质在消化系统中起作用，它们也可能帮助大脑和神经系统控制恶心。姜烯，具有抗氧化活性，可用于抵抗神经退行性疾病领域中的氧化损伤。崁烯，通过影响胆固醇调节元件结合蛋白（SREBP-1）和线粒体靶向肽（MTP）的表达发挥降血脂的作用。姜黄烯可以直接去除过量的自由基并阻止活性氧类（ROS）的产生，过多的 ROS 会导致体内炎症的发生。姜黄烯也可以增加抗氧化酶的活性，防止体内脂质氧化，预防动脉粥样硬化。大量研究表明，姜黄烯对免疫系统有益，它通过调节各种免疫细胞（如各种 T 淋巴细胞、巨噬细胞、树突状细胞、B 淋巴细胞和自然杀伤细胞）并改善免疫参数的异常交替，与免疫细胞相互作用，预防免疫相关疾病。姜精油生物学活性包括止痛、抗炎、抗菌、抗氧化、祛痰等。

生姜可以治疗许多类型的恶心和呕吐，比如孕前期、手术后及受凉引起的呕吐。它也用于生理期引起的子宫痉挛、关节炎、糖尿病和偏头痛。生姜具有抗凝血能力，与大蒜、生姜和洋葱一起食用时可以防止心脏病发作和中风。

生姜精油被用于治疗与消化不良有关的问题，包括胃绞痛、腹泻和肠痉挛等。生姜精油具有解表祛风寒的功效，被用于风寒引起的感冒。姜精油可以缓解女性宫寒，改善生理期疼痛。姜精油还对乙醇引起的脂肪肝起到缓解和保护作用。

[使用建议]

（1）缓解风寒引起的感冒：生姜精油 3 滴＋黑胡椒精油精油 1 滴＋甜月桂精油 1 滴＋锡兰肉桂精油 1 滴＋薄荷精油 1 滴，甜杏仁油 135 滴/6.75 mL。混合后放置于茶色精油瓶中。涂抹前胸后背部位，按摩至吸收。

（2）促进消化：生姜精油3滴＋黑胡椒精油精油1滴＋热带罗勒精油2滴＋柠檬精油2滴＋橄榄油155滴/7.8 mL。混合后放置于茶色精油瓶中。涂抹腹部，按摩至吸收。

［注意事项］

（1）在身体皮肤上大面积使用之前，需要进行稀释，总精油浓度控制在成人5%～8%，儿童控制在3%以下。

（2）使用前请先进行过敏测试。将稀释好的精油涂抹在耳后/手臂内侧10 min无红肿热疼痒现象，方可使用。

印度檀香精油

檀香自古以来就是礼佛的高端香料，也是中药中的名贵药材。檀香成材缓慢，通常需要30年才能萃取精油，提取檀香精油对于这个树种来说就是毁灭性砍伐。因为精油只在树根和树干的心部才有。在中国已经成为濒危物种，在印度也是禁止砍伐。因此在中国市场上很难能够买到真正的高品质东印度檀香。在芳香疗法中目前应用最多的是澳洲檀香。

［英文名］ Sandalwood essential oil。

［植物学名］ *Santalum album* Linn.。

［植物科属］ 檀香科檀香属。

［萃取部位］ 树心、树的根部和主干。

［萃取工艺］ 水蒸气蒸馏。

［产区］ 印度、印度尼西亚、东帝汶、中国。

［性状及香气特征］ 呈淡黄色黏稠液体；温暖的木质香味中带有药香味，带有香甜的奶香。

［主要化学成分］ α-檀香醇、β-檀香醇、α-反式-佛手醇、β-没药醇、金合欢醇等。

［药理作用与临床应用］ 实验发现，其中α-檀香醇可以增强皮肤的渗透作用，促进营养成分吸收，同时抗氧化，帮助抵御紫外线对皮肤的氧化损伤，延缓肌肤衰老。同时α-檀香醇对于酪氨酸酶有很好的抑制效果，减少黑色素的生成，具有美白功效。檀香精油具有多重药理活性，包括抗炎、抗菌、抗焦虑、镇静、抗氧化等。适用于一系列包括皲裂、瘙痒、银屑病、湿疹、皮炎和痤疮等在内的皮肤问题，支气管炎，咳嗽，咽痛，尿道感染，精神紧张，疲劳，抑郁，失眠等。还可以促进皮肤细胞生长、淡化瘢痕、细纹，修复伤口，改善敏感肌。

［使用建议］

（1）抗皮肤老化：檀香精油2滴＋玫瑰精油1滴＋永久花精油1滴＋苦橙叶精油1滴，摩洛哥坚果油245滴/12.3 mL。混合后放置于茶色精油瓶中。每日早晚1次用于面部护理。

（2）缓解焦虑：檀香精油2滴＋橙花精油1滴＋苦橙叶精油1滴＋佛手柑精油1滴。混合后扩香使用。

［注意事项］ 必须按照剂量稀释后使用。

百里香精油

百里香在西方是最古老的草药之一，受到两位医学之父普林尼和迪奥斯科里迪的高度评价。百里香精油具有广谱杀菌的功能。在传统医学中百里香茶被用于治疗感冒、咳嗽和咽痛，同时被用于消化不良引起的肠胃问题。

［英文名］ Thyme essential oil。

［植物学名］ *Hymus mongolicus* Ronn。

［萃取部位］ 整株药草。

［植物科属］ 唇形科百里香属。

［萃取工艺］ 水蒸气蒸馏。

［产区］ 欧洲的西班牙、土耳其及中亚地区。

［性状及香气特征］ 呈淡黄色至琥珀色透明液体;具有温暖而辛辣的药草气味。

［主要化学成分］ 百里香酚、邻伞花烃、萜品醇、芳樟醇、α-蒎烯等。

［药理作用与临床应用］ 百里香酚具有消炎、止痛、抗菌的作用。邻伞花烃具有缓解压力、对抗焦虑的作用。萜品醇具有缓解疼痛、消炎的作用。芳樟醇具有保护神经系统、抗焦虑的作用。

百里香精油具有多重药理活性,包括抗菌、驱虫、镇痛等。适用于各种肠道感染、蚊虫叮咬、神经及风湿性疼痛、脚癣等。在皮肤护理中百里香精油能抑制皮肤炎症,缓解痤疮、褥疮及脚癣,对抗金黄色葡萄球菌引起的皮肤感染。

［使用建议］ 缓解脚癣:百里香精油 2 滴 + 牛至精油 1 滴 + 德国洋甘菊精油 1 滴 + 薄荷精油 1 滴,荷荷巴油 95 滴/4.75 mL,放置于茶色精油瓶中,每日早晚各 1 次涂抹于相应部位。

［注意事项］

(1) 百里香精油浓度控制在 5% 以内,必须按照剂量稀释后使用。

(2) 儿童和孕妇禁用。

当 归 精 油

《本草纲目》云:"当归调血,为女人要药,有思夫之意,故有当归之名。"当归,具有补血调经之功效。在芳香疗法中因其主要成分蒿本内酯具有行气解郁、补血之功效,被应用于女性的月经不调。

［英文名］ Angelica essential oil。

［植物学名］ *Angelica sinensis* (Oliv.) Diels。

［植物科属］ 伞形科当归属。

［萃取部位］ 根部。

［萃取工艺］ 超临界流体萃取。

［产区］ 中国。

［性状及香气特征］ 呈琥珀色透明液体,流动性略差;具有当归的标志性香气,药香中带有甜味。

［主要化学成分］ 挥发油主要化学成分主要为蒿本内酯、β-罗勒烯等。

［药理作用］ 蒿本内酯可以减轻血管炎症并激活内皮细胞的防御系统,预防心血管并发症,如血栓形成或动脉粥样硬化。在神经保护方面蒿本内酯可以防止炎症和氧化应激引起的认知功能障碍。当归精油具有多重药理活性,包括抗炎、抗氧化、抗癌、镇痛、抗血小板聚集等。适用于痛经、缺血性脑中风、心肌缺血、高血压、偏头痛等。在皮肤护理中可抑制酪氨酸酶形成黑色素,改善黄褐斑等色素性皮肤病、瘢痕、伤口和瘀青。

［使用建议］ 淡化面部色斑:当归精油 1 滴 + 玫瑰精油 1 滴 + 乳香精油 1 滴 + 橙花精油 1 滴,摩洛哥坚果油 100 滴/5 mL,沙棘果油 96 滴/4.8 mL,混合后放置于茶色精油瓶中。涂抹于面部使用,早晚各 1 次。

[注意事项]

（1）有流产史的女性在怀孕期间不可以使用当归油。

（2）孕前期 3 个月避免使用当归精油。

（3）必须按照剂量稀释后使用。

肉豆蔻精油

肉豆蔻是一种常绿乔木，其果实有两种香料，一种是来自种子，另一种是覆盖种子的包衣，叫作肉豆蔻衣。芳香疗法中常用的是肉豆蔻精油，肉豆蔻衣精油的价格高于肉豆蔻精油。

[英文名]　Nutmeg essential oil。

[植物学名]　*Myristica fragrans* Houtt.。

[植物科属]　肉豆蔻科肉豆蔻属。

[萃取部位]　种子。

[萃取工艺]　水蒸气蒸馏。

[产区]　印度尼西亚、斯里兰卡、印度群岛、马来西亚。热带地区广泛栽培。

[性状及香气特征]　呈淡黄色透明液体；辛香中带有些许热感，伴随迷人的辛香料气味。

[主要化学成分]　α-蒎烯、桧烯、肉豆蔻醚、β-蒎烯、柠檬烯、γ-萜品烯等。

[药理作用与临床应用]　α-蒎烯具有抗焦虑、抗炎、抗过敏的作用。桧烯具有抗氧化的作用。肉豆蔻醚对肝脏有保护作用，但对神经系统有一定的风险存在。β-蒎烯具有保护胃、抗焦虑、保护细胞、抗惊厥和保护神经作用。肉豆蔻精油具有多重药理活性，包括抗菌、抗癌、抗焦虑、抗炎、镇痛、保护神经、保肝、护胃等。适用于恶心、胃肠胀气、腹泻、痢疾、牙痛、口臭、记忆力减退、失眠、风湿痛等。肉豆蔻具有温中行气、止腹泻的功效。用于脾胃虚寒，久泻不止，脘腹胀痛，食少呕吐。还可以净化皮肤，平衡油脂分泌，改善痤疮及红色毛癣菌引起的皮癣，缓解皮肤炎症，改善过敏症状。

[使用建议]　缓解皮肤瘙痒：肉豆蔻精油 2 滴＋茶树精油 1 滴＋乳香精油 2 滴，薄荷精油 2 滴，橄榄油 343 滴/17.15 mL。混合后放置于茶色精油瓶中。涂抹于皮肤瘙痒部位至吸收。

[注意事项]

（1）肉豆蔻精油使用浓度控制在 3% 以内，必须按照剂量稀释后使用。

（2）儿童和孕妇禁用。

红柑橘精油

[英文名]　Mandarin red essential oil。

[植物学名]　*Citrus reticulata* Blanco。

[植物科属]　芸香科柑橘属。

[萃取部位]　果皮。

[萃取工艺]　压榨。

[产区]　红柑橘原产于中国，在热带及亚热带地区均有分布，意大利与法国是主要的精油产区。

[性状及香气特征]　呈橘红色透明液体；具有清淡、细腻的香气，细闻带有丝丝甜味。

[主要化学成分]　柠檬烯、γ-萜品烯、月桂烯等。

［药理作用与临床应用］ 实验发现,其中柠檬烯有抗增殖活性,对乳腺癌、结肠癌、肺癌、白血病均能发挥抗癌作用,还能调节 T 淋巴细胞活力,具有免疫调节性。γ-萜品烯具有解痉作用,可缓解胃肠道痉挛,还有较强的抗氧化作用,能抑制脂质过氧化,发挥抗肥胖作用。红柑橘精油具有多重药理活性,包括抗癌、抗氧化、抗菌、镇静、助眠、抗痉挛等。适用于失眠、神经紧张、胃肠胀气、疼痛、肥胖等。抗氧化、提亮肤色,缓解橘皮组织。

［使用建议］ 安神助眠:红柑橘精油 2 滴 + 苦橙叶精油 1 滴 + 薰衣草精油 1 滴 + 佛手柑精油 1 滴扩香使用。

［注意事项］

(1) 必须按照剂量稀释后使用,并进行过敏性测试。

(2) 具有光敏性,使用后 30 min 内应避免暴晒于阳光下。

杜松浆果精油

杜松浆果别名杜松子,是刺柏科刺柏属植物杜松的种子。几个世纪以来,杜松子被作为香料,用于世界各地的许多不同美食中。它们有轻微的苦味,但它们在厨房里非常通用。欧洲人使用杜松子酿酒。杜松子有很多强大的药用用途。它是一种强大的利尿剂,有助于净化膀胱中多余的液体并刺激肾脏。这导致身体排出尿酸和多余的晶体,这些晶体会导致许多问题,包括痛风、风湿性关节炎和肾结石。杜松浆果富含挥发油,它会增加肾脏过滤的速度,这反过来又会增加尿流量,同时有助于从肾脏和膀胱中排出细菌。这使得杜松子在治疗尿路感染方面特别有用,一些患者报告描述,使用杜松子 24～72 h 后,就会缓解尿路感染的症状。英国药典甚至将杜松子列为尿路的消毒剂。

［英文名］ Juniper Berry essential oil。

［植物学名］ *Juniperus communis* L.。

［植物科属］ 柏科刺柏属。

［萃取部位］ 浆果。

［萃取工艺］ 蒸馏。

［产区］ 欧洲、亚洲及北美地区。

［性状及香气特征］ 淡黄至透明水样流动液体,强烈的松木味中带有淡淡的果香。

［主要化学成分］ α-蒎烯、β-蒎烯、月桂烯、柠檬烯。

［药理作用与临床应用］ α-蒎烯能够阻断肥大细胞中的炎症信号通路而具有抗炎作用,α-蒎烯还具有调节 γ-氨基丁酸起到抗焦虑的作用,促进利尿剂、抗关节炎、抗糖尿病、防腐剂,并用于治疗胃肠道和自身免疫性疾病。杜松精油和提取物已被实验证明具有抗氧化、抗菌、抗病毒和抗真菌活性。最近的研究还在实验模型中发现了杜松浆果具有抗炎、细胞毒性、降血糖和降血脂及缓解通风的作用。

杜松浆果精油可缓解尿路感染,缓解皮肤炎症,净化肌肤,治疗痤疮,延缓衰老。

［使用建议］ 缓解痛风引起的皮肤和关节疼痛:杜松浆果精油 5 滴 + 百里香精油 2 滴 + 乳香精油 2 滴 + 月桂精油 2 滴 + 薄荷精油 2 滴,甜杏仁油 247 滴/12.4 mL,混合后放置于茶色精油瓶中。涂抹疼痛部位,按摩至吸收,每日 3 次。

［注意事项］

(1) 孕妇谨慎使用。

（2）必须按照剂量稀释后使用。

佛 手 柑 精 油

芸香科柑橘属的植物有多种，包括佛手柑、柠檬、甜橙、苦橙等。柑橘属的植物精油的共同特点之一是含有柠檬烯，具有一定的光敏性，因此在使用0.5 h内不得直接照射太阳。佛手柑精油在芳香疗法中被用于净化肌肤，控油，缓解压力。也是香水中被使用最多的香料之一。

［英文名］ Bergamot essential oil。

［植物学名］ *Citrus bergamia* Risso & Poit。

［萃取部位］ 果皮。

［植物科属］ 芸香科柑橘属。

［萃取工艺］ 压榨。

［产区］ 意大利。佛手柑原产于北意大利的柏加摩镇，现在意大利、西班牙、摩洛哥等地广泛种植。

［性状及香气特征］ 呈淡黄色至棕色澄清液体；具有清新的柑橘香气，令人身心愉悦。

［主要化学成分］ 挥发油主要化学成分主要为乙酸芳樟酯、柠檬烯、芳樟醇、β-蒎烯、γ-萜品烯等。

［药理作用与临床应用］ 实验发现，其中乙酸芳樟酯具有抗高血压特性，可预防高血压相关的缺血性损伤。柠檬烯具有抗癌活性，对乳腺癌、结肠癌、肺癌、白血病等具有抗癌作用。佛手柑精油具有多重药理活性，包括抗焦虑、抗菌、抗氧化、镇痛、抗炎、抗肿瘤、抗支原体等。适用于油性皮肤、情绪障碍、痤疮、疼痛、癌症、细菌及支原体感染等。还可以缓解特应性皮炎，防治过敏，抗氧化，延缓衰老。

［使用建议］ 缓解痤疮：佛手柑精油2滴＋茶树精油1滴＋绿化白千层精油1滴＋薰衣草精1滴，以2％浓度稀释在荷荷巴油（245滴/12.25 mL）中涂抹于相应部位。

［注意事项］

（1）冷压的佛手柑精油具有光敏性，在皮肤上使用时30 min内避免暴露在阳光下。用于护肤时，尽量选择无光敏佛手柑精油。

（2）必须按照剂量稀释后使用。

没 药 精 油

"没药"这个词来源于希伯来语和阿拉伯语单词"mur，murr或maror"，意思是"苦涩"。原产于东非（肯尼亚，埃塞俄比亚，索马里）和邻近的阿拉伯半岛（也门和沙特阿拉伯西南部）的非洲之角地区。它们生长在非洲的干旱地区，通常是在浅层土壤的斜坡和山谷的灌木丛中发现，主要在石灰岩上。没药生长在海拔250～1 300 m处，接受适度但有规律的降雨。没药在古代被用作葡萄酒防腐剂。埃及人用来制作木乃伊及祭祀。古希腊和罗马的医生用它来治疗伤口，并将其作为消化辅助剂和月经促进剂。它也被用作许多感染的补救措施，包括麻风病和梅毒。没药在古代是一种重要的香料贸易物资。今天它被土著人用作抵抗蛀牙和牙龈疾病的辅助工具。没药也是中医的常用药物。

［英文名］ Myrrh essential oil。

［植物学名］ *Commiphora myrrha*（Nees）Engl。

［植物科属］ 橄榄科没药属。

［萃取部位］ 树脂。

［萃取工艺］ 水蒸气蒸馏。

［产区］ 索马里、埃塞俄比亚、肯尼亚。

［性状及香气特征］ 呈琥珀色至棕色黏稠液体,有着温暖的树脂香气,夹杂淡淡的泥土味。

［主要化学成分］ 挥发油主要化学成分主要为莪术呋喃烯、呋喃桉-1,3-二烯、β-榄香烯、乌药根烯、γ-榄香烯等。

［药理作用与临床应用］ 没药的镇痛作用自古以来就已为人所知,这主要基于具有呋喃二烯骨架的生物活性倍半萜的存在。没药精油是用于减轻疼痛的新型天然制剂,这些疼痛包括头痛、发热依赖性疼痛、关节痛、肌肉痛、下背痛和月经来潮时的疼痛。没药油还能阻止导致肿胀和疼痛的炎症物质的产生。研究发现,扩散没药和乳香精油可减少空气中68%的细菌数量。没药精油常被用于治疗口腔感染和炎症,一些天然漱口水和牙膏中含有没药油,研究表明,含没药油的漱口水有助于治疗牙龈炎。没药精油是一种强大的抗氧化剂,可以抵抗人体氧化损伤,一项研究发现,没药油在对抗自由基方面比维生素E更有效。没药的传统用途包括治疗皮肤伤口和感染。一项针对人体皮肤细胞的研究发现,含有没药的精油混合物可帮助伤口愈合;另一项研究指出,通过沐浴使用没药油有助于治愈女性自然分娩造成的产道创伤;一项针对247种不同精油组合的研究发现,没药油与檀香油混合可有效杀死感染皮肤伤口的微生物;没药精油还具有防晒、抗癌、支持胃肠道健康、杀寄生虫、杀霉菌等作用。没药精油还可以抑制皮肤炎症,防止伤口感染,帮助伤口愈合;治疗真菌感染导致的癣或脚气;延缓衰老。

［使用建议］ 缓解褥疮:没药精油2滴+永久花精油1滴+牛至精油1滴+乳香精油1滴+薄荷精油1滴,橄榄油194滴/9.7 mL。混合后放置于茶色精油瓶中。涂抹疼痛部位,按摩至吸收。

［注意事项］

(1) 孕妇禁用,它会引起子宫收缩并可能引发流产。

(2) 女性母乳喂养期间,以及婴儿需避免使用。

(3) 必须按照剂量稀释后使用。

苦橙叶精油

苦橙叶精油是从芸香科柑橘属苦橙树的叶片中萃取,其香气与橙花接近,清香中带有叶片的青涩,意大利的苦橙叶精油尾味中带有香甜,巴拉圭的苦橙叶精油尾味中苦涩的气味更加浓郁。在芳香疗法中苦橙叶精油主要用来净化面部油性及痘痘肌,也被用来舒缓压力。

［英文名］ Petitgrain essential oil。

［植物学名］ *Citrus aurantium* Linn.。

［植物科属］ 芸香科柑橘属。

［萃取部位］ 枝叶。

［萃取工艺］ 水蒸气蒸馏。

［产区］ 意大利、巴拉圭。

［性状及香气特征］ 呈淡黄色至黄色透明液体;具有清新、美妙的香气,融合了木香、柑橘香和花香。

［主要化学成分］　乙酸芳樟酯、α-蒎烯、芳樟醇等。

［药理作用与临床应用］　实验发现,其中乙酸芳樟酯具有抗高血压作用,可防止高血压相关的缺血性损伤。α-蒎烯是一种极具潜力的抗过敏成分,可用于过敏性鼻炎的防治。芳樟醇具有显著的抗焦虑作用,并能缓解阿尔茨海默病,预防癫痫。橙叶精油具有多重药理活性,包括抗菌、解痉、抗氧化、抗抑郁、镇静等。适用于伤口修复、不良情绪、体味、肌肉痉挛、记忆力衰退、心血管疾病、皮肤干燥和皲裂等。苦橙叶精油还可以净化肌肤,平衡油脂分泌,缓解皮肤过敏症状。

［使用建议］　平衡肌肤油脂分泌:苦橙叶精油 2 滴 + 茶树精油 1 滴 + 薰衣草精油 1 滴 + 天竺葵精油 1 滴,摩洛哥坚果油 328 滴/16.4 mL,放置于茶色精油瓶中,每日早晚各 1 次,使用纯露后涂抹于皮肤,按摩使之吸收。

［注意事项］

（1）请将本品放在儿童不能接触的地方。

（2）怀孕期间使用前请咨询医生。

（3）避免接触眼睛、内耳和敏感区域。

（4）请勿口服。

（5）必须按照剂量稀释后使用。

松红梅精油

松红梅,俗称麦卢卡,又名新西兰茶树,是一种原产于新西兰和澳大利亚的常绿灌木。它是新西兰森林中受干扰地区的早期演替物种,其种子轻盈,通过风传播且数量众多。种子在裸露的泥土中发芽,植物生长迅速,在低矮的植被上建立了主导地位。松红梅具有小儿多刺的针状叶子,其油馐存在于细小的叶片中,在粉碎时是芳香的。松红梅的花朵分为白色和粉红色,在初夏绽放。这些花对蜜蜂很有吸引力。松红梅蜂蜜是一种用于烹饪和替代医学的流行蜂蜜,是由蜜蜂从这种植物中收集的花蜜制成的。此外,来自植物叶子的精油及其树皮的各种制剂也用于药用目的。

［英文名］　Manuka essential oil。

［植物学名］　*Leptospermum scoparium* J. R. Forst. et G. Forst。

［植物科属］　桃金娘科鱼柳梅属。

［萃取部位］　枝叶与花朵。

［萃取工艺］　水蒸气蒸馏。

［产区］　澳大利亚、新西兰。

［性状及香气特征］　淡黄色带有黏性的透明液体;木质树脂的香气中带有丝丝的香甜。

［主要化学成分］　顺式-去氢白菖烯、纤精酮、3,5-荜澄茄二烯、荜澄茄油烯醇。

［药理作用与临床作用］　研究发现顺式-去氢白菖烯具有抑制大肠埃希菌引起的腹泻作用。松红梅精油具有对食源性单核细胞增多性李斯特菌和金黄色葡萄球菌生物活性。

麦卢卡在新西兰各地大量生长,已成为传统当地医学的一部分,具有多种应用。树皮已被用于治疗皮肤病,也可作为镇静剂和漱口水。叶子在水中煮沸以治疗感冒或压碎并用于缓解瘙痒和结痂,而叶子已被用作茶,作为发热剂和用以缓解疼痛。这些种子用于治疗痢疾和腹泻。依据体外研究,清楚地表明松红梅精油具有广泛的抗菌、抗真菌、抗寄生虫、杀虫、抗炎、抗病毒和痉挛活性,包括对抗幽门螺杆菌。在芳香疗法中被用于治疗肠胃疾病,治疗痤疮,抗过敏及止痛,减轻单纯疱疹病毒引起的唇疱疹,抗皮肤老化。

［使用建议］ 接触性皮肤炎:松红梅精油2滴+德国洋甘菊精油1滴+天竺葵精油1滴+薰衣草精油1滴+薄荷精油1滴,摩洛哥坚果油394滴/19.7 mL。混合后放置于茶色精油瓶中。涂抹相应部位。

［注意事项］

(1)孕妇谨慎使用。

(2)必须按照剂量稀释后使用。

罗马洋甘菊精油

罗马洋甘菊是历史悠久的药用植物之一。原产于欧洲,我国也有少量种植。多年生草本植物,植株30~50 cm。白色花冠呈舌状。罗马洋甘菊精油因其放松安抚的效果而出名。

［英文名］ Chamomile essential oil。

［植物学名］ *Anthemis nobilis* L.。

［植物科属］ 菊科黄春菊属。

［萃取部位］ 花朵。

［萃取工艺］ 水蒸气蒸馏。

［产区］ 英国、德国等欧洲国家。

［性状及香气特征］ 呈浅蓝色至淡黄色的澄清液体,刚萃取出的精油呈现浅蓝色,接触空气后氧化变为淡黄色;具有成熟饱满苹果的清香,给人以温暖镇静的感觉。

［主要化学成分］ 当归酸-3-甲基戊酯、当归酸异丁酯、当归酸-2-甲基丁酯、顺式-2-甲基-2-丁酸-2-甲基-2-丙烯酯等,由于产地季节的不同,成分有差异。

［药理作用与临床应用］ 当归酸-3-甲基戊酯,可以调节胆碱能受体,舒缓平滑肌,对于缓解痉挛有很好的效果。当归酸异丁酯以及当归酸-2-甲基丁酯使得罗马洋甘菊可以发挥很好的神经保护、镇静作用。罗马洋甘菊精油具有多重药理活性,包括抗菌、抗炎、抗氧化、镇静、抗焦虑等。适用于肌肉酸痛、痛经、气喘、偏头痛、头痛等。还可以紧致皮肤,延缓衰老,抗炎,帮助缓解压力引起的粉刺和皮肤过敏。

［使用建议］ 缓解接触性皮炎:罗马洋甘菊精油1滴+德国洋甘菊精油1滴+乳香精油1滴+苦橙叶精油1滴,摩洛哥坚果油263滴/13.15 mL,混合后放置于茶色精油瓶中。涂抹于相应部位至吸收,每日2~3次。

［注意事项］

(1)罗马洋甘菊精油有通经的效果,怀孕早期应避免使用。

(2)必须按照剂量稀释后使用。

依 兰 精 油

依兰属于热带常绿植物,"依兰"这个名字的寓意为花中之花的意思,因其甜美的花香而得名。依兰精油依据蒸馏时间的不同被分为一级依兰、二级依兰、三级依兰及混合后的完全依兰。一级依兰的香气是所有依兰中最清美浓郁的。一级依兰与完全依兰被广泛地应用于芳香疗法与香水之中。芳香疗法中依兰被用于面部的抗皱。

[英文名] Ylang ylang essential oil。

[植物学名] *Cananga odorata* (Lamk.) Hook. f. & Thomson。

[植物科属] 番荔枝科依兰属。

[萃取部位] 花朵。

[萃取工艺] 水蒸气蒸馏。

[产区] 马达加斯加、印度尼西亚。

[性状及香气特征] 呈黄色透明液体;具有独特的浓郁花香。

[主要化学成分] 反式石竹烯、右旋大根香叶烯、α-金合欢烯、苯甲酸苄酯、(+)-δ-荜澄茄烯、乙酸香叶酯、α-荜草烯、芳樟醇等。

[药理作用与临床应用] 实验发现,其中反式石竹烯兼具抗癌与镇痛活性。右旋大根香叶烯具有抑菌活性。依兰精油具有多重药理活性,包括抗焦虑、镇静、镇痛、抗炎、抗氧化、抗菌、抗癌等。适用于焦虑、抑郁、失眠、皮肤炎症、情绪压力引起的胃肠道症状等。还可以平衡油脂分泌、保湿、淡化细纹、活化衰老细胞,刺激头皮、促进头发生长,丰胸。

[使用建议] 延缓皮肤衰老:依兰精油1滴+永久花精油1滴+苦橙叶精油1滴+檀香精油1滴,摩洛哥坚果油263滴/13.2 mL。混合后放置于茶色精油瓶中,每日早晚2次,使用于面部肌肤。

[注意事项]

(1) 味道强烈,建议低浓度、低比例配比使用。

(2) 低血压者慎用。

(3) 必须按照剂量稀释后使用。

乳 香 精 油

乳香自古以来给人的感觉就是圣洁和充满灵性。古人用乳香供奉天神。地中海周边的人用乳香淡化皱纹。在中医中乳香用来活血行气止痛,消肿生肌。芳香疗法中乳香用来保护心脏,抗光辐射带来的皮肤老化。

[英文名] Frankincense essential oil。

[植物学名] *Boswellia carteri* Birdw。

[植物科属] 橄榄科乳香树属。

[萃取部位] 树脂。

[萃取工艺] 水蒸气蒸馏。

[产区] 阿曼、索马里、肯尼亚、埃塞俄比亚、印度。

[性状及香气特征] 呈无色透明液体;乳香特有的温厚的树脂香气。

[主要化学成分] 挥发油主要化学成分主要为α-蒎烯、右旋柠檬烯、(+)-3-蒈烯、莰烯、水芹烯等。

[药理作用与临床应用] α-蒎烯具有抗过敏作用,可有效改善过敏性鼻炎症状。3-蒈烯具有强烈的松木香气,除了具有杀菌特性外,还具有抗炎、抗微生物和抗焦虑作用。乳香精油具有改善动脉粥样硬化的功效,其活血化瘀作用可有效控制血管内斑块的积聚,预防冠心病。乳香精油能够抑制炎症分子的产生,有助于保持关节炎患者软骨的完整性。同时,乳香精油对关节炎患者来说是一种有效的止痛药。由于乳香精油可以防止软骨组织的破坏,因此它可缓

解肌腱、关节和肌肉疼痛。它还可以改善其他疼痛性疾病，如肠易激综合征（IBS）。2012 年发表在《应用生物学快报》（*Letters in Applied Microbiolog*）杂志上的一项研究发现，没药油和乳香油的组合能有效对抗病原体，包括铜绿假单胞菌和新型隐球菌。乳香精油可以有效缓解压力、焦虑和抑郁，同时还能降低血压和心率。研究表明乳香具有增强免疫、抗菌和提高免疫的能力，可以消灭病毒、细菌甚至肿瘤细胞。乳香精油还可以预防口腔问题，包括口臭、牙龈炎、牙痛、口腔溃疡、蛀牙和其他口腔感染。此外，乳香有助于改善 T 细胞相互作用，还能增强免疫球蛋白（一种对抗病毒和细菌的抗体）的功能。还可以缓解皮肤炎症，抗菌，预防口腔感染，促进伤口愈合，抗皮肤老化。

［使用建议］　皮肤抗皱：乳香精油 2 滴＋橙花 1 滴＋薰衣草精油 1 的＋檀香精油 1 滴，摩洛哥坚果油 164 滴/8.2 mL＋荷荷巴油 164 滴/8.2 mL，混合后放置于茶色精油瓶中。每日早晚 1 次，补水后涂抹于面部按摩至吸收。

［注意事项］

（1）孕期慎用。

（2）必须按照剂量稀释后使用。

茶 树 精 油

茶树主要分布在澳大利亚东部昆士兰和新威尔士州，20 世纪 90 年代被引进中国广西广东等地栽培。茶树精油也是芳香疗法中被广泛运用的精油，因其消炎祛痘的功能而出名。

［英文名］　Tea tree essential oil。

［植物学名］　*Melaleuca alternifolia* (Maiden & Betche) Cheel。

［萃取部位］　枝叶。

［植物科属］　桃金娘科白千层属。

［萃取工艺］　水蒸气蒸馏。

［产区］　澳大利亚。

［性状及香气特征］　呈淡黄色至无色的透明液体；具有干净清新的自然药香，木质香气中带有些甜的尾味。

［主要化学成分］　4-萜品醇、γ-萜品烯（松油烯）、4-蒈烯、α-萜品醇、萜品油烯等。

［药理作用与临床应用］　4-萜品醇和 γ-萜品烯可减轻炎症反应，以消炎止痛。4-萜品醇可抑制真菌、细菌，如大肠埃希菌、金黄色葡萄球菌等。γ-萜品烯具有良好的抗氧化功能，可减少氧化损伤。茶树精油具有多重药理活性，包括抗细菌、抗真菌、抗病毒、杀虫、免疫调节、抗炎、抗氧化、抗肿瘤等。适用于感冒、咳嗽、痤疮、脚气、关节炎症疼痛等。还可以缓解皮肤炎症，针对青春痘有较好的改善作用。

［使用建议］

（1）痤疮护理：茶树精油 2 滴＋薰衣草精油 1 滴＋天竺葵精油 1 滴＋佛手柑精油 1 滴，荷荷巴油 245 滴/12.25 mL，混合后放置于茶色精油瓶中，点涂痤疮部位，每日 2～3 次。

（2）空气净化：茶树精油 2 滴＋薄荷精油 1 滴＋尤加利精油 1 滴＋佛手柑精油 1 滴，用扩香器进行扩香可以帮助去除异味，同时可以预防流感。

［注意事项］

（1）精油应放置于儿童不易接触到的地方。

（2）必须按照剂量稀释后使用。

柠檬草精油

柠檬草是一种多年生草本植物，可长到 1 m 高。泰国、越南、老挝和柬埔寨通常用作烹饪中的柠檬调味剂，并为此目的在东南亚广泛种植。属名来自希腊语 kymbe，意思是一艘船，pogon 的意思是胡须。特定的绰号意味着柠檬草有类似于柑橘的香味。浓郁的柠檬香味使其成为炒菜、煲汤、咖喱和腌泡汁的美味香料，特别是在越南和泰国美食中。它的绿色外茎可以泡茶，这种茶在民间医学传统中很受欢迎，可以治疗多种疾病。事实上，柠檬草含有可以改善健康和烹饪味道的化合物比如柠檬醛。在巴厘岛的 SPA 项目中柠檬草是其常用的精油，被用来舒缓身心、提高免疫力及缓解背部肩颈的疼痛。

[英文名] Lemongrass essential oil。

[植物学名] *Cymbopogon flexuosus*（Nees ex Steud.）Wats.。

[植物科属] 禾本科香茅属。

[萃取部位] 全株药草。

[萃取工艺] 水蒸气蒸馏。

[产区] 东南亚、印度、斯里兰卡、尼泊尔。

[性状及香气特征] 淡黄色透明液体；带有柠檬香气的草药气味。

[主要化学成分] 柠檬醛、香叶醇、乙酸香叶酯、β-石竹烯。

[药理作用与临床应用] 研究证明柠檬醛可以破坏葡萄球菌细胞与念珠菌菌丝的黏附，并破坏生物膜基质的主要构成，对细菌起到灭杀的作用。乙酸香叶酯具有抗真菌的作用，特别是小孢子菌，毛癣菌和热带假丝酵母菌。同时具有诱导结肠癌细胞凋亡的生物活性。香叶醇具有消炎，止痛，抗焦虑，降低皮肤色素沉着的生物活性。生活中柠檬草精油常被用于消化不良，真菌感染，炎症缓解及促进循环及关节止痛。还可以净化皮肤，平衡油脂分泌，治疗痤疮，抗菌，抗病毒，提高免疫力。

[使用方法] 皮肤癣：柠檬草精油 2 滴 + 牛至精油 1 滴 + 肉桂精油 1 滴 + 佛手柑精油 1 滴 + 德国洋甘菊精油 1 滴，荷荷巴油 194 滴/9.7 mL。混合后放置于茶色精油瓶中。每日 3 次，涂抹吸收。

[注意事项]

（1）孕妇谨慎使用。

（2）必须按照剂量稀释后使用。

香桃木精油

香桃木原产于北非，在地中海沿岸国家的野外也非常常见，常绿灌木，开粉白色的花。香桃木精油是一款功能强大的抗菌、抗病毒精油，增强免疫力，调节体内激素的平衡。

[英文名] Myrtle essential oil。

[植物学名] *Myrtus communis* Linn.。

[植物科属] 桃金娘科香桃木属。

[萃取部位] 枝叶。

[萃取工艺] 水蒸气蒸馏。

［产区］ 摩洛哥、西班牙、法国、土耳其。

［性状及香气特征］ 呈浅棕色澄清液体；香气浓郁，具有清新叶片的香气。

［主要化学成分］ 桉叶油醇、α-蒎烯、乙酸桃金娘烯醇酯、柠檬烯等。

［药理作用与临床应用］ 桉叶油醇在哮喘中具有抗炎活性，并有望成为上、下呼吸道疾病的黏液溶解剂。α-蒎烯及柠檬烯对大肠埃希菌及金黄色葡萄球菌具有良好的抑制作用。香桃木精油具有多重药理活性，包括抗炎、抗菌、抗病毒、抗氧化、抗癌、保肝、镇痛、保护神经等。适用于皮肤粉刺、皮癣、咳嗽、支气管炎、关节炎症、疼痛、疲劳、神经紧张、焦虑、失眠等。还可以平衡油脂分泌，治疗粉刺、痤疮及留下来的瘢痕；杀菌、改善牛皮癣；去除寄生虫。

［使用建议］ 缓解皮癣：香桃木精油2滴＋牛至精油1滴＋柠檬草精油1滴＋佛手柑精油1滴＋冷杉精油1滴，摩洛哥坚果油114滴/5.7 mL，混合后放置于茶色精油瓶中。涂抹于皮癣处，每日2～3次。

［注意事项］

（1）婴幼儿及孕妇慎用。

（2）必须按照剂量稀释后使用。

香蜂草精油

香蜂草是一种药用植物，长期以来一直用于不同的民族医学系统，特别是在欧洲传统医学和伊朗传统医学中，被用于治疗精神和中枢神经系统疾病、心血管和呼吸系统疾病，并作为记忆增强剂、心脏补品、抗抑郁药、助眠剂和解毒剂。在欧洲它也被广泛用作蔬菜，并为菜肴增添风味。在芳香疗法中香蜂草精油通常被用来缓解压力，促进睡眠，淡黄面部色斑及皮肤过敏。

［英文名］ Melissa essential oil。

［植物学名］ *Melissa officinalis* L.。

［植物科属］ 唇形科蜂蜜花属。

［萃取部位］ 整株药草。

［萃取工艺］ 水蒸气蒸馏。

［产区］ 法国、保加利亚。

［性状及香气特征］ 透明至淡黄色，淡淡的药草味，带有一丝蜂蜜的香甜。

［主要化学成分］ 柠檬醛 、β-柠檬醛、β-石竹烯、香茅醛、香叶醇、橙花醇。

［药理作用与临床应用］ 柠檬醛具有抗炎、镇痛和保护肝脏的生物活性。香茅醛具有放松平滑肌，缓解压力的作用，同时对白念珠菌，金黄色葡萄球菌有灭杀功能。β-石竹烯具有抗炎、抗氧化及抑制肿瘤的生物活性。香叶醇具有抗击超氧自由基 O_2^- 保护细胞，抑制细胞老化及记忆力衰退，保护肝脏，抗老化，淡斑的生物活性。香蜂草精油可以淡化面部色斑，消炎，抗过敏，缓解单纯疱疹病毒引起的口唇疱疹。

［使用建议］

（1）缓解皮肤过敏：香蜂草精油2滴＋薰衣草精油1滴＋德国洋甘菊精油1滴＋玫瑰木精油1滴，摩洛哥坚果油164滴/8.2 mL＋荷荷巴油164滴/8.2 mL，混合后放置于茶色精油瓶中，涂抹肌肤至吸收，每日2～3次。

（2）抗焦虑，帮助睡眠：香蜂草精油2滴＋薰衣草精油2滴＋罗马洋甘菊精油1滴，扩香使用。

[注意事项] 必须按照剂量稀释后使用。

姜 黄 精 油

姜黄自古以来就是中医青睐的药材，《本草纲目》中记载：姜黄主治心腹结积疰忤，下气破血，除风热，消痈肿，功力烈于郁金。通月经，治跌扑损伤瘀血，下食。祛邪避恶，治胀气，产后败血攻心。治风痹臂痛。

[英文名] Turmeric essential oil。

[植物学名] *Curcuma longa* L.。

[植物科属] 姜科姜黄属。

[萃取部位] 根茎。

[萃取工艺] 水蒸气蒸馏。

[产区] 中国及印度尼西亚、泰国、印度等东南亚国家。

[性状及香气特征] 呈亮黄色透明液体；具有泥土混合草根的清新香气。

[主要化学成分] 芳姜黄酮、姜黄酮、水芹烯、莪术酮、α-姜黄烯等。

[药理作用与临床应用] 实验发现，其中芳姜黄酮和水芹烯可以抑制炎症因子的过度表达，减少炎症反应。芳姜黄酮是一种有效的抗蛇咬伤的抗蛇毒血清，它还显示出抗细菌、抗真菌和杀蚊活性。姜黄精油具有多重药理活性，包括降血脂、抗氧化、抗炎、抗癌、抗肝毒性、抗动脉粥样硬化、抗焦虑、镇静、抗惊厥和解痉等。适用于银屑病、高脂血症、缺血性脑损伤、哮喘、癌症、类风湿关节炎、痤疮、疼痛、细菌及支原体感染等。还可以抗氧化、改善痤疮。

[使用建议] 紧致肌肤：姜黄精油2滴＋橙花精油1滴＋佛手柑精油1滴＋马鞭草酮迷迭香精油1滴，以2%浓度稀释在甜杏仁油或橄榄油中涂抹前胸后背按摩至吸收。

[注意事项]

（1）首次使用时，建议进行皮肤过敏测试。

（2）糖尿病患者、孕妇及哺乳期女性慎用。

（3）必须按照剂量稀释后使用。

迷 迭 香 精 油

迷迭香原产于地中海沿岸，历史上人们知道它能够增强记忆力，人们会在病房里焚烧迷迭香来净化空气和预防感染。迷迭香精油从化学类型上区分有多个品种，可分为马鞭草酮迷迭香、桉油醇迷迭香、樟脑迷迭香等。这三种在芳香疗法中都是常用精油，功能的侧重点不同。马鞭草酮迷迭香侧重点在于肝脏与神经系统，樟脑迷迭香侧重点在运动系统，桉油醇迷迭香侧重点在呼吸系统。

[英文名] Rosemary essential oil。

[植物学名] *Rosmarinus officinalis* L.。

[植物科属] 唇形科迷迭香属。

[萃取部位] 枝叶。

[萃取工艺] 水蒸气蒸馏。

[产区] 法国、西班牙、波黑等欧洲国家。

[性状及香气特征] 呈无色至淡黄色透明液体；具有清洌的草本香气。

［主要化学成分］　挥发油主要化学成分主要为 α-蒎烯、右旋龙脑、乙酸冰片酯、马鞭草烯酮(马鞭草酮)、桉叶油醇及樟脑。

［药理作用与临床应用］　实验发现，其中 α-蒎烯具有抗过敏作用，可有效改善过敏性鼻炎症状。马鞭草酮具有抗惊厥，保护肝脏及保护神经的生物活性。桉叶油醇在呼吸系统中具有抗炎活性，并有望成为上、下呼吸道疾病的黏液溶解剂。迷迭香精油具有多重药理活性，包括抗菌、镇痛、保肝、强化神经系统、促进血液流通等。适用于肌肉疼痛、肌肉痉挛、肝损伤、关节炎、痛风、皮肤暗沉、头皮屑及咳嗽痰多等。还可以净化肌肤，缓解痤疮及金黄色葡萄球菌引起的皮肤感染，促进头皮健康，护发。

［使用建议］　护发：迷迭香精油 2 滴＋大西洋雪松精油 1 滴＋天竺葵精油 1 滴＋苦橙叶精油 1 滴，摩洛哥坚果油 167 滴/8.3 mL 混合后放置于茶色精油瓶中，洗发前涂抹于头部按摩 10～15 min 后清洗干净即可。

［注意事项］

(1) 迷迭香精油无毒，对所有皮肤类型都是安全的。但注意氧化的精油会导致皮肤刺激或过敏。

(2) 仅供外用。

(3) 癫痫患者及孕妇禁用。

(4) 樟脑迷迭香请勿用于 5 岁以下儿童。

(5) 必须按照剂量稀释后使用。

热带罗勒精油

罗勒是一种常见的芳香草本植物，被用作烹饪美食的香料，也被用于药用目的。原产于从非洲到东南亚的热带地区。由希腊人和罗马人引入地中海周边国家。自中世纪以来，它就在欧洲其他地区扩散，也被传播到美洲。在南亚、中东和地中海的一些地区，罗勒被用于生产珍贵的香水和庆祝神圣的仪式。罗勒精油被当作补品，可以助消化、解痉、肠道抗菌剂、排泄剂和利尿剂。罗勒有多个品种，芳香疗法中通常被用到三个品种，分别是热带罗勒、甜罗勒和圣神罗勒。热带罗勒与圣神罗勒被用来止痛，甜罗勒被用来缓解焦虑和失眠。用罗勒精油漱口可以舒缓口腔或喉咙的炎症。

［英文名］　Basilic essential oil。

［植物学名］　*Ocimum basilicum* L.。

［植物科属］　唇形科罗勒属。

［萃取部位］　整株药草。

［萃取工艺］　水蒸气蒸馏。

［产区］　埃及、印度。

［性状及香气特征］　呈淡黄色透明液体；具有清甜的辛香味。

［主要化学成分］　丁香酚、甲基丁香酚、β-石竹烯、β-榄香烯、α-葎草烯等。

［药理作用与临床应用］　丁香酚是一种常用的牙科止痛剂，同时该成分具有良好的抗菌和抗炎活性。罗勒精油可以预防多种心脏疾病，并有利于心血管健康。罗勒精油具有镇静的功效，可以减轻神经紧张、抑郁、压力和焦虑带来的不适。罗勒精油具有抗菌、抗病毒特性，可对抗发热和呼吸系统感染。经常使用罗勒精油可预防潜在的肝损伤。罗勒精油可以减少皮肤

发炎和瘙痒。定期使用罗勒精油可促进头发健康生长，使头发乌黑、有光泽。罗勒精油也表现出一定的驱蚊活性。热带罗勒精油还可以舒缓皮肤炎症和瘙痒、抗菌、抗病毒。

［使用建议］ 缓解青春痘：热带罗勒精油 2 滴＋乳香精油 1 滴＋无光敏佛手柑精油 1 滴＋天竺葵精油 1 滴＋绿化白千层精油 1 滴，甜杏仁油 294 滴/15 mL。混合后放置于茶色精油瓶中。涂抹相应部位，每日 2～3 次。

［注意事项］

(1) 不要直接涂在皮肤上，局部使用之前请先用基础油稀释。

(2) 怀孕期间勿用。

银 杉 精 油

银杉别名为欧洲冷杉，原产于欧洲南部和中部山区，因其树皮呈银灰色而得名。古埃及人用冷杉油护理头发，印第安人认为在装满银杉针叶的枕头上睡觉，更易入眠。银杉在芳香疗法中被用于神经系统的保护。在呼吸系统中可以缓解呼吸道炎症。

［英文名］ Abies essential oil。

［植物学名］ *Abies fabri*（Mast.）Craib。

［植物科属］ 松科冷杉属。

［萃取部位］ 针叶。

［萃取工艺］ 水蒸气蒸馏。

［产区］ 原产于波黑、克罗地亚。分布于欧洲、亚洲、北美洲、中美洲及非洲最北部的亚高山至高山地带。

［性状及香气特征］ 呈无色至淡黄色透明液体；有着清新通透的冰片清香，糅杂松树香气。

［主要化学成分］ 乙酸冰片酯、莰烯、（＋）- 3 -蒈烯、α -蒎烯、柠檬烯等。

［药理作用与临床应用］ 乙酸冰片酯具有较强的抗炎活性，可防治肺炎、关节炎；同时能放松自主神经，缓解压力，帮助睡眠。（＋）- 3 -蒈烯具有强烈的松木样香气，除了具有杀菌特性外，还具有抗炎、抗微生物和抗焦虑作用。（＋）- 3 -蒈烯和 α -蒎烯通过作为 γ -氨基丁酸-苯二氮卓（GABAA - BZD）受体的正向调节剂而表现出睡眠增强作用。冷杉精油具有多重药理活性，包括抗菌、抗焦虑、镇痛、抗炎、止汗、抗氧化等。适用于神经紧张、焦虑、睡眠不足、肌肉酸痛、感冒引起的咽痛及咳嗽、支气管炎、鼻窦炎、皮肤衰老、痤疮、湿疹、皮肤癣菌病等。还可以紧致肌肤，调节水油平衡，缓解皮肤炎症。

［使用建议］ 缓解面部痤疮：冷杉精油 2 滴＋百里香精油 1 滴＋薰衣草精油 1 滴＋澳洲尤加利精油 1 滴，摩洛哥坚果油 245 滴/12.3 mL。混合后放置于茶色精油瓶中。涂抹面部相应部位每日 2～3 次。

［注意事项］

(1) 孕期慎用。

(2) 必须按照剂量稀释后使用。

绿花白千层精油

白千层属于桃金娘科植物，有 300 多种不同的物种。它们会开浅绿色和红色花朵，这些花朵是蜜蜂、蝴蝶等昆虫的最爱，也会吸引一些鸟类。白千层树可以生长到 20 多米高，其树皮会向纸一样翘起并剥落。它们通常生长在沼泽的边缘，也会被当作公园里的景观树。特别是在初夏垂落下来的长长的枝叶上开满红色或绿色的花朵，美丽而优雅，从远处就能辨别其摇曳的身姿。精油的萃取主要来自叶片。在芳香疗法中绿花白千层精油通常被用来抗菌，抗病毒，净化空气，治疗呼吸系统相关的疾病。

［英文名］　Niaouli essential oil。

［植物学名］　*Melaleuca viridiflora* Linn.。

［植物科属］　桃金娘科白千层属。

［萃取部位］　枝叶。

［萃取工艺］　水蒸气蒸馏。

［产区］　印度尼西亚、澳大利亚。

［性状及香气特征］　呈淡黄色透明液体；具有新鲜的绿色香气，略带果香。

［主要化学成分］　桉叶油醇、柠檬烯、β-石竹烯、α-蒎烯等。

［药理作用与临床应用］　实验发现，其中桉叶油醇在哮喘中具有抗炎活性，并有望成为上、下呼吸道疾病的黏液溶解剂。柠檬烯具有抗癌活性，对乳腺癌、结肠癌、肺癌、白血病具有抗癌作用。β-石竹烯针对子宫内膜异位症，发挥有效的抗炎作用。绿花白千层精油可缓解感冒，咳嗽，鼻窦炎和支气管炎，类风湿关节炎和坐骨神经痛，腹部痉挛、绞痛和痢疾，对小儿抽筋也有帮助。绿花白千层精油还可减轻昆虫叮咬的疼痛，非常适合紧急治疗，特别是对昆虫叮咬过敏的人。绿花白千层精油可改善痤疮、粉刺，适合油性肌肤护理，对皮炎和湿疹有效（0.5％～2％的浓度使用），对促进伤口愈合也有一定作用。

［使用建议］　缓解湿疹：绿花白千层精油 2 滴＋牛至精油 1 滴＋德国洋甘菊精油 1 滴＋薄荷精油 2 滴＋薰衣草精油 1 滴，摩洛哥坚果油 133 滴/6.7 mL。混合后放置于茶色精油瓶中涂抹于相应部位，每日 2～3 次。

［注意事项］

（1）纯剂不适合直接使用，需要稀释后再用。

（2）孕妇及婴幼儿避免使用。

葡萄柚精油

柑橘属植物有着悠久的历史，橘在公元前1000年的周朝就开始作为一种赋税的贡品。葡萄柚分为红葡萄柚、绿葡萄柚及粉葡萄柚。红葡萄柚是柑橘属中的年轻成员，18世纪才出现在西印度群岛。葡萄柚精油因其利尿去水肿的功能而出名。在芳香疗法中通常被用于去水肿和减肥使用。

［英文名］　Grapefruit essential oil。

［植物学名］　*Citrus paradisi* Macfad.。

［植物科属］　芸香科柑橘属。

［萃取部位］　果皮。

［萃取工艺］　压榨。

［产区］　意大利、巴西、阿根廷。

［性状及香气特征］　呈黄绿色透明液体；具有甜美的果香。

［主要化学成分］　右旋柠檬烯、月桂烯、α-蒎烯等。

[药理作用与临床应用]　右旋柠檬烯对乳腺癌、结肠癌、肺癌、白血病具有抗癌活性。右旋柠檬烯还可调节 T 淋巴细胞的活力,具有免疫调节活性。月桂烯对紫外线诱导的人皮肤光老化具有潜在的保护作用。葡萄柚精油具有多重药理活性,包括抗肥胖、抗癌、抗菌、镇静、扩张血管、止痛、抗炎、抗氧化等。适用于肥胖、焦虑、头痛、痉挛、疲劳、肌肉酸痛、食欲不振等。还可以平衡油脂分泌,预防细菌感染引发的痤疮,缓解皮肤水肿及橘皮组织。

[使用建议]　缓解皮肤水肿:葡萄柚精油 3 滴 + 天竺葵精油 1 滴 + 乳香精油 1 滴 + 广藿香精油 1 滴 + 杜松浆果精油 1 滴,橄榄油 133 滴/6.65 mL。混合后放置于茶色精油瓶中。涂抹相应部位按摩至吸收。

[注意事项]

(1) 在面部皮肤护理中使用时,30 min 内避免皮肤直接暴露在阳光下。

(2) 被氧化的葡萄柚精油容易引起过敏。

(3) 必须按照剂量稀释后使用。

椒样薄荷精油

薄荷为多年生草本植物,可长至 1 m 高,是中医常用药物,被广泛应用于牙膏、沐浴露等洗护产品中。在芳香疗法中主要被用于止痛,及治疗呼吸道相关的疾病。

[英文名]　Peppermint essential oil。

[植物学名]　*Mentha piperita* Linn.。

[植物科属]　唇形科薄荷属。

[萃取部位]　整株。

[萃取工艺]　水蒸气蒸馏。

[产区]　中国、印度。

[性状及香气特征]　呈淡黄色透明液体;具有新鲜、凉爽的薄荷特征香气。

[主要化学成分]　薄荷醇、薄荷酮、异薄荷酮、乙酸薄荷酯、柠檬烯等。

[药理作用与临床应用]　薄荷醇具有显著的镇痛活性,可以激活 TRPM8 通道,产生凉爽感觉。薄荷酮能够抑制炎症反应、抗抑郁。椒样薄荷精油具有多重药理活性,包括镇痛、改善消化系统和呼吸系统等。适用于胃灼热、肠易激综合征、恶心、呕吐、感冒、咳嗽、鼻窦炎、哮喘、支气管炎、精神不振等。还可以止痒,包括蚊虫引起的瘙痒和红肿。

[使用建议]　蚊虫叮咬止痒:薄荷精油直接滴在蚊虫叮咬处。

[注意事项]

(1) 由于薄荷精油提神醒脑效果强烈,因此不建议就寝前使用。

(2) 孕妇慎用。

(3) 必须按照剂量稀释后使用。

黑 胡 椒 精 油

[英文名]　Black pepper essential oil。

[植物学名]　*Piper nigrum* L.。

[植物科属]　胡椒科胡椒属。

[萃取部位]　种子。

［萃取工艺］　水蒸气蒸馏。

［产区］　印度、印度尼西亚、马达加斯加。

［性状及香气特征］　呈无色透明的澄清液体；有着通透清新的辛香。

［主要化学成分］　β-石竹烯、右旋柠檬烯、桧烯、α-蒎烯、β-蒎烯等。

［药理作用与临床应用］　β-石竹烯通过调节大麻素受体 2 型（CB2）来缓解神经性疼痛，同时可以通过内源性阿片镇痛系统来缓解疼痛。β-石竹烯与 α-蒎烯有较强的抗炎活性，可以缓解关节炎和肌肉酸痛。黑胡椒精油对乙酰胆碱酶有抑制作用，可以减轻神经元损伤。黑胡椒精油对消化非常有益，它可以刺激整个消化系统，并能促进消化液的分泌。黑胡椒精油具有良好的抗菌性能，它对口腔、消化系统和尿道的细菌感染有效。还可以缓解皮肤过敏症状，净化肌肤，延缓衰老，缓解皮肤的瘙痒及皮癣。

［使用建议］　缓解皮癣：黑胡椒精油 3 滴＋牛至精油 1 滴＋锡兰肉桂精油 1 滴＋冷杉精油 1 滴，橄榄油 194 滴/9.7 mL，混合后放置于茶色精油瓶中，涂抹于皮癣处，至吸收。

［注意事项］

（1）孕妇与婴幼儿谨慎使用。

（2）必须按照剂量稀释后使用。

锡兰肉桂精油

桂皮自古以来就是药食同源的植物，一直被广泛应用于中药及厨房烹饪时的佐料。中国肉桂与锡兰肉桂不同，中国肉桂的树皮厚实有肉。锡兰肉桂的树皮薄而香甜。在芳香疗法中主要以锡兰肉桂的应用较多。中国肉桂精油的刺激性强于锡兰肉桂精油。

［英文名］　Cinnamon bark essential oil。

［植物学名］　*Cinnamomum zeylanicum* J. Presl.。

［植物科属］　樟科樟属。

［萃取部位］　树皮。

［萃取工艺］　水蒸气蒸馏。

［产区］　斯里兰卡、印度、印度尼西亚、马达加斯加。在斯里兰卡主要分布在西方省科伦坡区和南方省的加勒区及马塔腊区。在印度主要分布于南部如喀拉拉邦、泰米尔纳德邦及卡纳塔克邦。

［性状及香气特征］　呈淡黄色液体；具有热烈、温暖的木质香气。

［主要化学成分］　肉桂醛、丁香酚、β-石竹烯等。

［药理作用与临床应用］　实验发现，其中肉桂醛能对抗各种细菌和真菌，如大肠埃希菌、金黄色葡萄球菌、白色表皮葡萄球菌。肉桂醛、丁香酚和 β-石竹烯，能够与糖代谢途径中的几个关键酶相互作用，有助于控制胰岛素的释放，稳定血糖水平，从而抑制对甜食的渴望。锡兰肉桂精油具有多重药理活性，包括抗菌、抗病毒、杀虫、止痛、降血糖、抗消化道痉挛等。适用于感冒、消化道痉挛、消化不良、胀气、胃痛、腹泻、反胃、肌肉痉挛、风湿病、关节疼痛、痛经、肥胖等。还可以抗细菌引起的皮肤感染，如金黄色葡萄球菌感染引起的痈疖。

［使用建议］　缓解脚癣：锡兰肉桂精油 2 滴＋牛至精油 1 滴＋茶树精油 1 滴＋大西洋雪松精油 1 滴，冷压芝麻油 95 滴/4.75 mL。混合后放置于茶色精油瓶中，涂在脚癣处，每日 2 次。

[注意事项]

（1）锡兰肉桂精油刺激性较强，如果稀释不当，可能会引起皮肤刺激甚至过敏。因此，锡兰肉桂精油的使用量并不是越多越好。必须按照剂量稀释后使用。

（2）孕妇及儿童禁用。

快乐鼠尾草精油

快乐鼠尾草的英文名 Clary 源于拉丁文 Clarus，具有"清澈、明亮"之意，是一种可以明亮双眸的草药。正如它的名字那样，快乐鼠尾草精油在情绪提升方面，确有令人感到幸福、快乐的功效。当然，除此之外，它在其他方面的功效也十分卓越。需要注意的是，快乐鼠尾草（*Salvia sclarea* L.）精油与鼠尾草（*Salvia officinalis* L.）精油是完全不同的精油。因为鼠尾草精油酮类含量高，会导致神经毒性，在欧洲禁售。

[英文名] Clary sage essential oil。

[植物学名] *Salvia sclarea* L.。

[植物科属] 唇形科鼠尾草属。

[萃取部位] 整株药草。

[萃取工艺] 蒸馏。

[产区] 主要分布于欧洲南部，如保加利亚、法国、意大利等。

[性状及香气特征] 呈无色至淡黄色澄清液体；具有温暖的草药香气。

[主要化学成分] 乙酸芳樟酯、芳樟醇、乙酸香叶酯、β-石竹烯。

[药理作用与临床应用] 乙酸芳樟酯通过抑制 NF-κB 的活化，抑制 TNF-α 诱导的内皮细胞黏附分子，起到抑制炎症发展的作用；乙酸芳樟酯具有抗痉挛、放松平滑肌的功能。芳樟醇具有抗抑郁和镇静的作用（通过单胺类途径增强 5-羟色胺的效能，来发挥抗抑郁、焦虑的功能）。因此快乐鼠尾草精油具有缓解焦虑、抑郁等不良情绪。芳樟醇可以抑制炎症因子的过度表达，减少炎症反应；芳樟醇具有抗氧化活性，保护人体皮肤免受紫外线辐射造成的损伤。乙酸香叶酯具有抗真菌特别是小孢子菌、毛癣菌和热带假丝酵母菌的作用。

快乐鼠尾草精油具有缓解皮肤炎症反应、缓解过敏症状的作用，还可抗击紫外线引起的皮肤损伤。快乐鼠尾草精油还有助于延缓皮肤衰老，同时缓解毛癣菌引起的皮肤瘙痒。

[使用建议] 缓解皮肤老化：快乐鼠尾草精油 2 滴＋永久花精油 1 滴＋乳香精油 1 滴＋佛手柑精油 1 滴，荷荷巴油 245 滴/12.3 mL，混合后放置于茶色精油瓶中。每日早晚使用每次5～8 滴。

[注意事项] 必须按照剂量稀释后使用。

蜡 菊 精 油

蜡菊别名永久花，因其花朵枯萎但不凋谢而得名。它的名字见证了这种植物的惊人之处，无论是因为它不寻常的银色叶子还是因为它芬芳的花朵。长期以来一直因其药用特性而被使用，即使在今天，它仍然在地中海国家特别是意大利、西班牙、葡萄牙以及波斯尼亚的传统医学中发挥重要作用。在这些国家，它的花和叶子是治疗健康障碍最常用的部分，如过敏、感冒、咳嗽、皮肤、肝脏和胆囊疾病、炎症、感染和失眠。

[英文名] Immortelle。

［植物学名］ *Helichrysum italicum* G. Don。

［植物科属］ 菊科蜡菊属。

［萃取部位］ 花朵。

［萃取工艺］ 水蒸气蒸馏。

［产区］ 法国、波黑。

［性状及香气特征］ 温暖的带有淡淡的蜂蜜香气，让人愉悦而放松。

［主要化学成分］ 乙酸橙花酯、α-蒎烯、γ-姜黄烯、意大利酮。

［药理作用与临床应用］ 乙酸橙花酯具有调节一氧化氮合酶的活性，降低尼古丁对身体的损害，防治过敏性疾病如特应性皮炎和哮喘。α-蒎烯具有阻断肥大细胞中的炎症信号通路而具有抗炎作用，可以用来治疗皮炎和鼻炎，还可以调节γ-氨基丁酸而起到缓解焦虑的生物活性。γ-姜黄烯以其组织愈合效果而闻名，已知可以减少炎症，并且特别有利于瘢痕的愈合。姜黄烯可以促进肝脏代谢。

蜡菊精油可以促进胶原蛋白的合成，能够有效地治疗瘀伤和血肿。还可以促进细胞再生，消炎抗敏，可改善伤疤、粉刺、湿疹、疖与脓肿。

［使用建议］

（1）缓解日光性皮炎：蜡菊精油2滴＋德国洋甘菊精油1滴＋檀香精油1滴＋薰衣草精油1滴，摩洛哥坚果油328滴/16.4 mL中，涂抹晒伤部位。

（2）淡化面部色斑：蜡菊精油2滴＋玫瑰精油1滴＋苦橙叶1滴＋檀香精油1滴，摩洛哥坚果油164滴/8.2 mL＋荷荷巴油164滴/8.2 mL，混合后放置于茶色精油瓶中。每日早晚1次，补水后涂抹于面部按摩至吸收。

［注意事项］ 必须按照剂量稀释后使用。

德国洋甘菊精油

德国洋甘菊花朵小，花瓣少，黄色花蕊明显突出。罗马洋甘菊的花朵比德国洋甘菊大，黄色花蕊与花瓣几乎持平，花瓣更紧密一些。德国洋甘菊精油因其母菊奥成分的原因而呈现出蓝色。在芳香疗法中主要用来缓解炎症及过敏。

［英文名］ Chamomile german essential oil。

［植物学名］ *Matricaria recutita* L.。

［植物科属］ 菊科母菊属。

［萃取部位］ 花朵。

［萃取工艺］ 水蒸气蒸馏。

［产区］ 原产地为英国。其名虽然含有德国，但真实的原产地却是英国。当下在保加利亚、德国、南非、埃及、印度及中国都有种植。

［性状及香气特征］ 呈深蓝色或深绿色（因产地差异），新鲜优质的德国洋甘菊精油看起来是黏稠的；药香中带有浓厚的甜味。

［主要化学成分］ 反式-β-金合欢烯、α-没药醇氧化物A、α-没药酮氧化物A、α-没药醇氧化物B、母菊奥等。

［药理作用与临床应用］ 实验发现，反式-β-金合欢烯与SARS-CoV-2主蛋白酶对接分数最高，可缓解新冠感染症状。德国洋甘菊精油具有多重药理活性，包括抗氧化、抗炎、镇

痛、镇静、抗病毒等。适用于发炎或干燥皮肤、炎症性皮肤病（如酒渣鼻、痤疮、湿疹和牛皮癣）、特应性皮炎、感冒、流感、过敏、压力、焦虑等。还可以缓解各种皮肤炎症，抗老化，美白。

［使用建议］

（1）缓解湿疹：德国洋甘菊精油 2 滴 ＋ 薰衣草精油 1 滴 ＋ 百里香精油 1 滴 ＋ 薄荷精油 1 滴 ＋ 尤加利精油 1 滴 ＋ 鼠尾草精油 1 滴，摩洛哥坚果油 14.7 mL/294 滴。混合后放置于茶色精油瓶中，涂抹相应部位，每日 3 次。

（2）缓解皮肤过敏：德国洋甘菊精油 1 滴 ＋ 薰衣草精油 1 滴 ＋ 乳香精油 1 滴 ＋ 蜡菊精油 1 滴，摩洛哥坚果油 260 滴/13 mL，混合后放置于茶色精油瓶中，涂抹于相应部位，每日 2～3 次。

［注意事项］

（1）怀孕初期避免使用。

（2）心脏病患者在服用抗凝血药期间避免使用。

（3）在皮肤上首次使用建议先进行过敏测试。

（4）必须按照剂量稀释后使用。

澳洲尤加利精油

澳洲尤加利原产于澳大利亚的维多利亚以及塔斯马尼亚岛，属于亚热带树种。尤加利品种繁多，在芳香疗法中也使用了多种尤加利精油，包括澳洲尤加利、蓝胶尤加利、斯密斯尤加利、薄荷尤加利、柠檬尤加利等多个品种。其主要特征是这些精油中都含有桉叶油醇，不同点在于化学类型的含量不同。澳洲尤加利精油主要应用于呼吸系统。

［英文名］ Eucalyptus essential oil。

［植物学名］ *Eucalyptus radiata* Sieber ex DC.。

［植物科属］ 桃金娘科桉树属。

［萃取部位］ 枝叶。

［萃取工艺］ 水蒸气蒸馏。

［产区］ 澳大利亚。

［性状及香气特征］ 呈无色至淡黄色透明液体；具有樟脑的香味，后味有丝甜甜的木香。

［主要化学成分］ 桉叶油醇、γ-萜品烯、α-蒎烯、邻伞花烃、萜品醇等。

［药理作用与临床应用］ 研究发现，桉叶油醇在哮喘中具有抗炎活性，并有望成为上、下呼吸道疾病的黏液溶解剂。α-蒎烯通过延长 γ-氨基丁酸（GABA）能突触传递，作为 $GABA_A$-BZD 受体的部分调节剂并直接与 $GABA_A$ 受体的 BZD 结合位点结合来增强非快速眼动睡眠（NREMS）的持续时间。澳洲尤加利精油具有多重药理活性，包括抗炎、止痛、抗菌、镇静、抗氧化等。适用于呼吸道感染症状（如鼻炎、鼻窦炎、支气管炎、哮喘等）、风湿痛、肌肉酸痛、头痛、疲劳、蚊虫叮咬、粉刺、痤疮等。还可以防治皮肤癣，改善皮肤炎症。

［使用建议］ 缓解感冒症状：澳洲尤加利精油 3 滴 ＋ 薄荷精油 2 滴 ＋ 冷杉精油 1 滴 ＋ 绿花白千层精油 1 滴 ＋ 葡萄柚精油 1 滴，甜杏仁油中 152 滴/7.6 mL。混合后放置于茶色精油瓶中，前胸后背涂抹每日 3～5 次。

［注意事项］

（1）癫痫、蚕豆病患者禁止使用，高血压患者谨慎使用。

（2）过量使用可能会引起头痛，必须按照剂量稀释后使用。

（3）避免口服尤加利精油。

橙 花 精 油

橙花精油萃取自芸香科柑橘属植物苦橙的花朵，其名字相传来自意大利公主安娜·玛丽亚·德拉切莫依，在一次出游法国时被橙花的香气所吸引，将其带回意大利并做成了香水，广受意大利上流社会的喜爱，后来就以公主的名字"Neroli"来命名橙花。苦橙树可以萃取三种精油，即橙花精油、苦橙叶精油及苦橙精油。橙花也因其香气和功能在芳香疗法中广受喜爱。

［英文名］ Neroli essential oil。

［植物学名］ *Citrus aurantium* Linn.。

［植物科属］ 芸香科柑橘属。

［萃取部位］ 苦橙花朵。

［萃取工艺］ 水蒸气蒸馏。

［产区］ 法国、意大利、西班牙。

［性状及香气特征］ 呈淡黄色透明液体；具有清新淡雅的花香气息，夹杂些柑橘的清甜。

［主要化学成分］ 芳樟醇、乙酸芳樟酯、右旋柠檬烯、苯乙醇、氨茴酸甲酯等。

［药理作用与临床应用］ 实验发现，其中芳樟醇通过单胺类途径增强 5 -羟色胺的效能，具有抗抑郁、抗焦虑的作用。乙酸芳樟酯可恢复尼古丁诱导的心血管变化，并具有抗高血压特性，可预防高血压相关的缺血性损伤。橙花精油具有多重药理活性，包括镇静、抗伤害感受、抗炎、血管扩张、抗氧化、抗菌、抗癫痫、抗惊厥等。适用于心悸、焦虑、疼痛、炎症、围绝经期、经前综合征、心血管疾病等。还可以抗氧化、提亮肤色、延缓衰老，修护敏感肌肤。

［使用建议］ 淡化色斑：橙花精油 1 滴＋玫瑰精油 1 滴＋德国洋甘菊精油 1 滴＋乳香精油 1 滴＋永久花精油 1 滴，摩洛哥坚果油 197 滴/9.85 mL＋荷荷巴油 132 滴/6.6 mL＋仙人掌籽油 65 滴/3.25 mL。混合后放置于茶色精油瓶中，每次 7～10 滴，每日 2 次。中晚使用玫瑰纯露后使用于皮肤按摩至吸收。

［注意事项］

（1）在使用之前，可先在手臂内侧点涂稀释过的橙花精油，观察是否出现过敏反应，确认安全后再应用于面部护理或局部按摩。

（2）必须按照剂量稀释后使用。

（3）使用后 30 min 内避免日晒。

（4）避免口服。

薰 衣 草 精 油

薰衣草精油是现代芳香疗法中的第一支精油，因其修复伤口、缓解压力及助眠的功能而备受人们的喜爱，也是芳香疗法中使用最广泛的精油。原产地为法国，后被引进到几乎全球所有的洲。薰衣草精油有多个品种，分别为真实薰衣草、穗花薰衣草、醒目薰衣草及头状薰衣草精油。芳香疗法中使用最常用的是真实薰衣草，简称薰衣草。

［英文名］ Lavender oil。

［植物学名］ *Lavandula angustifolia* Mill.。

［植物科属］ 唇形科薰衣草属。

［萃取部位］ 开花的顶端。

［萃取工艺］ 水蒸气蒸馏。

［产区］ 法国、保加利亚。

［性状及香气特征］ 呈无色或淡黄色水样透明液体；花香调，浓郁的花香，紫色中带有一丝青色，尾味带有些许清凉，让人放松与安静。

［主要化学成分］ 挥发油主要化学成分主要为芳樟醇、乙酸芳樟酯、β-石竹烯、4-萜品醇等。

［药理作用与临床应用］ 实验发现，芳樟醇通过单胺类途径增强5-羟色胺的效能，具有抗抑郁、抗焦虑的作用。乙酸芳樟酯可恢复尼古丁诱导的心血管变化，并具有抗高血压特性，可预防高血压相关的缺血性损伤。薰衣草精油具有多重药理活性，包括镇痛、抗菌、抗炎、抗焦虑、解痉、利尿、镇静等。适用于任何类型的皮肤病、神经紧张、焦虑、睡眠不足、疼痛、痉挛等。可抗自由基，延缓衰老，防止过敏，缓解烫伤。

［使用建议］

（1）皮肤护理：处理紧急烫伤。① 将烫伤部位冲凉或冷敷，反复数次。② 将薰衣草精油直接滴2滴在烫伤部位。注意：使用这种方法时不得把烫伤引起的水疱撕破。

（2）晒后修复：将薰衣草精油2滴与橙花精油1滴，苦橙叶精油1滴，摩洛哥坚果油262滴/13.1 mL。混合后放置茶色精油瓶中，早晚各1次，补水后使用，涂抹皮肤至吸收。

（3）缓解压力和助眠。① 临睡前将薰衣草精油直接滴3～5滴在香熏炉内扩香。② 橙花3滴，苦橙叶1滴，佛手柑2滴，玫瑰木精油1滴，混合后扩香，同时可以以5％比例混合在甜杏仁油中，在后背涂抹吸收。

［注意事项］

（1）虽然薰衣草精油直接涂抹在皮肤上相对安全的，建议只在紧急状况下使用纯剂，比如蜜蜂蜇伤。如果长期使用需要稀释在植物油中。

（2）低血压患者请适量使用。

（3）薰衣草精油有通经作用，女性怀孕初期应避免直接涂抹在身体上。

（4）必须按照剂量稀释后使用。

第四节 精油的存储及质量鉴别

一、精油的存储方式

存储对精油质量稳定性的影响，主要体现在三个维度，分别是容器、温度和氧化反应。精油具有几个特性：稳定性差、易挥发、渗透性强、易腐蚀，它们对光线敏感，对温度敏感，对氧气敏感。这些特性与精油的化学成分直接相关。每种精油的化学成分的特性决定了精油的存储要求。

精油对于存储容器要求：耐酸、碱，防腐，避光。因此选择容器需要使用深色避光，耐腐蚀的玻璃瓶，不锈钢瓶，铝瓶及抗腐蚀的特种塑料容器。

　　根据一项对迷迭香、松树、薰衣草精油的跟踪研究显示分别在 23℃ 避光存储，23℃ 及 38℃ 非避光环境下存储 72 周。跟踪迷迭香精油的成分数据显示，观察到单萜最显著降解，α-松油烯在冷白光下 38℃ 储存 3 周内减少到 10％ 以下，但在避光存储的室温下的同一时间内没有发生变化。松树油在非避光环境下存储，松油烯的含量下降 40％～65％。

　　氧化对精油最明显的影响就是精油颜色的变化，柑橘类精油随着时间的推移颜色由橘黄色会变成淡黄色，甚至淡黄至透明。刚蒸馏出来的罗马洋甘菊精油颜色是淡蓝色，被氧化后会变成淡黄色。从气味角度来看，被氧化的精油会带一些刺激性的气味。因此精油的存储除了避光、防腐、控制温度外还需要避免氧化反应。

二、如何辨别精油质量

　　精油的质量辨别是困扰品牌商、芳疗师与消费者的巨大问题。很多的品牌商并不知道如何选择合格的精油供应商，很多芳疗师甚至一些芳香疗法的培训机构也不知道如何辨别精油的质量。或者有意无意地出于商业的利益并不选择真正高品质的精油，这就导致了终端消费者像是在购买盲盒一样，不知道手里的精油究竟质量如何。目前在中国市场上各种各样对精油的宣传如精油香氛、以油养肤、食品级、皮肤学级、医护级等更是让消费者云里雾里。目前国内并没有真正用于医药或者芳香疗法的精油标准，因为这些标准是需要针对每一款精油进行，而不是简单地做一个通则。对于非专业的人士来说通过观察、嗅闻和成分报告三个维度对精油的质量进行辨别，基本可以辨别精油的品质。

　　1. 观察　观察是辨别精油质量好坏的第一步，观察的内容涉及精油的颜色、明度、性状、标签内容。辨别精油的颜色、透明度、性状指标时需要使用品香纸、量杯等工具。

　　（1）精油的颜色：颜色是一款精油重要的标志。精油的颜色通常分为无色至透明，比如薄荷精油、尤加利精油；无色至淡黄，如薰衣草精油、玫瑰精油、乳香精油；淡黄至橘黄色，如柠檬、甜橙、红柑橘；琥珀色如岩兰草、古巴香脂；蓝色如德国洋甘菊、兰艾菊、西洋蓍草、树艾、蓝丝柏等，并且它们蓝的明度还不一样。还有其他的颜色如咖啡色、棕红色等。

　　（2）精油的透明度：存储精油的容器是玻璃瓶，使用灯光或者太阳光在瓶子外面照射，无论这款精油是什么颜色，但是它必须是透明的。如果无法从外部观察就使用量杯进行取样观察。精油的颜色浑浊说明精油的质量发生变化；如果杯壁上有雾状呈现说明精油中含有水分，这主要是蒸馏法提取的精油从水溶液中分离时水分没有完全分离的原因导致。

　　（3）精油的性状：茶树、薰衣草、薄荷、尤加利这些萜类含量高的精油呈现的性状是像水样的流动；岩兰草、檀香、古巴香脂、沉香精油带有黏稠性。精油的性状依据精油的品种及提取工艺决定了它们的独特性。另一个需要注意的是，无论精油的颜色怎样都不可以有油脂的存在。如果我们无法辨别可以使用品香纸蘸取，等挥发结束后观察品香纸，上面有油迹就说明该款精油的纯度有问题。需要与精油本身的颜色区别开来，拿德国洋甘菊来说，品香纸上可以有蓝色的残留但不是油迹，当然也有被添加植物油的德国洋甘菊，这里需要区别辨别。玫瑰精油在 17℃ 左右会结晶，当归精油常温下会有晶状悬浮物，椒样薄荷冬季也会结晶。这些精油的独特性也是我们在观察时需要关注的信息。

　　（4）标签内容：标签的内容显示了精油的基础信息。首先是拉丁文名，这是判断精油品种的基本信息，这比英文重要，当然英文名最好也体现在标签上。其次是精油产地，注意这里是指原产地,不是罐装生产地。复方精油可以直接写罐装产地,单方精油需要表明植物精油的原产地,因为每一个产地的精油是不一样的,就如前面章节中提到的原产地的重要性。第三需要表明精油的纯度。第四,提取方式严格意义上讲是必须要表明的,这个信息很重要。拿茉莉来说,目前主流的提取方式是溶剂,但是不能保证没有任何溶剂的残留(选择时需要看化学成分报告),茉莉有蒸馏法提取的,也有低温冷萃提取,因此非常有必要表明提取方式。第五是种植方式,这个信息对客户来说很重要,种植方式也是判断精油质量的重要指标之一。第六最好能够写清楚该款精油的主要成分,这对精油在预防和康复医学领域的应用非常重要,这些信息的背后是精油的主要功能。

2. 嗅闻　通过嗅闻可以辨别精油中是否添加了香精。精油的香气主要在两个维度上进行辨别。一是香气与原型植物的接近度,越接近说明精油的质量越好。

(1)辨别是否有胭脂香粉的气息：精油与人工合成香精的最大区别在于两个方面,一是活性,精油有抗菌、消炎、抗氧化等生物活性,香精没有。二是精油的香气自然芬芳。香精的香气带有胭脂香粉的气息。如果精油中添加了香精,它的气味中就会有胭脂香粉的气息。如果我们无法辨别,可以使用品香纸蘸取后放置 12 h 后再去嗅吸,主要因为人工合成香精的黏附性及香气的持久性比精油要好。

(2)与原型植物的香气是否接近：保留原型植物香气的能力是判断该款精油质量好坏的另一个重要依据,这背后是代表提取工艺和技术的实力。精油的香气与原型植物越接近说明精油的质量越好。一流的玫瑰精油的头香就如早晨 6:00～7:00 玫瑰花圃自然芬芳中带有一丝青涩的气息。无论是茉莉精油还是茉莉净油,优秀的提取工艺技术可以很好地保留茉莉花的香气。

(3)是否有杂味：一些玫瑰精油蒸馏时间过长就会有水煮红薯的味道。一些精油中被添加了其他精油就会带来一些杂味,或者香气变得更馥郁,如橙花中添加橙叶。陈皮精油如果带有霉味说明原料有问题,精油的质量也同样有问题。

(4)刺激性：高品质的精油香气浓郁但柔和,被氧化的精油刺激性强。如果精油的香气中带有油耗味说明被添加了植物油。

(5)气味的上扬与下沉：精油的分子大部分都是单萜或者倍半萜,最多就是双萜类化合物,因此精油的分子基本上都是挥发性的。挥发的速度及香气的上扬也从侧面证明了精油的品质。

(6)穿透力：好的精油穿透力强,嗅闻时有些可以直达大脑前额,如薄荷精油;有些精油可以直达胸腔如尤加利精油;而差的精油到达眉眶就停止。

(7)留香时间：留香的时间对每一款精油来说是不一样的,但有规律。对于高挥发的萜烯类精油来说通常 1～2 h 就已经挥发殆尽,比如薄荷、甜橙、薰衣草、尤加利等精油。有些精油的留香时间就比较长如檀香精油,甚至 24 h 后都有若有若无的香气。精油中一旦添加了人工合成香精,那么留香的时间会很长。这就是为什么市场上号称 100% 精油添加型洗护用品,使用后很长时间还会留香的原因,虽然某些香精的气息让你感受不到胭脂的味道,但是通过时间长度就可以窥见端倪。

3. 化学成分报告　化学成分报告是非常重要的指标,但不是唯一的,这是由气相色谱质谱联用仪(GC－MS)的工作原理决定的,GC－MS 可以测试挥发性的成分,非挥发性成分及水分是无法检测出来的。合格的供应商应该可以提供每批次的 GC－MS 精油化学成分报告。我们知道产地不同,提取的部位不同,时间不同,精油的化学成分是不一样的,因此每批次的成分检测就显得非常重要。

4. 农残报告　农残报告也是非常重要的指标，这决定了精油的纯净度。从目前的化妆品法律法规来说，精油产品在上市前需要进行农残检测，农残不合格的产品不予备案上市，这对消费者来说是个保护。因此对于品牌商或者消费者来说选择具备原料报送码的企业合作是基本的保障。

上面提到的所有的工具方法需要综合使用才能判断精油的品质。当然精油的检测还有物理指标，如折光率，这个指标可以初步评定该款精油是否被添加其他成分。

思 考 题

(1) 次级代谢产物对植物的价值有哪些？

(2) 精油是如何获得的？

(3) 影响精油质量的因素有哪些？

(4) 精油的萃取部位有哪些，请举例说明。

(5) 精油的生物活性有哪些？

(6) 请列举3款精油说明它们的生物活性。

(7) 精油的吸收途径有哪些？

(8) 薰衣草精油的主要成分与功能有哪些？

(9) 做一款面部淡斑的配方，并且说明为什么这么做？

(10) 简单描述一下哪些精油可以淡化皱纹，为什么？

(11) 生活中突然皮肤过敏了，使用什么精油可以帮助缓解过敏，为什么？怎么使用？有什么注意事项？

(12) 精油的存储有哪些注意事项，为什么？

(13) 精油的质量辨别需要从哪几个维度进行，为什么？

(14) 通过化学成分报告就可以鉴别精油的质量，这样的说法是否正确，为什么？

第五章

芳香疗法中的常用纯露与植物油

第一节　纯　　露

（一）了解纯露

纯露在芳香疗法中与精油及植物油一样，是不可或缺的产品之一。在有历史记载的早期只有纯露而没有精油。并且以"纯露"作为贡品，特别是"蔷薇水"。纯露与精油的生产过程相同，而这两种产品的区别在于最终产物的化学成分不同。纯露中不仅含有植物本身的水分，更重要的是含有"水溶性植物化合物"，及少量的"脂溶性植物化合物"。在纯露中可能检测到的主要化学成分包括：醛类、醇类、酚类、酮类、氧化物、酯类等。这可能是纯露普遍具有抗炎活性的主要原因。纯露中的精油含量在3‰到0.5％之间。极少部分能够超过1％。正是由于这些特性，纯露可以安全地使用在任何群体中，包括孕妇和儿童。纯露可以作为爽肤水的替代品，也可以成为爽肤水及护肤霜的基质，可以非常好的提高它们的效能。天然的纯露也可以用来饮用，可以帮助体内的代谢，比如杜松纯露可以帮助肾脏代谢，缓解痛风带来的不适。玫瑰纯露可以缓解女性生理期的不适。

1. 纯露的定义　"纯露"是指从芳香植物的根、茎、叶、花等不同部位通过水蒸气蒸馏获得的，带有"疗愈"功能的水溶性植物精华，英文可以写成"hydrosol"或者"plant flower water"。

这里有几个关键词：芳香植物；通过水蒸气蒸馏获得；水溶性；带有"疗愈"功能。这几点是区别非天然纯露的关键要素。

2. 纯露的等级之分　通过对纯露等级的了解便于我们更好地选择纯露。评定纯露等级的标准主要有以下两种。

（1）精油含量：一般来说，纯露中的精油含量越高，等级就越高。

（2）提取方式：按照提取方式来评定纯露等级，从高到低分为以下6种等级。

1）凝露：通过特殊工艺提取的纯露，精油含量可达到1.5％，普通纯露最多只能达到0.8％左右。

2）只为提取纯露，不提取精油：最大限度地保存了芳香植物中的有效化合物，这些纯露主要是稀缺的花类比如莲花系列的蓝莲、粉莲、白莲；白玫瑰、茉莉花、白兰花等。

3）提取精油过程中的副产物：玫瑰、薰衣草、蜡菊等绝大部分的纯露产品。

4）干花蒸馏获得的纯露：主要是从商业角度考虑，根据订单生产，这样可以保证一年四季不断货。缺点是干燥的芳香植物中水分被蒸发，带走了芳香植物中大部分的水溶性化合物，疗愈价值降低。

5) 植物水溶性"浓缩物"的稀释：优点是便于运输,缺点是稀释时所用的水有待考量,同时植物中的水与外来的水的营养价值是不一样的。因此不能称为纯露。

6)精油或香精加防腐剂和水,人工合成所谓的"花水",没有任何疗愈价值。

(二) 芳香疗法中的常用纯露

大马士革玫瑰纯露

玫瑰纯露的香气,馥郁而芬芳,香甜中带有淡淡醉人的红酒香味。玫瑰纯露可以当作化妆水直接使用,无须添加任何其他成分,含有玫瑰纯露的化妆品可以不添加香精就可以具有天然玫瑰芳香,而且还具有保湿、美白、抗氧化等功效。一经稀释后,它那浓郁的花香本质就变得细致,优美微妙,而且非常可口。

[英文名] Rose hydrosol。

[植物学名] *Rosa damascene* Mill.。

[植物科属] 蔷薇科蔷薇属。

[提取部位] 花朵。

[提取工艺] 水蒸馏。

[产区] 保加利亚、土耳其。

[性状及香气特征] 无色透明液体;具有馥郁香甜的玫瑰花香,带有淡淡醉人的红酒香味。

[主要化学成分] 苯乙醇、丁香酚、香茅醇、甲基丁香酚、α-萜品醇。

[成分药理活性]

(1) 苯乙醇:① 具有镇静作用,能够调节焦虑、紧张、抑郁等情绪。② 对胆碱酯酶有抑制作用,可能用于缓解老年痴呆患者的认知功能障碍。

(2) 丁香酚:① 增加 SOD 活性,同时降低丙二醛(MDA)和氮氧化物(NOx)水平以及过氧化氢酶(CAT)活性,减少氧化应激。② 降低促炎因子、TNF-α、白细胞介素-1β(IL-1β)和白细胞介素-6(IL-6)水平,减少炎症。③ 可通过稳定肠黏膜屏障,减轻炎症反应,抑制细菌黏附和侵入细胞,从而保护机体免受伤寒沙门菌感染。④ 通过下调神经激肽 1 受体(NK1R)蛋白表达而发挥抗焦虑活性。

[生物学活性] 具有抑菌、抗氧化、保湿、美白、调节血糖平衡、利尿等特性。

[功效]

(1) 皮肤护理:美白、保湿、抗氧化、缓解皮肤过敏症状。

(2) 神经系统:镇静,安抚,缓解焦虑,给人以幸福感。

(3) 消化系统:促进肝脏代谢,保护肝脏。

(4) 生殖系统:缓解生理期不适。

(5) 内分泌系统:调节血糖水平,促进代谢,利尿。

[使用方法]

(1) 护肤:可作为日常保湿喷雾,具有控油、补水、滋润、紧致的效果。

(2) 饮用:按照 1∶9 的比例稀释在白开水中直接饮用。

[注意事项]

(1) 放在阴凉的地方储存,避免阳光直接照射。

（2）避免频繁开封，开封后 3 个月内使用完毕，以保证纯露效能。

（3）口服请在专业人士指导下使用。

茉 莉 纯 露

茉莉花素洁、浓郁、芳香、久远。茉莉纯露以其令人愉悦的气味和舒缓皮肤的功效而闻名。其甜美的花香和镇静舒缓的特性，非常适合用于芳香疗法及皮肤护理。可以作为天然爽肤水直接在皮肤上使用，既有淡淡的茉莉花香，还能补水、美白、滋养肌肤；也可以用作淡香水和室内清新剂使用。此外，茉莉纯露温和的镇静作用有助于改善皮肤的敏感症状。

[英文名] Jasmine hydrosol。

[植物学名] *Jasminum sambac*（L.）。

[植物科属] 木樨科素馨属。

[提取部位] 花朵。

[提取工艺] 水蒸馏。

[产区] 中国、印度。

[性状及香气特征] 呈现淡黄色透明液体，新鲜的茉莉花香，气味清新，香气持久。

[主要化学成分] 乙酸苄酯、芳樟醇、邻氨基苯酸甲酯、吲哚、水杨酸甲酯。

[成分药理活性]

（1）芳樟醇：① 抑制细菌和真菌生长。② 降低炎症反应。③ 降低疼痛敏感度。④ 调节谷氨酸激活表达，抑制谷氨酸结合，降低神经元兴奋性，以催眠、抗惊厥和降低体温。⑤ 清除 ABTS 自由基，减少脂质过氧化反应，对氧化剂引起的损伤具有保护作用。

（2）邻氨基苯酸甲酯：① 通过改变细胞壁和细胞膜的完整性以及质膜的通透性，抑制尖孢镰刀菌菌丝生长，还可抑制胶孢炭疽菌的生长。② 作为紫外线辐射吸收剂，减少紫外线对皮肤的伤害。

[生物学活性] 具有保湿、补水、镇静、促进细胞再生、调节油脂分泌等特性。

[功效]

（1）皮肤护理：温和保湿，平衡肌肤，镇静舒缓发炎和红肿肌肤，促进细胞再生，增加皮肤弹性，淡化瘢痕。

（2）神经系统：镇静，放松心灵和身体，缓解压力或紧张。

[使用方法]

（1）替代化妆水：作为化妆水直接用于肌肤，每日早晚 1 次。

（2）皮肤补水：用茉莉纯露浸湿面膜纸，每次敷 15～20 min。

（3）面部喷雾：将茉莉纯露用作面部喷雾，在皮肤感觉干燥时使用，皮肤含水量会在短时间内提高很多。

（4）减缓焦虑：用茉莉纯露放在加湿器中扩香。

[注意事项]

（1）放在阴凉的地方储存，避免阳光直接照射。

（2）避免频繁开封，开封后 3 个月内使用完毕，以保证纯露效能。

（3）口服请在专业人士指导下使用。

德国洋甘菊纯露

西方药草学和正式的药典,都有洋甘菊的记载,它是作用广泛的植物,亦是最受欢迎的药草。德国洋甘菊治愈身心的作用深植于民间的医疗系统。洋甘菊是菊科植物,原产于欧洲。洋甘菊的别称又叫罗马洋甘菊(黄春菊)、德国洋甘菊(蓝母菊)。这是两个不同的品种。尽管它的名称是德国洋甘菊,但它其实原产于英国的小岛。后来才被广泛栽种于德国、法国、比利时等地。德国洋甘菊号称敏感肌肤的克星,能够调理、舒缓敏感肌肤,还能镇静情绪、松弛身体、舒缓紧张与焦虑情绪,改善睡眠。

[英文名] Chamomile german hydrosol。

[植物学名] *Matricaria recutica* L.。

[植物科属] 菊科母菊属。

[提取部位] 花朵。

[提取工艺] 蒸馏。

[产区] 英国。

[性状及香气特征] 带着一种清新的药草香,很清凉水润,持香时间久,纯露质地清透柔润。

[主要化学成分] α-没药醇氧化物 B、α-没药醇氧化物 A、艾醇 A、反式-3-己烯-1-醇、α-没药酮氧化物 A。

[成分药理活性]

(1) α-没药醇氧化物 B:① 对各种炎症条件下存在的疼痛和组胺引起的水肿有效。② 对金黄色葡萄球菌、大肠埃希菌、铜绿假单胞菌、肺炎链球菌、肺炎克雷伯菌、溶血性葡萄球菌和腐生葡萄球菌均有抑菌作用;对白念珠菌、皮肤癣菌及须癣毛癣菌具有抗真菌活性。③ 能显著增加小鼠的自主活动,减少尾悬垂测试中小鼠的不动时间,具有类似于精神兴奋剂的作用。

(2) α-没药醇氧化物 A:对叶螨属有高效的杀螨活性。

(3) 艾醇 A:① 对烟曲霉显示出中等的抗真菌活性;对口腔细菌的生长有抑制作用。② 具有杀利什曼原虫活性。

[生物活性] 具有抗过敏、抗菌、抗炎、止痛、抗抑郁、杀虫等特性。

[功效]

(1) 皮肤护理:改善过敏性肌肤的敏感性,帮助减轻过敏症状。

(2) 免疫系统:德国洋甘菊抗炎和抗菌的特性使其能够减轻皮肤炎症,防止伤口感染,帮助修复烫伤、水疱和发炎的伤口,还能一定程度减轻疼痛。

(3) 神经系统:缓解焦虑。

[使用方法]

(1) 修护敏感肌肤:洁面后将德国洋甘菊纯露直接喷于面部,轻轻拍打至吸收,或将压缩面膜泡于德国洋甘菊纯露中,敷于面部,10~15 min 后取下。可以帮助面部过敏区域的恢复,兼具补水功效。

(2) 清洗伤口:将德国洋甘菊纯露直接喷于伤口处,使其自然吸收,可缓解疼痛,清洁创面,促进伤口的愈合。

[注意事项]

(1) 放在阴凉的地方储存,避免阳光直接照射。

（2）避免频繁开封,开封后 3 个月内使用完毕,以保证纯露效能。

（3）口服请在专业人士指导下使用。

澳洲茶树纯露

当英国殖民者第一次登陆澳大利亚大陆的时候,发现当地居民喜欢用互叶白千层来泡水喝,这和中国人的茶叶的食用方法相似,因此想当然地把这种植物称为澳洲茶树。澳洲茶树纯露是从其新鲜枝叶中提取的。这种精致的草本香气纯露有很多用途,包括抗感染、镇静、改善呼吸道问题等。

[英文名]　Tea tree hydrosol。

[植物学名]　*Melaleuca alternifolia* Cheel。

[植物科属]　桃金娘科白千层属。

[提取部位]　枝叶。

[提取工艺]　蒸馏。

[产区]　澳大利亚。

[性状及香气特征]　呈现无色透明液体,具有清新的药草气味。

[主要化学成分]　4-萜品醇、α-萜品醇、桉叶油醇、1,4-桉叶素、甲基丁香酚。

[成分药理活性]

（1）4-萜品醇:对金黄色葡萄球菌、表皮葡萄球菌和痤疮丙酸杆菌有活性。

（2）α-萜品醇:① 能有效抑制细菌黏附和生物膜形成,对革兰阳性和阴性细菌菌株均有抗菌作用。② 能有效抑制促炎细胞因子(TNF-α、IL-6、IL-4 和 IL-13)的表达及 β-己糖胺酶的分泌,发挥抗炎作用。

[生物学活性]　具有抗菌、抗炎、镇静、祛痰等特性。

[功效]

（1）皮肤护理:改善红肿、炎症,可以用来清洗伤口。

（2）呼吸系统:温和祛痰,促进呼吸道的健康。

[使用方法]

（1）肌肤清洁:将澳洲茶树纯露用作面部爽肤水时,有助于保持肌肤清洁,改善肌肤发红,以减少面部粉刺和青春痘。

（2）健康呼吸:将澳洲茶树纯露添加至扩香器中进行嗅吸,可以改善呼吸道充血和季节性流感。

[注意事项]

（1）放在阴凉的地方储存,避免阳光直接照射。

（2）避免频繁开封,开封后 3 个月内使用完毕,以保证纯露效能。

（3）口服请在专业人士指导下使用。

澳洲檀香纯露

一般认为檀香的原产地是印度,但其实檀香也在印度尼西亚、澳大利亚生长。环太平洋岛屿还有其他檀香品种,比如澳洲檀香。澳洲檀香的木质味中带有药草的味道;印度檀香的味道深沉内敛,尾味有细致的木质香甜味。从澳洲檀香中提取的纯露,其香气和精油香气很相近,明显更奔放一些,带有淡淡的酸味,然后是药香味,最后显示出来的是木质气息,馥郁带有层次。澳洲檀香纯露的口感也很特别,有着干涩却宜人的味道。第一品尝出来的是几乎不明显的涩,接下来就是像被"烟熏"过的味道,最后才是犹如中药的淡淡的香甜。

[英文名]　Sandalwood hydrosol。

[植物学名]　*Santalum spicatum* A. DC.。

[植物科属]　檀香科檀香属。

[提取部位]　木心。

[提取工艺]　蒸馏。

[产区]　澳大利亚。

[性状及香气特征]　呈现无色透明液体,具有些许的酸味、药香味以及木质气息。

[主要化学成分]　顺式坚果醇、α-檀香醇、糠醛(＋)-4-蒈烯。

[成分药理活性]

(1) α-檀香醇:① 缓解紫外线对皮肤的伤害。② α-檀香醇是一种有效的酪氨酸酶抑制剂,可以提亮肤色,淡化肌肤色素沉着。③ 抗焦虑,缓解压力。

(2) 糠醛:帮助代谢脂肪,平衡油脂分泌。

(3)(＋)-4-蒈烯:抗炎、抗氧化。

[生物学活性]　防止紫外线对皮肤的伤害,改善色素沉着,抗过敏,抗真菌,提升专注力,帮助组织再生,抗焦虑,缓解压力等。

[功效]

(1) 皮肤护理:改善皮肤色素沉着,抗过敏,平衡油脂分泌。

(2) 神经系统:镇静,抗焦虑,缓解压力。

[使用方法]

(1) 肌肤补水:将澳洲檀香纯露用作爽肤水直接喷洒在面部,帮助缓解色素沉着,补水,抗皱、缓解过敏症状。

(2) 舒缓压力:用檀香纯露扩香。

[注意事项]

(1) 放在阴凉的地方储存,避免阳光直接照射。

(2) 避免频繁开封,开封后3个月内使用完毕,以保证纯露效能。

薰衣草纯露

在法国和意大利的南部,薰衣草生长在部分贫瘠的地区。2008年在法国,薰衣草被选为年度药用植物。几个世纪以来,其花的香味一直被用来给肥皂、香水、面霜和药物加香。高品质的薰衣草以原始的形式在地中海的山区自然生长。它喜欢在海拔1 000 m到2 000 m的高度生长。薰衣草精油和纯露都是芳香疗法中使用频率最高的产品。

[英文名]　Lavender hydrosol。

[植物学名]　*Lavandula angustifolia* Mill.。

[植物科属]　唇形科薰衣草属。

[提取部位]　开花的顶端。

[提取工艺]　蒸馏。

［产区］ 地中海沿岸。

［性状及香气特征］ 呈现无色透明液体,具有淡淡的花香味,气味细腻,有穿透性。

［主要化学成分］ 芳樟醇、4-萜品醇、α-萜品醇、香叶醇、薰衣草醇。

［成分药理活性］

(1) 芳樟醇:① 抑制细菌和真菌生长。② 降低炎症反应。③ 降低疼痛敏感度。④ 降低神经元兴奋性,抗惊厥,促进睡眠。

(2) 4-萜品醇:对金黄色葡萄球菌、表皮葡萄球菌和痤疮丙酸杆菌有活性。可以帮助清除痤疮。

［生物学活性］ 具有抗氧化、抗焦虑、助眠、提高免疫、防腐等特性。

［功效］

(1) 皮肤护理:提高肌肤的水分含量,收敛,收紧毛孔,调节皮脂的生成,抗炎,减少皮肤炎症,减轻晒后肌肤发红,抗氧化,保护肌肤免受自由基的侵害,防止皮肤细菌感染。

(2) 免疫系统:提高免疫能力。

［使用方法］

(1) 肌肤护理:当作爽肤水使用,平衡油脂分泌,修复晒后损伤,补水。

(2) 缓解压力:将薰衣草纯露添加至扩香器中进行香熏,其舒缓的香气有助于改善情绪、愉悦心情,晚间使用可以提高睡眠质量。

［注意事项］

(1) 放在阴凉的地方储存,避免阳光直接照射。

(2) 避免频繁开封,开封后 3 个月内使用完毕,以保证纯露效能。

(3) 口服请在专业人士指导下使用。

第二节　芳香疗法中的常用植物油

(一) 植物油在芳香疗法中的应用价值

植物油通常被称为芳香疗法领域的载体油。无论称呼它们为载体油还是植物油,它们在芳香疗法的局部应用中都起着至关重要的作用。植物油均来自植物的种子压榨或浸提所得。对于皮肤来说油脂是重要的皮肤屏障,如果皮肤的屏障被破坏就会引发感染或者诱发特应性皮炎。同时由于精油高浓度及可能刺激的特性,不宜直接使用于皮肤之上。植物油可以作为媒介稀释精油,使它们可以应用于皮肤,降低致敏风险。高品质的植物油本身亦有治疗价值。月见草油也已被当作治疗妇科疾病的药物。在芳香疗法中使用的植物油通常有三种类型。

(1) 压榨萃取:比如摩洛哥坚果油,特级初榨橄榄油。压榨获得的植物油纯净而富有营养,除了含有油酸、亚油酸、亚麻酸之外还含有脂肪伴随物质,如维生素 E、维生素 A 等脂溶性维生素。

(2) 浸出萃取的精炼植物油:这是使用溶剂提取的技术,特点是产油量大,或者是冷压过后的残渣提取,比如橄榄果的第三道提取的果渣油。这道工序下来的植物油的营养价值是完全没有办法与冷压初榨的植物油相比的。

（3）浸泡油：浸泡油是把草药清洗干净之后浸泡在橄榄油或葵花籽油当中，汲取这些草药的脂溶性化合物和维生素，以提高药效。比如金盏花浸泡油、胡萝卜浸泡油、薄荷浸泡油等。从营养价值与疗效来说浸泡油的价值超过压榨和浸出提取的植物油。

（二）芳香疗法中的常用植物油

玫 瑰 果 油

［英文名］　Rosehip oil。

［植物学名］　*Rosa moschata* Hayata。

［萃取部位］　籽。

［萃取方式］　压榨。

［主要产区］　智利。

［功能与应用］　玫瑰果，被欧洲用作传统医学中的利尿剂、泻药、抗痛风和抗风湿病药物。果实富含抗坏血酸、酚类化合物和类胡萝卜素等抗氧化剂。玫瑰果油是从玫瑰果的种子通过压榨获得，其富含亚麻酸、亚油酸，它可以促进皮肤脂质代谢，帮助皮肤保持水分。玫瑰果有助于在光伤害后的皮肤修复，甚至可以逆转由阳光引起的衰老迹象。玫瑰果油用起来感觉厚重，但是非常容易被皮肤吸收，这使得玫瑰果油成为保护皮肤的好工具。玫瑰果油在痤疮治疗上也是不错的植物油，不仅是因为其抗氧化特性，还因其使用起来也不会堵塞毛孔。

荷 荷 巴 油

［英文名］　Jojoba oil。

［植物学名］　*Simmondsia chinensis*（Link）C.K. Schneid.。

［萃取部位］　种子。

［萃取方式］　压榨。

［主要产区］　北美和中美洲沙漠、智利、埃及和阿根廷。

［功能与应用］　荷荷巴是一种广泛使用的药用植物，在世界范围内种植。荷荷巴油是唯一一种不饱和液体蜡，可从植物来源大量提取（约占种子总重量的52％），与抹香鲸油具有很高的结构相似性。它的蜡约占98％（主要是蜡酯，还有很少的游离脂肪酸、醇类和碳氢化合物）。此外，还存在含有少量三酰甘油、类黄酮、酚类、氰基化合物的甾醇和维生素。它的种子油在民间传说中具有悠久的使用历史，用于治疗各种疾病，如皮肤和头皮疾病、浅表伤口、喉咙痛、肥胖；用于改善肝功能，增强免疫力，促进头发生长。对荷荷巴油的广泛研究表明具有广泛的药理应用，包括抗氧化剂、抗痤疮和抗银屑病、抗炎、抗真菌、解热、镇痛、抗菌和抗高血糖活性。

甜 杏 仁 油

［英文名］　Sweet almond oil cold virgin。

［植物学名］　*Prunus amygdalus* Batsch。

［萃取部位］　果仁。

［萃取方式］　压榨。

［主要产区］　法国、美国、中国。

［功能与应用］　甜杏仁油是通过压榨甜杏仁植物的坚果获得。它富含维生素,抗氧化剂和必需脂肪酸。它可以帮助滋润干燥或瘙痒的皮肤。甜杏仁油中的脂肪酸可以增加皮肤脂质的健康,它可以帮助软化干燥的皮肤。杏仁油也具有高度润肤性,这意味着它有助于平衡皮肤整体水分的吸收,从而加强和舒缓皮肤屏障。杏仁油适合干性和痤疮性肌肤使用。

橄 榄 油

［英文名］　Olive oil。

［植物学名］　*Olea europaea* L.。

［萃取部位］　果实。

［萃取方式］　冷压初榨。

［主要产区］　希腊、西班牙、意大利。

［功能与应用］　橄榄油是一种食用油,以其在饮食中的健康益处而闻名。事实证明,它可能也同样有益于我们的皮肤。橄榄油富含维生素和抗氧化剂,与改善皮肤保湿、延缓衰老效果和缓解阳光伤害有关。橄榄油具有对抗氧化应激、增强皮肤弹性、滋润肌肤的作用及可以延缓皮肤的衰老。橄榄油可以单独用于皮肤,也可以作为护肤品的一部分,如洗面奶或乳液。在芳香疗法中橄榄油可以用于干性或混合型肌肤,过敏性肌肤不建议使用。

摩洛哥坚果油

［英文名］　Argan oil。

［植物学名］　*Argania spinosa* L.。

［萃取部位］　果仁。

［萃取方式］　冷压提取。

［主要产区］　摩洛哥。

［功能与应用］　摩洛哥坚果油是从摩洛哥坚果树的果仁中提取的天然植物油,别名阿甘油。阿甘树原产于摩洛哥南部干旱地区,四季常绿,整个树枝长满了尖刺。果实坚硬,在榨油时首先需要人工去皮,由于果皮坚硬,当地人使用铁块或石头来敲击剥壳。摩洛哥坚果油富含不饱和脂肪酸和抗氧化剂,经常被用作护肤品中的延缓衰老产品。其在一些高端护肤品中经常出现。摩洛哥坚果油被广泛地用于皮肤病的治疗,包括痤疮、湿疹、牛皮癣、烧伤和皮肤感染。摩洛哥坚果油中的油酸和亚油酸可以促进皮肤的脂质代谢,起到延缓衰老的功效(表5-1)。

表5-1　常用植物油的应用一览表

品　名	肤　感	适合肌肤类型	适合季节	添 加 量
摩洛哥坚果油	润滑	所有肌肤	一年四季	5%～100%
玫瑰果油	滋润,略带厚重	衰老型肌肤	秋冬春三季	5%～20%
荷荷巴油	丝滑柔润	干性衰老型肌肤	一年四季	10%～100%
甜杏仁油	柔润	混合型肌肤	一年四季	10%～100%
橄榄油	柔润,略带厚重	所有肌肤	秋、冬、春三季	10%～100%

思 考 题

（1）想要通过玫瑰纯露调理身体，因此从市场上采购玫瑰纯露后直接加入热水中饮用，请问是否正确，为什么，有哪些注意事项？

（2）有一位满脸痤疮的患者想要通过纯露和精油来帮助解决问题，请问你如何帮助她，为什么？

（3）皮肤被太阳灼伤了，如何帮助缓解，为什么？

（4）芳香疗法中常用的植物油萃取工艺主要有哪几种？

（5）说一说摩洛哥坚果油的功能和作用及适合什么类型的肌肤。

第六章
精油的调配及注意事项

第一节 复方精油的调配

精油的配方通常涉及两种类型的产品应用。分别是通过皮肤吸收型产品和通过嗅觉吸收型产品。通过皮肤吸收型产品主要是面部或身体应用的复方精油，或者精油添加型护肤品。通过嗅觉吸收型产品通常是日常香氛类产品或者是心理应用型产品。如果我们把每一款精油比作一味中药，那么有时仅靠一款精油是无法解决问题的。因此在精油的运用上需要进行科学的配伍以增强精油的功效。精油的调配需要遵循一些规律和方法。

一、精油配方技术

精油的调配需要同时考虑四个层面的知识：精油化学，药理与生理学，气味、色彩与心理，精油调香的基本规则。

1. 精油化学　精油的效能取决于精油的有效化学成分，每一款精油因为产地、种植方式、提取技术的不同，化学成分就会不同，功能也就会不同。想要获得精准效能的精油配方，必须对每一款精油的化学成分有所了解，才能针对性地找到我们想要的精油。

以蜡菊精油为例。蜡菊主产区为法国的科西嘉岛及欧洲的波斯尼亚。两者成分含量见表6-1。

表6-1 两款不同产地的蜡菊精油成分分析报告对比

英 文 名	CAS号	中 文 名	法国有机永久花精油相对百分含量(%)	波斯尼亚有机蜡菊精油相对百分含量(%)
neryl acetate	000141-12-8	乙酸橙花酯	36.740 3	5.254 2
alpha-pinene	000080-57-8	α-蒎烯	14.995 8	13.735 9
gamma-curcumene	000451-55-8	γ-姜黄烯	11.948 7	14.917 0
beta-selinene	017067-67-0	β-瑟林烯	6.712 5	11.170 1
beta-caryophyllene	000087-44-5	β-石竹烯	3.647 0	5.247 5

英 文 名	CAS 号	中 文 名	法国有机永久花精油相对百分含量(%)	波斯尼亚有机蜡菊精油相对百分含量(%)
alpha-selinene	000473 - 13 - 2	α-瑟林烯	3.351 3	5.614 1
alpha-curcumene	000644 - 30 - 4	α-姜黄烯	2.425 6	3.464 0
(-)-italicene	094535 - 52 - 1	(－)-意大利烯	2.427 5	4.685 9
8-decene-3,5-dione, 4,6,9-trimethyl-	013851 - 07 - 4	4,6,9-三甲基-8-癸烯-3,5-二酮	2.019 6	2.684 0
alfa-copaene	1000360 - 33 - 0	α-可巴烯	1.773 0	3.171 6
D-limonene	005989 - 27 - 5	右旋柠檬烯	1.350 9	2.457 9
9-undecene-4,7-dione,3,5,7,10-tetramethyl-	013851 - 08 - 6	3,5,7,10-四甲基-9-十一烯-4,6-二酮	0.566 7	2.090 4
(＋)-deita-cadinene	000483 - 77 - 1	(＋)-δ-荜澄茄烯	0.694 5	1.096 5
alpha-bergamotene	017699 - 05 - 7	α-佛手柑油烯	0.761 6	1.093 0
2-methylbutyl angelate	061692 - 77 - 1	当归酸-2-甲基丁酯	0.361 6	1.062 9
trans-alpha-bergamotene	013474 - 59 - 4	反式-α-佛手柑油烯	0.729 3	1.045 4

　　从表6-1中明显看出主要成分乙酸橙花酯,法国含量为36.74%,波黑含量为5.25%。乙酸橙花酯的主要作用是促进胶原蛋白的活性及放松神经的作用。萜烯类主要作用是消炎止痛,蜡菊中的酮类物质主要是化瘀的作用。因此我们在面部皮肤护理时法国蜡菊为首选。化瘀消炎相关的波斯尼亚蜡菊为首选。在有需要的情况下可以两者相结合进行使用。

　　2. 药理与生理知识　了解精油的药理知识是能够精准使用精油的关键,每一款精油的化学成分不同,功能不同。只有精准了解精油的药理知识才能精准地使用这款精油。而对于生理知识的了解是在于对这款精油的科学运用。例如我们常见的薰衣草精油,大部分人都知道薰衣草精油具有放松、缓解压力、助眠、祛痘等不同的功能。但原因是什么,如何使用更有效,这是大部分人都不清楚的。以薰衣草精油的主要成分之一芳樟醇举例(表6-2)。

　　表6-2中显示出芳樟醇不同功效的作用机制。以抑制缺氧引起的小胶质细胞迁移为例。缺氧由三个因素导致:首先是生理性缺氧,比如熬夜导致的大脑缺氧。这时精油应用的方法是嗅吸加上涂抹后脑勺和后背。其次病理性缺氧,如中风。这时的精油使用方法是嗅吸加上活血化瘀的精油涂抹。第三个是环境因素导致的缺氧,如高原反应。这时的精油使用方法是嗅吸加上涂抹后脑勺。当我们知道缺氧原因后,我们就可以依据不同的使用方法来缓解缺氧导致的细胞损伤。

表6-2　芳樟醇生物活性机制

化学成分	靶向受体	功　　能	作　　用
linalool (芳樟醇)	SOD	将 O_2^- 转化为 H_2O_2	抗击超氧自由基 O_2^-,保护细胞,抑制细胞老化及记忆衰退
	过氧化氢酶	将 H_2O_2 转化为水和氧	
	谷胱甘肽		
	小细胞胶质瘤	抑制因缺氧引起的小胶质细胞迁移	保护脑部神经
	γ-氨基丁酸	提升 γ-氨基丁酸,抑制谷氨酸	抗焦虑,缓解阿尔茨海默病,预防癫痫
	NF-κB	阻断 NF-κB 信号传播	抑制活性氧(ROS)产生,阻断炎症过度表达,预防肿瘤、阿尔茨海默病等 NF-κB 引起的相关疾病
		抑制髓过氧化物酶(MPO)	预防肺炎、肺癌、急性冠心病
	IκBa	抑制 NF-κB,丝裂原活化蛋白激酶(MAPK)	保护皮肤,预防紫外线(UV)引起的黑色素沉着,皮肤松弛及老化
	8-脱氧鸟苷形成	抑制 8-脱氧鸟苷形成引起的 DNA 损伤	

　　有些化学成分在多种精油中被发现,但是占比不同,功能的强弱是不一样的。我们可以依据需求进行搭配使用。芳樟醇除了薰衣草精油中含有外,橙花精油、苦橙叶精油、玫瑰木精油中也含有。

　　3. 气味、色彩与心理　每一款精油都有其独特的气味,这些气味通过嗅觉细胞进入大脑,在大脑中会呈现不同的色彩和场景,同时会引起不同的生理及心理反应。以柠檬精油为例。大约80%的人通过嗅闻柠檬精油在脑海中呈现的颜色为黄色,时间为早晨,心情是愉悦的。如果把柠檬的香气比喻成一个人,这时的人物形象为少年。脑海中呈现的景象是满眼橘黄的橙园,或是阳光下奔跑的少年。景象的呈现与自己的心情及曾经的阅历相关。举个生活中的例子以便于更好的理解。如果今天晚上我们回到家里,刚打开门就闻到厨房里飘出煮鱼的香味。这时在你的脑海里会呈现出鱼的形象,如果是红烧的会是红烧鱼的形象。接下来我们的嘴巴开始发酸,我们的胃也会跟着咕噜咕噜地响起来。说不定这条鱼的香气让你想起曾经发生的某件事,某个人。这一系列的生理、心理反应就是嗅觉带来的感受。精油不仅可以对皮肤的护理起到帮助,同时对心理的健康也会起到较好的帮助。

　　如果想要把精油的配方做好,必须要考虑到复方精油功能的有效及香气的好闻,才能让人更加愉悦地使用。

　　4. 精油调配的基本规则

　　(1) 香气的协调性:香气的协调性从两方面入手。其一依据精油的香气类型进行组合。

精油的香气大致可以分为五种,分别是花香、果香、草叶香、木香、辛香。任何相邻的两种香气放在一起气味都会协调好闻。比如花香和果香,果香与草叶香,草叶与木香。

（2）香气挥发度:精油虽然都具有高度挥发性,但并不是都以相同的速度挥发,这种挥发时间的差异直接影响了精油气味挥发时间的长度,以及当应用于皮肤时被吸收到体内所需的时间。那些需要较长时间挥发的油(即挥发性小的油)无论是在空气中还是使用在皮肤上都会有数小时的持续留香时间。比如檀香精油涂抹在手腕上 24 h 后都会有若有若无的香气。檀香或者沉香精油在某些情况下甚至几日都有香气。而那些挥发性强的油则相对迅速地消失,比如薄荷精油及柑橘类精油大概 2 h 后就会挥发殆尽。在任何油的混合物中,首先嗅闻到的是挥发性强的油,这些油的化学分子也是最容易被检测到的。而挥发性差的、需要较长时间的油的香气是在其他化学分子挥发后会留下相对持续的气味。在香水中,这些差异被分类为类似于音乐的音阶,挥发性强的物质被描述为前调,挥发性小和比较持久的被称为中、后调和基调。一个高质量的配方需要有前调、中调和后调的共同参与。既要有功效又要有香气的协调与好闻。

第二节　精油的安全使用

1. 精油的安全使用方法　精油虽然是天然物质,但对于很多人来说未必就是安全的。精油使用不当引起的过敏反应也是常见的事情,因此科学的使用精油不仅可以确保安全,同时也可以更好的帮助到自己。我们从三个维度考虑精油的安全。

（1）使用前进行过敏性测试:大部分精油对于很多人来说是安全的,但需要注意的是绝大部分精油不可以直接涂抹于皮肤,因此精油使用前必须要进行稀释,并进行过敏性测试。含有酚类的精油如含有甲基丁香酚的丁香精油、百里香酚的百里香精油;醛类的精油,如含有肉桂醛的肉桂精油,含有这些化学成分的精油刺激性相对较强。含有右旋柠檬烯的柑橘类精油对于一些女性和儿童也容易引起刺激。因此对于首次使用精油的人建议使用前进行过敏性测试或斑贴实验。直接涂抹在耳根或手臂内侧观察有无红、肿、热、痛、痒现象,如有则表明该款精油不适合使用。有些精油在 20 min 内就会显示红、肿、热、痛、痒,有些精油 24 h 后才会显现。因此对于儿童的精油使用测试最好保持在 24 h。

（2）精油的使用方法及安全使用量:精油使用方法形式多样,但不外乎有涂抹、按摩、雾化摄入、扩香、水疗等几种方法。无论哪一种方式使用均需要考虑安全使用量。以下是一些安全使用量的建议。沐浴 SPA 控制在 1%～3%,面部肌肤控制在 0.3%～2%,身体日常保养控制在 2%～5%,亚健康调理控制在 5%～10%,伤痛控制在 5%～20%。关于雾化摄入,不建议直接和密集地使用蒸汽或雾化设备雾化吸入精油超过 15 分钟。过量的蒸汽或雾化摄入精油可能会引起呼吸道的刺激甚至哮喘。但是这不适用于使用精油进行空间扩香的摄入。如果正以精油进行扩香,间歇性地扩香比整日连续不断的扩香更有意义。理想情况下,精油扩香 30～60 min,然后关闭 30～60 min。这不仅更安全,而且更有效,因为我们的身体和神经系统在这段时间后都习惯了精油。同时也可以灭杀空气中的有害物质,特别是细菌。当我们使用精油进行扩香时,建议进行一些新鲜的空气交换。精油安全使用量建议见表 6-3。

表6-3 精油安全使用量建议

使用诉求	方法	精油浓度	媒 介	使用时长(min)	使用频率	注意事项
面部护理	涂抹	0.3%~2%	植物油/面霜	/	2~3次/日	过敏性测试
身体护理	按摩	2%~5%	植物油	/	1次/日	过敏性测试
亚健康调理	水疗SPA	1%~3%	干花、牛奶	/	1~2次/日	纯剂不可直接滴入水中
	按摩	5%~10%	植物油	/	2~3次/日	过敏性测试
疼痛	按摩	5%~20%	植物油	< 60	2~3次/日	咨询专业人士
呼吸系统	雾化	100%	纯剂	< 15	2~3次/日	咨询专业人士
	按摩	5%~15%	植物油	< 60	2~3次/日	咨询专业人士
空气净化	扩香	100%	水/纯剂	每次30~60	3~5次/日	避免刺激性

在使用精油进行水疗SPA时通常很多人建议直接把精油滴在浴盆里,这其实是危险的。精油是不溶于水的,如果直接滴在水里就会漂浮在水面,如果皮肤是易敏性的,这时接触到热水里的精油可能会引起皮肤的不适,甚至灼伤。更不可以这样的方式给婴幼儿使用。正确的方式是可以借助干花、浴盐或者牛奶。在沐浴前把精油滴在干花、浴盐或者牛奶里,充分搅拌后倒入浴盆中再进行泡浴,这样试用安全性会更好。

精油浓度换算公式:精油浓度 = 精油/(精油 + 植物油)。精油浓度参照表6-4。

表6-4 精油浓度参照表

精油浓度(%)	精油含量(g)	植物油含量(g)	总量(g)
1%	1	99	100
1.5%	1	65.66	66.66
2%	1	49	50
5%	1	19	20
10%	1	9	10
20%	1	4	5

备注:精油与植物油的使用单位可以是g或者滴,专业的研发以g为单位。

例:精油浓度2%,精油使用量为2滴,求植物油含量。

计算: 2% = 2÷100

总数量 = 100

精 油 = 2

植物油 = 100 - 2

= 98滴

2. 精油的使用人群　成人、孕妇、婴幼儿及儿童对精油的敏感度是不一样的。很多精油具有通经活血的作用,所以孕妇需要避免使用。

3. 怀孕期间避免使用的精油

(1) 樟脑成分比较高的精油:樟脑迷迭香、香樟树精油、头状薰衣草精油。

(2) 侧柏酮成分高的精油:侧柏、欧洲苦艾、鼠尾草、北美艾菊。

(3) 甲基咪娄叶酚:热带罗勒、龙艾。

(4) 肉豆蔻醚:欧芹精油。

(5) 肉桂醛含量高的精油:肉桂皮、肉桂叶。

(6) 水杨酸甲酯含量高的精油:桦树、冬青、北美薄荷、德国洋甘菊、蓝艾菊、松香酮型牛膝草、椒样薄荷精油(哺乳期禁用)。

这些精油的共同点:促进血液循环,或者就是具有一定的神经毒性。

婴幼儿禁用的精油与孕妇相当。3个月以下婴儿不建议直接使用精油。3个月以上的婴儿在使用时需要咨询专业人士或者医生。需要始终确保幼儿对使用的精油不过敏,在幼儿使用精油前需要手臂上涂抹一点点。24 h后,您可以查看他的皮肤是否发红或受到刺激。如果有红、肿、热、痛、痒现象表示该精油不适合孩子使用。3岁以上的儿童可以适当使用德国洋甘菊精油、蓝艾菊精油和薄荷精油,但必须控制使用量,最高浓度控制在2%以内。

孕妇与婴幼儿使用精油时除了需要注意使用量以外,还需要了解不同的需求使用部位会呈现不一样的效果。如儿童感冒,不能贸然地把精油涂抹于孩子的前胸后背,因为这容易引起皮肤的过敏,如果这时使用精油雾化或扩香外使用稀释的精油涂抹于孩子的脚心同样可以缓解感冒症状,这样也避免了皮肤的刺激性。精油不能滴入眼睛和耳朵。如果需要使用于耳朵可以把精油滴在棉花球上协助使用。中耳炎时就可以使用茶树精油稀释后滴在棉花球上塞进耳朵里。

思　考　题

(1) 精油配方的构建需要从哪几个角度考虑?

(2) 日常生活中精油的安全使用注意事项有哪些?

(3) 精油配方计算公式是什么?

(4) 列举5款孕妇及婴幼儿不能使用的精油,并说明原因。

第七章
中医美容常用技术

第一节　面部美容

一、中医面部美容简介

中医面部美容是指在中医学和现代美容理论的指导下,运用科学的方法、专业的美容技艺,使用美容仪器和美容护肤产品来维护、修饰和改善面部容貌,使其在形态和功能上保持良好状态的方法。中医面部美容多与现代美容相结合,采用清洁、按摩、敷面等方法进行面部皮肤护理,本节介绍常用面部皮肤护理方法。

1. 面部皮肤护理分类　面部皮肤护理可分为预防性皮肤护理和改善性皮肤护理。

(1) 预防性皮肤护理是利用深层清洁、按摩、美容仪器导入、敷面等护理方法来维护皮肤的健康状态。预防性皮肤护理既包括对中性皮肤的护理,也包括对油性皮肤和干性皮肤的护理。

(2) 改善性皮肤护理是针对一些常见皮肤问题(医学上称损容性皮肤病),如色斑、痤疮、老化、敏感等,利用相关的美容仪器、疗效性护肤品对其进行特殊的保养和处理,达到改善皮肤状况的效果。

2. 面部皮肤护理的作用　面部是人们展示美和精神面貌的焦点,也是美容的重点。面部美容护理通过专业的手法,运用适当的美容护肤产品、用品和仪器,可以改善面部皮肤水油平衡状态,畅通毛孔,补充皮肤水分,促进皮肤新陈代谢,减少微细皱纹形成,预防皮肤衰老。总体而言,面部皮肤护理可以起到以下作用。

(1) 深层清洁:定期专业的面部皮肤护理,可以做适当的深层清洁,有效地清除老化角质,有助于保持毛孔通畅,减少粉刺、痤疮的形成。

(2) 延缓衰老:正确的面部皮肤护理通过补充皮肤水分和营养,可以恢复细胞活力,促进皮肤新陈代谢,增加纤维弹性,从而有助于减少皱纹形成,减缓皮肤松弛、下垂,防止皮肤暗沉,起到延缓衰老的作用。

(3) 改善皮肤问题:面部皮肤因环境因素、身体健康因素等,容易出现敏感、晒伤、痤疮、老化等问题,正确的皮肤护理有助于改善面部皮肤水油不平衡状态,保持毛孔通畅,淡化色素,减少微细皱纹,加速皮肤的新陈代谢等。

(4) 心理作用:面部护理中,正确的按摩手法、舒适的环境、轻松的音乐有助于神经、肌肉的放松,舒缓压力。面部护理在改善皮肤不良状况的同时,更能增添被护理者的自信心。

二、中医面部美容操作方法

中医面部护理是在美容面部护理的基础上,应用中医穴位按摩的手法。面部皮肤护理的每个程序都有其不同的目的、作用及效果,其操作程序应该根据各种护理目的的不同而设定,各程序之间的作用相辅相成,但又不是一成不变的,应根据不同皮肤状况及护理目的进行合理调整。面部皮肤护理的操作方法主要有面部清洁、按摩、仪器护理、敷面等。

(一) 面部清洁

面部皮肤长期暴露于空气中,皮肤表面易黏附空气中的灰尘、污垢,以及各种微生物和刺激物,加之皮肤表面有汗腺和皮脂腺分泌的汗液与皮脂,如不及时清洁,污垢和油脂等易在皮肤表面堆积,堵塞毛孔和汗孔,使皮肤晦暗、没有光泽,还可影响皮肤的新陈代谢,引发损容性皮肤。正确的面部清洁能清除皮肤表面污垢和过剩的油脂,还可卸除残留的妆容,去除老化角质,促使毛孔通畅,使皮肤清洁干净、色泽均匀,并防止皮肤问题产生,是皮肤保养中非常关键的一步,也是整个面部护理保养的第一步。

一般来说,我们可以把皮肤清洁分为表层清洁和深层清洁。表层清洁是指常规卸妆和清洁,即用卸妆产品和洁面产品将附着于皮肤表面的灰尘、油污、彩妆等进行清洁;深层清洁是指运用专业卸妆、洁肤、去角质的产品,配合奥桑喷雾、真空吸啜等专用面部清洁仪器,对毛孔中多余的皮脂、油垢、老化的角质细胞等进行彻底的清除,从而使皮肤毛孔更通畅,减少降低皮肤问题的产生,同时还可以有效防止皮肤细菌感染,保障皮肤正常的新陈代谢。深层清洁包括卸妆、洁面、清洗、去角质和爽肤等步骤。

[相关链接]

深层清洁的频率

深层清洁有助于皮肤对营养物质的吸收以及帮助皮肤排泄废物,发挥皮肤正常的生理功能。但深层清洁一定不可过于频繁,需要根据皮肤特性而定,过多地进行深层清洁会使皮肤角质层变薄,导致皮肤对外的抵抗力降低,使皮肤变得极易敏感。一般来说年轻且为中性皮肤可根据 28 日的生理新陈代谢周期来进行;干性、混合性皮肤每 35~40 日 1 次;油性皮肤每 15~20 日 1 次。

1. 卸妆　彩妆用品如粉底、睫毛膏、眼影、眼线等含有油性成分较多,还含有色素、香精等多种成分,部分彩妆用品还具有防水性,一般的清洁产品很难将其卸除,因此需要使用卸妆产品,应用正确的方法,进行彻底地卸妆,这样可以减少彩妆在面部的残留,避免毛孔堵塞,恢复皮肤正常的状态。

(1) 面部卸妆操作方法。面部卸妆需要准备卸妆产品、棉片、棉签、洁面巾、温水等用品用具,并按照卸除睫毛膏、眼线液、眼影、眉色、唇膏、腮红的顺序将化妆部位的彩妆依次卸除,再进行全脸卸妆,具体步骤如下。

1) 消毒双手。操作者工作前应按照卫生规范洗手、消毒,做到无菌操作,避免细菌交叉感染。双手清洗干净,以浓度为 75% 的乙醇棉或消毒杀菌剂等进行手部消毒,再对操作用的器皿、用具等消毒。

2）卸除睫毛膏。将棉片用纯净水沾湿，横着放置于下眼睑睫毛根处，请受术者闭上眼睛，保证睫毛置于湿棉片上。操作者用左手示指和中指撑开，将棉片两端固定于内外眼角，右手持蘸有卸妆产品的棉签从内眼角向外眼角依次顺着睫毛生长的方向由睫毛根部向尖部擦拭，将睫毛膏推到湿棉片上。

3）卸除眼线液。更换新棉签，蘸取卸妆产品，左手轻轻抬起受术者上眼皮，让上眼线充分暴露，右手由内眼角向外眼角沿着眼线部位卸除上眼线。上眼线卸除后将湿棉片对折覆盖住上眼线，轻按内眼角，将湿棉片由内向外擦离眼部；更换新棉签，蘸取卸妆产品，请受术者睁开眼睛，左手将下眼皮轻轻向下拉，右手将棉签由内眼角向外眼角轻擦，卸除下眼线。操作过程中控制棉签蘸取产品的用量，避免棉签和产品误入受术者眼内，抬起、下拉眼皮时要缓慢轻柔。

4）卸除眼影。以湿棉片蘸取卸妆产品，用右手示指和中指夹住棉片在眼部轻擦，如果眼影较浓，可以打圈的方式卸除。

5）卸除眉部彩妆。以湿棉片蘸取卸妆产品，用右手示指和中指夹住棉片由内向外擦拭眉毛，如眉粉较浓，可以用打圈的方式卸除。

6）卸除唇部彩妆。用湿棉片蘸取卸妆产品，双手示指和中指将其固定在嘴角两侧，左手略向外拉紧以固定唇周皮肤，左手从左侧嘴角擦拭唇部至右侧嘴角；右手再略向外拉紧以固定右侧唇周皮肤，左手从右侧嘴角擦至左侧嘴角，反复交替卸除唇部彩妆。

7）卸除腮红。用湿棉片蘸取卸妆产品，双手中指和环指固定棉片，分别从鼻翼两侧向太阳穴擦拭，卸除腮红。

8）全脸卸妆。用湿棉片蘸取卸妆产品由下向上、由内向外依次擦拭将面部多余的彩妆卸除，也可先将卸妆产品均匀涂抹于面部，再用湿棉片或一次性洗脸巾按照由下向上及由内向外的方向擦拭卸除。

（2）卸妆注意事项

1）将重点卸妆与全脸卸妆相结合，如果妆容较浓可进行二次卸妆，确保卸妆彻底。

2）眼部卸妆应垫棉片保护，动作精细到位，避免将卸妆产品流入受术者眼中。

3）选择适合的卸妆产品，在彻底卸妆的同时，避免对皮肤造成刺激。

4）每卸妆一个部位都要使用新的湿棉片。

5）卸妆操作时间不宜过长，基本控制在3～5 min完成。

6）卸妆结束后需要及时对面部进行洁面清洁护理。

［相关链接］

卸妆产品选择

卸妆产品主要的功能是卸除面部的彩妆和油性的污垢，保持皮肤毛孔畅通。卸妆产品主要有清洁霜、卸妆油、卸妆水、卸妆乳等常见的类型，选择时应在了解卸妆产品功效的基础上，选择适合的产品（表7-1）。

表7-1 面部卸妆用品的类型与功效

用品类型	性状	功效	使用方法
清洁霜	半固体膏状	利用表面活性剂等乳化剂的润湿、渗透、乳化作用卸妆,并通过油性原料和水性原料的渗透、溶解辅助	用湿棉片蘸取清洁霜,按照本章节介绍方法卸除面部妆容
卸妆油	油状	通过油性成分"以油溶油"的原理溶解油性彩妆品和脸上多余的油脂,适合较浓的妆容	将卸妆油均匀涂抹于干皮肤上,以打圈的方式按摩 2～3 min,后用水将皮肤拍湿再洗掉
卸妆水	水状	通过产品中的非水溶性成分与皮肤上的污垢结合,达到卸妆的目的	用棉片蘸取卸妆水擦拭化妆部位
卸妆乳	乳状溶剂型	具有加溶和分散作用,清除皮肤上的污垢,包括皮脂、老化角质、化妆品的残留物等	均匀涂于面部,轻柔按摩,待皮肤表面的污物与产品充分溶解后用棉片擦除或用温水冲洗干净

2. 洁面 清洁面部皮肤不仅可以清除皮肤表面的污垢,还可以保持毛孔和汗孔通畅,防止细菌感染,是日常皮肤护理的重要步骤,也是深层清洁的重要一环。面部清洁应全面、彻底,包括对颈部、下颌部、鼻部、双颊、耳部、口周部、眼部和额部的清洁。

(1)洁面操作方法。洁面需要准备洁面产品、洁面巾、洗脸盆、温水等用品用具。操作方法如下。

1)涂抹洁面产品。取适量洁面产品放于左手虎口或消毒后的容器内,右手中指、环指取洁面产品分别涂于额部、鼻部、下颌部、颈部、双颊部,再以打圈的方式将洁面产品均匀涂开。

2)清洁颈部。双手四指关节放松,双手四指轻柔交替从受术者颈根部向上拉抹至下颌部数遍。操作时避免用力不均带来颈部受力而造成不适感。

3)清洁下颌部。双手四指并拢,放置下颌部,沿下颌轮廓线向上打圈清洗数遍。

4)清洁口周部。双手中指、环指沿口周上下滑行清洗数遍,上唇部用中指操作即可。

5)清洁双颊部。以双手中指、环指打圈的方式,沿下颌→耳垂、嘴角→上关穴、鼻翼→太阳穴三线进行清洁。

6)清洁鼻部。双手拇指交叉,指尖向下,双手中指、环指指腹在鼻梁及鼻侧部上下轻搓,再提拉至鼻根部,往返数次;双手中指鼻翼部位打圈,清洁鼻翼。

7)清洁眼部。从鼻翼部位向上至眉头,双手中指、环指从眉头向外至太阳穴方向,再沿眼周打圈,反复数次。

8)清洁额部。双手中指、环指从额中向上向外打圈至太阳穴,反复数次。

9)全脸清洁擦拭。用一次性洁面纸以温水沾湿擦拭皮肤,可先擦拭眼部、唇部、颈部等皮肤较为敏感部位,在擦拭全脸时,需要注意洁面巾的含水量,避免水流入受术者耳中。

(2)洁面注意事项

1)洁面要全面彻底,避免遗漏发际、下颌线和耳朵等部位。

2)使用清洁产品和温水要注意用量,过多的产品和不当的用法可能使清洁产品流入受术者眼、鼻、口中。

3)清洁过程中避免牵拉受术者皮肤,必须根据皮肤纹理走向操作;下颌、面颊、额部打圈均按照向上向外的方向。

4) 清洁时间不宜过长，控制在 3～5 min。

［相关链接］

面部清洁用品的选择

洁面产品根据状态分成洁面皂、洁面粉、洁面乳、洁面啫喱、洁面泡沫等，根据成分分成表面活性剂和皂基清洁剂。表面活性剂是亲油亲水的表面活性剂分子利用自身结构优势把皮肤污垢连根拔起，并随着水流被冲洗带走。皂基清洁剂是通过形成皂盐分散皮肤表面污物而发挥清洁作用。

固体皂：固体皂为普通使用的洁肤用品。19 世纪以前的皂类产品主要为生活用皂，1903 年之后开始出现美容用皂和洗衣皂。随着科学技术的发展和消费需求的进一步提高，固体皂的研究也发生了改变，出现了具有护肤功能的香皂，还出现了具有杀菌、保湿和护肤等多种功能的香皂。固体皂经历了生活用皂、洗衣皂、普通香皂、功能皂的发展阶段。

固体皂是通过脂肪酸和碱经过皂化反应后得到脂肪酸皂，具有容易增稠、泡沫丰富细腻、去污力好、易冲洗、用后干爽等特点。但因其碱性较强，对皮肤有很大的脱脂力，洗后干燥紧绷、无光泽，正在逐渐被其他类型的清洁类化妆品所取代。

洗面奶：以洗面奶为代表的一类泡沫清洁剂是以清洁皮肤为目的的面部专用清洁用品，兼有皂类洁肤品优良的洗净力和泡沫性以及清洁霜保护皮肤的功能，是现今最流行的洁肤用品。泡沫清洁剂一般为乳化型液体，具有良好的流动性，温和无刺激，使用后皮肤光滑、滋润、无紧绷感，且舒适、清爽不油腻。

皮肤在正常状态下表面 pH 值呈弱酸性，pH 过高时皮肤屏障会受损，因此洁面产品最好选择弱酸性或中性 pH 值的为佳。一般来说，洗面奶会比皂基洁面乳更为温和。使用感受是最直接的区别，洗面奶使用之后皮肤不紧绷不干燥，还会展现出光泽感和润滑度，这才是适合的清洁产品。

3. 去角质　去角质又称脱屑、去死皮，是借助化学或物理的方法帮助皮肤去除老化和死亡的角质细胞，促进皮肤新陈代谢，加速生成新细胞取代老化死亡细胞的过程。

皮肤具有新陈代谢的功能，表皮细胞会从基底层到角质层进行角化，细胞会从新生的核浓染的柱状上皮细胞逐渐变成扁平的无核角质层细胞，角质层细胞经过一定时间后逐渐脱落。一般表皮细胞角化约为 14 日，脱落也需要约 14 日。但由于机体逐渐衰老、环境条件变化等因素的影响，皮肤的新陈代谢速度会逐渐减慢，会致使老化、死亡细胞脱落的过程也变慢。而这些老化死亡的角质细胞在皮肤表面开始形成堆积，影响皮肤的呼吸和排泄功能，使皮肤逐渐变得干燥、粗糙、起皮，此时的皮肤看起来暗淡无光。因此，皮肤护理程序需要进行去角质。

（1）去角质的操作方法

1）物理性去角质：物理性去角质是指用物理方法使角质层老化或死亡细胞发生位移脱落。一般使用磨砂膏，其中的细小颗粒与皮肤表面摩擦，使皮肤表面的角质细胞脱落。

具体操作方法如下：① 在彻底清洁面部后，将磨砂膏涂抹于前额部、双颊部、鼻部、下颌部等油脂分泌较多且皮肤相对粗糙的部位。② 双手中指、环指略沾湿，以指腹打圈额部、双颊部、鼻部、下颌部等涂抹磨砂膏的部位。

此方法刺激较大，适合油性皮肤，间隔时间根据季节、气候、皮肤状态而定，每月最多可做 1～2 次。

2) 化学性去角质：化学性去角质是将含有化学成分或植物成分的去角质膏（霜）、去角质液涂抹于皮肤表面,使皮肤表层角质细胞软化,再用外力将其去除,从而达到去除角质的作用。

具体操作方法如下：① 彻底清洁面部后,将去死皮膏均匀涂抹于前额部、双颊部、鼻部、下颌部等油脂分泌较多且皮肤相对粗糙的部位。② 放置纸巾于两耳前和颈部。③ 待去死皮膏略干,操作者用左手示指、中指将皮肤轻轻绷紧,右手中指、环指将绷紧部位的去死皮膏拉抹去除。一般根据皮肤纹理走向,并按照由中间向两边的操作方法逐个部位进行拉抹。

此方法适用于各种正常皮肤类型,包括干性和衰老性皮肤。

（2）去角质注意事项

1) 去角质应尽量选择皮肤油脂分泌较多的部位,也就是一般说的"T"区,避开眼部、唇部等皮肤较薄的部位,如果有炎症和敏感的部位,不进行去角质护理。

2) 去角质不应过于频繁,频繁去角质会使皮肤的表皮层变得越来越薄,从而产生皮肤过敏、红血丝外露等问题,皮肤也会因此出现水分流失而致的干燥情况发生。根据皮肤新陈代谢的规律,一般28日进行一次去角质护理即可,对于粗糙的油性皮肤,根据具体情况可以28日进行两次去角质护理。

3) 尽量选择质地比较温和的去角质产品,如颗粒较细小的磨砂膏,质地温和的去角质膏等,对皮肤的刺激都比较小。

4) 去角质膏涂抹均匀,不宜过多。去角质的操作过程时间不宜过长,控制在 3～5 min。

5) 清洁皮肤后,应及时进行爽肤护理,调节皮肤的 pH 值,及时给皮肤补充所需水分和营养。

4. 蒸面　蒸面是应用皮肤喷雾仪将蒸馏水加热并转化成蒸汽,再以一定距离向面部喷雾的过程,是美容皮肤护理的重要步骤。蒸面有很多作用,如蒸汽熏蒸面部皮肤,可使毛囊及角化细胞软化,有利于深层清洁毛囊深处的污垢和老化细胞;蒸面通过离子化后的水雾作用于肌肤表层,补充表皮细胞的水分,提高角质层的水合程度,并且高温蒸汽使毛囊和毛细血管扩张,血管壁、细胞膜的通透性也增强,增加了皮肤的吸收性。还有研究认为,由于离子化后的蒸汽富含氧离子,在喷射时产生的冲击力有利于增强皮肤对氧离子的吸收,在热效应的作用下,皮肤的有氧代谢能力加强,使皮肤的供氧改善,减轻皮肤水肿、瘙痒等问题,促进皮损的愈合及上皮细胞的再生。此外,奥桑蒸汽仪里有紫外线灯,启动后可产生臭氧,具有一定的杀菌、抑制皮脂及汗腺分泌等作用;冷喷有镇静作用,可以缓解皮肤过敏、晒伤等问题。中药喷雾仪可以将适合皮肤问题的中药成分通过蒸汽喷出,起到治疗皮肤问题的作用。

蒸面的操作方法：

1) 仪器准备：喷雾仪中应加入蒸馏水,蒸馏水含杂质较少,可保证热水系统不结碱,使喷雾细腻不结成水滴。将蒸馏水注入喷雾仪的玻璃烧杯内,加入的水最低水位要高于电热元件,最高水位以不超过玻璃烧杯上的红色标线为准,没有红色标线的则注入烧杯高度的 3/4 或 2/3。

开启电源前,必须用 75% 的乙醇消毒仪器喷头,5～6 min 后便有雾状的普通蒸汽气体产生;普通蒸汽产生后,如需要消炎、消毒,再按下臭氧蒸汽开关（OZONE）。

2) 检查喷雾状态：待喷雾仪喷出雾状蒸汽,操作者用干的纸巾在距离喷口 2 寸左右的地方放置几秒钟时间,如果纸巾上出现明显的淋湿点,说明喷出了水滴,要立即停止使用此喷雾仪,以免喷出水滴烫伤受术者的皮肤;如果没有肉眼可见的淋湿或喷湿,可以继续喷雾护理。

3) 调整喷雾仪喷口与受术者面部的间距：喷雾的气体应从受术者头部的上方向下喷射,其间距根据皮肤性质而定（表 7-2）。

表 7-2 喷雾仪喷口与受术者的面部的间距表

皮 肤 类 型	喷口与面部距离(cm)	蒸面喷雾类型	喷雾时间(min)
中性皮肤	25~30	普通喷雾	3~5
油性皮肤	25~30	奥桑喷雾	5~8
痤疮皮肤	25~30	奥桑喷雾	8~10
干性皮肤	30~35	普通喷雾	5~8
敏感皮肤	30~35	冷　喷	15~30
色斑皮肤	30~35	普通喷雾	10

（二）面部美容按摩

面部美容按摩是美容皮肤护理的重要步骤，通过不同的手法作用于面部皮肤，可以加速皮肤细胞新陈代谢，促进皮脂腺、汗腺分泌，促进皮肤的血液循环，改善皮肤细胞营养供给，减少皮下脂肪堆积，保持皮肤弹性、紧致，增加皮肤滋润和色泽，延缓皮肤衰老。面部美容按摩还可以通过手法作用于面部的穴位，促进经络疏通，行气活血，并可通过局部穴位和经络的刺激与内在脏腑相呼应，起到调整阴阳、脏腑、气血的作用，使皮肤的状态得到改善。此外，按摩对皮下神经能起到良性刺激，以使神经系统舒缓与休憩，起到放松神经、缓解压力的作用。

1. 面部美容按摩概述

（1）面部美容按摩的要求

1）按摩走向。① 从下向上。颈部、面颊部、额部等大多数部位的按摩都应遵循从下向上的走向，主要是由于随着年龄的增长皮肤变得松弛，且受地心引力的影响，皮肤会逐渐下垂，影响容颜健美。如果按摩也从上向下操作手法，会增加皮肤松弛、下垂的速度，加速皮肤的衰老。② 从中间向两边。按摩时应按照从里向外、从中间向两边操作手法，尽量将面部的皱纹展开。

按摩方向与肌肉走向一致，与皮肤皱纹方向垂直。因为肌肉的走向与皱纹的方向是垂直的，因此要注意走向与皱纹方向垂直就能保证与肌肉走向基本平行一致。比如在眼轮匝肌和口轮匝肌周围打圈按摩，就是与肌肉走向一致，与皱纹方向垂直。

2）按摩力度。面部美容按摩力度应适中，手法过轻，起不到按摩的作用；手法用力过大，可增加皮肤的位移，过力、持续的张力会使皮肤松弛，加速衰老。此外，按摩的动作要熟练、准确，并能配合面部不同部位的肌肉状态变换手形，调整按摩的力度，特别注意眼周围，用力要轻。

3）按摩节奏。面部美容按摩可以先慢后快，先轻后重，逐渐建立平稳的按摩的节奏。根据皮肤的不同部位，合理掌握按摩时间，以 10~15 min 为宜。

4）按摩介质。为减少对皮肤过度的摩擦以及以此产生的皮肤位移，按摩时应使用适量的按摩介质。专业面部皮肤护理一般选择按摩膏（W/O 型），也可以选择基础油或复方精油，含有适量油脂的介质具有较好的延展性和润滑性，可以按摩的时间比较长。如果日常生活按摩 2~3 min，可以选择 O/W 型的乳液作为介质。

（2）头面部皮肤护理的常用穴位。头面部分布着人体的经络和腧穴,进行穴位按摩,既可以疏通经络、行气活血,又有利于减少皮肤牵拉、位移,起到镇静、安神的作用,是面部美容按摩的常用方法。面部常用穴位主要介绍如下。

1）攒竹穴

功用：疏经活络,明目。

主治：眼睑下垂,近视,斜视,呃逆,头痛,眼疾。

2）鱼腰穴

功用：疏经活络。

主治：上睑下垂,脱眉,鱼尾纹,近视,斜视。

3）丝竹空穴

功用：祛风明目,除皱美颜。

主治：面瘫,眉毛脱落,鱼尾纹,近视,斜视,目赤肿痛,眼睑跳动,眩晕,头痛。

4）太阳穴

功用：疏风清热,解痉止痛。

主治：面瘫,鱼尾纹,上睑下垂,湿疹,头痛,牙痛。

5）睛明穴

功用：明目消皱。

主治：眼睑跳动,各种目疾,水肿。

6）承泣穴

功用：疏经活络,美目养颜。

主治：眼睛水肿,眼袋,面瘫,近视,远视,斜视。

7）四白穴

功用：疏经活络,美颜明目,疏肝利胆。

主治：面瘫,面部色素沉着,三叉神经痛,白内障,近视。

8）瞳子髎穴

功用：疏风散热,明目除皱。

主治：眼角皱纹,面肌痉挛,近视,斜视,头痛。

9）颧髎穴

功用：疏经活络,美颜消皱。

主治：口眼歪斜,眼睑跳动,三叉神经痛,除皱。

10）地仓穴

功用：消皱美颜,通络活络。

主治：口周皱纹,面瘫,面肌痉挛,皲裂。

11）听宫穴

功用：聪耳,消皱。

主治：面部色素沉着,耳鸣,耳聋,下颌关节炎,牙痛,面部除皱。

12）印堂穴

功能：清头明目,通鼻开窍。

主治：高血压,失眠,鼻炎,感冒,精神乏力等。

13）球后穴

功能：清热明目。

主治：视神经萎缩，视网膜色素变性，青光眼早期白内障，近视。

14）迎香穴

功能：祛风通络，理气止痛，通鼻窍，散风热。

主治：鼻塞不通，口眼斜，面痒水肿，面神经麻痹，面神经痉挛。

15）听会穴

功能：清降寒浊。

主治：耳鸣耳聋，齿痛，口眼㖞斜，面痛。

16）翳风穴

功能：益气补阳。

主治：口眼歪斜、牙关紧闭、齿痛、耳鸣、耳聋等头面五官疾患。

17）人中穴

功能：醒神开窍，调和阴阳，镇静安神，解痉通脉，救急首选要穴。

主治：中暑，中风，昏迷，惊风，晕厥，休克，一氧化碳中毒。

18）承浆穴

功能：调理任督二脉，治疗神经疾病。

主治：口眼歪斜，面肿，齿痛龈肿，流涎，口舌生疮，消渴嗜饮。

19）颊车穴

功能：祛风清热，通络。

主治：缓解治疗面神经麻痹、三叉神经痛、牙痛、腮腺炎等（按压颊车穴对于速止下齿牙痛非常有效）。

（3）常用按摩手法：按摩是操作者的双手附着于皮肤表面，运用规范手法，使皮肤产生一系列有节奏的运动，改善皮肤不良状态的方法。现代美容按摩手法将推拿手法与芳香美容按摩相结合，动作更为舒缓、柔和，力度适中，减少皮肤摩擦，放松肌肉和神经，配合使用芳香精油，可增加美容功效。

1）推抚法。源自瑞典按摩，是一种缓慢、温和，具有韵律感的手法，通常用在按摩开始和结束的时候。力量大的推抚可促进血液循环，放松肌肉，促进细胞的新陈代谢；力量小的推抚可作用于自主神经，平衡内分泌。推抚法亦可用于展油。

2）揉握法。以四指、大拇指及手掌协调"握住"需要按摩的部位，再以两手交替揉搓，对肩颈、小腿等肌肉紧张的部位具有很大的改善作用。揉握法具有扩张血管，增加血流，增加肌肉张力和弹性，降低肌肉紧绷和酸痛等作用。

3）指推法。指推法适用于指压经络循行区域或神经和肌肉的分布区，以大拇指推为主，相同区域不建议持续20 s以上。指推法可使局部发红，增加皮肤血流量，降低疼痛，刺激内脏反射区。

4）指压法。以拇指或中指为主要着力点，按压面部和身体常用穴位，以达到疏通经络，深度放松的作用。要求指压用力较深，每次指压持续5 s以上。

5）按揉法。分为掌揉和指揉，具有刺激深部组织和降低疼痛的作用。

6）提拉法。用手掌、四指和鱼际等处握住肌肉提拉，作用于胸部、腰腹部等处，起到刺激脂肪组织、紧致肌肤的作用。

7）撑法。用全手掌为主要着力点，两手掌向作用部位两边对撑，主要用于背部放松，拉伸肌肉、筋骨，放松作用明显。

8）揉法。分为掌揉、指腹揉两种，主要用于肌肉较为丰厚的部位，可充分放松肌肉，缓解乳酸堆积。

9）抹法。分为掌抹法和指腹抹法两种，用手掌或拇指螺纹面在体表做上下、左右或弧线呈单向或任意往返的移动。

2. 面部美容按摩的方法

（1）将适量精油倒入掌心预热，然后均匀涂抹于脸部。涂抹时，双手掌掌根向上，从下颌沿脸颊滑至额头，再由四指向下，沿鼻部下滑回到下颌（见图7－1、图7－2）。

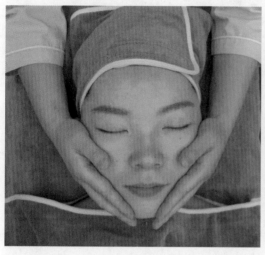 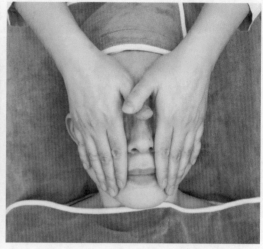

图7－1 双手掌根向上展油　　　　　　图7－2 双手四指向下展油

（2）双手四指并拢，全掌着力，包下巴（见图7－3），中指指压翳风穴（见图7－4）；双手掌安抚左侧脸颊、额部、右侧脸颊（见图7－5、图7－6）。要求全掌着力，动作舒缓、柔和，方向是上提皮肤。

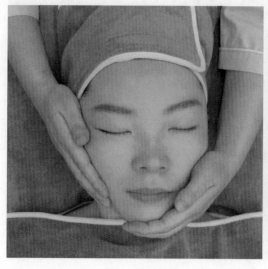 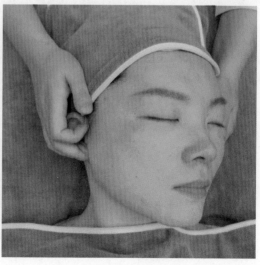

图7－3 包下巴　　　　　　　　　　图7－4 指压翳风穴

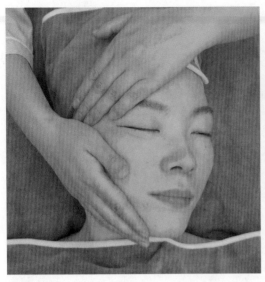

图7-5　双手安抚脸颊

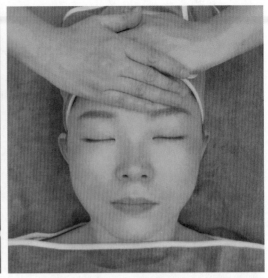

图7-6　双手安抚额头

（3）双手中指、环指指腹在整个面部打大圈，经过鼻侧时，环指抬起，仅用中指（见图7-7、图7-8）。要求动作舒缓，重复3～4遍。

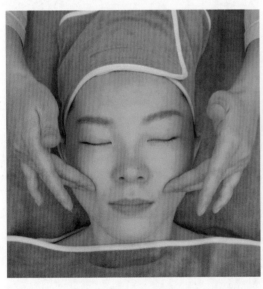

图7-7　脸部打大圈

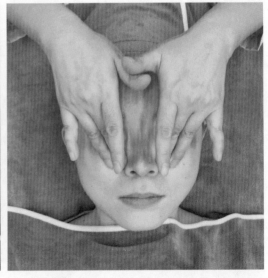

图7-8　脸部打大圈（鼻翼）

（4）额部打圈。双手中指、环指指腹同时从额中部打圈至太阳穴，并指压太阳穴（见图7-9）；左手固定不动，右手中指、环指指腹从右至左打圈（见图7-10），然后双手回到额中，中指、环指分别滑向两侧太阳穴，并指压太阳穴。要求打圈速度均匀，具有一定力度，指压轻重适中，每个动作重复3～4遍。

（5）按揉"川"字纹。左手示指、中指由两侧鼻翼提拉至攒竹穴处，点按提升该穴，随即左右两侧撑开印堂穴的"川"字纹，右手中指、环指在左手示指、环指间打圈。要求提升时用力，撑开"川"字纹要固定好两侧，可重复操作2遍（见图7-11a、图7-11b）。

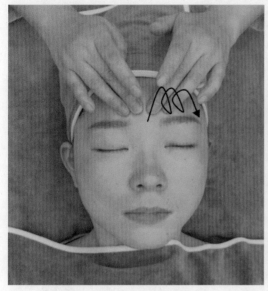

图7-9　双手同时额部打圈

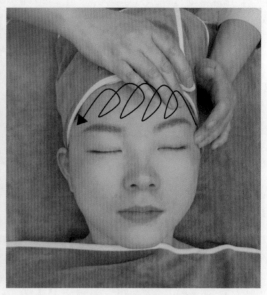

图7-10　右手额部打圈

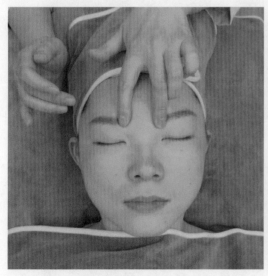

a　按揉"川"字纹Ⅰ

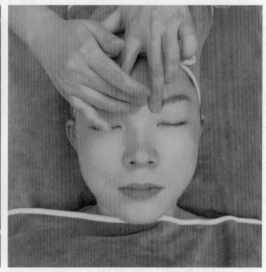

b　按揉"川"字纹Ⅱ

图7-11　按揉"川"字纹

　　（6）安抚额头。双手掌着力,交替拉抹额头,要求动作舒缓、柔和(见图7-12)。

　　（7）眼部打圈。双手中指、环指从太阳穴沿下眼眶打小圈至鼻根两侧,四指抬起,中指沿鼻梁滑上,依次点按攒竹、鱼腰、丝竹空穴。要求力度适中,不要过度牵拉皮肤,重复3～4遍(见图7-13～图7-16)。

　　（8）眼部穴位指压。双手中指、环指由内向外绕眼眶三遍后,点按瞳子髎、球后、承泣、四白、睛明、印堂、攒竹、鱼腰、丝竹空、太阳穴。要求指压力度适中,以穴位微酸胀感为宜(见图7-17～图7-23)。

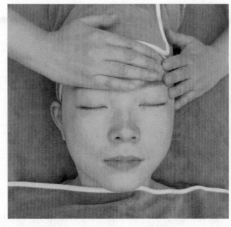

图7-12 安抚额头

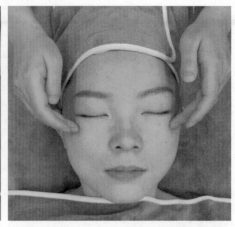

图7-13 眼部打圈

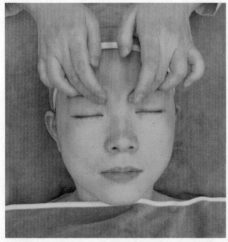

图7-14 指压攒竹

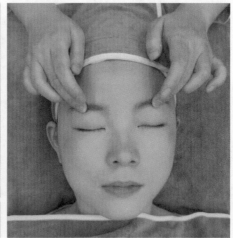

图7-15 指压鱼腰

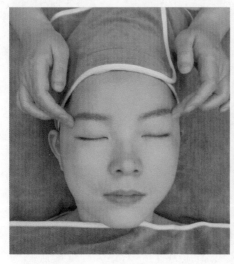

图7-16 指压丝竹空

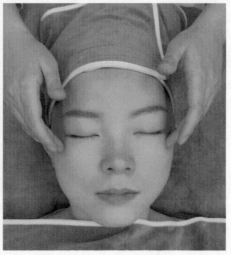

图7-17 点按瞳子髎

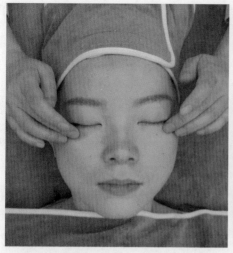

图7-18 点按球后

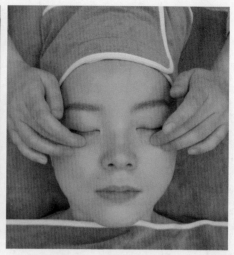

图7-19 点按承泣

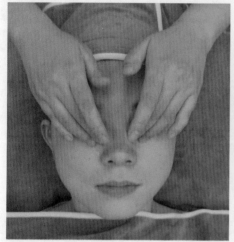

图7-20 点按四白

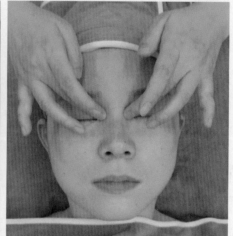

图7-21 点按睛明

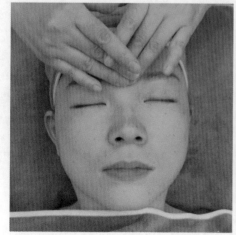

图7-22 指压印堂

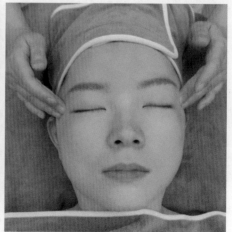

图7-23 指压太阳穴

(9) 眼部安抚。双手四指并拢,交替安抚左侧整个眼部(见图7-24);再换右侧。双手同时由左、右眼部分别向两侧拉抹至太阳穴(见图7-25),并指压。要求动作柔和,重复10遍。

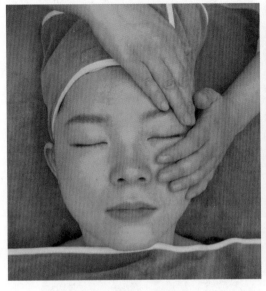 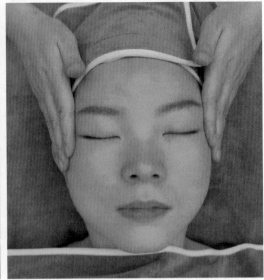

图7-24 双手交替安抚眼部　　　　　图7-25 双手同时安抚眼部

(10) 剪刀手分抹。双手示指、中指呈"剪刀"形按于左侧上下眼眶,交替在睛明穴、太阳穴之间拉抹(见图7-26);约8遍后再换右侧。

(11) 分抹眼眶。双手拇指固定在额部,四指并拢,同时由内向外绕眼眶安抚(见图7-27),重复5~6遍。

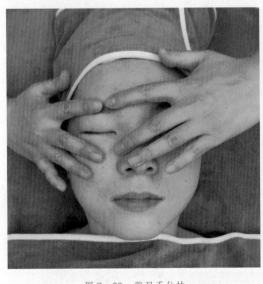 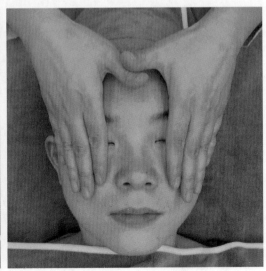

图7-26 剪刀手分抹　　　　　　　　图7-27 分抹眼眶

(12) 揉抹鱼尾纹。左手示指、中指撑开左侧鱼尾纹,右手中指、环指在左手示指、中指间打圈(见图7-28);换右侧。重复10遍。

（13）按压眼部。双手竖位，全掌着力，双掌平行从发际向下轻推至眼部，手掌完全盖住眼部时轻压一下眼球，随即向两侧抹开（见图 7-29）。要求掌心劳宫部位对准眼球，以免压迫眼球，重复 2～3 遍。

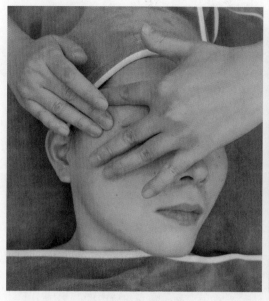

图 7-28 揉抹鱼尾纹

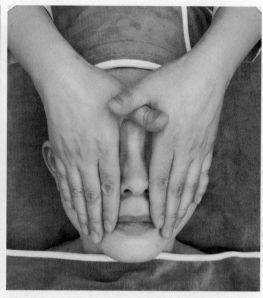

图 7-29 按压眼部

（14）分抹口周。双手中指、环指滑动上、下唇周，双手中指按水沟部位（见图 7-30、图 7-31）。

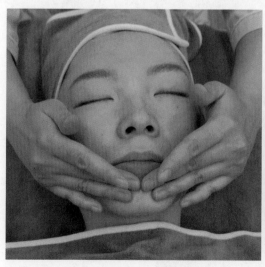

图 7-30 分抹口周

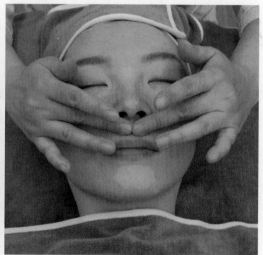

图 7-31 中指按水沟

（15）双手示指、中指撑开，交替拉抹口周（见图 7-32）。数遍后，双手同时由唇部做拉抹至颊车，并指压该穴（见图 7-33）。

（16）搓鼻梁。双手拇指交叉，中指搓鼻沟、鼻梁，中指绕双侧鼻翼，指压迎香，双手中指、环指交替弹拍鼻梁（见图 7-34～图 7-36）。

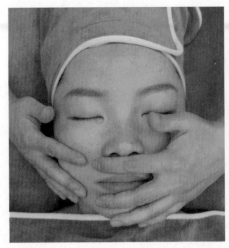

图 7-32 双手交替拉抹口周

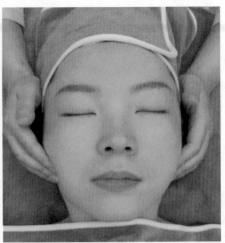

图 7-33 指压颊车

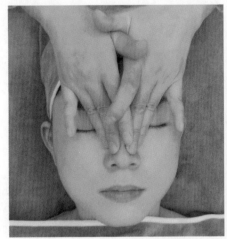

图 7-34 搓鼻梁

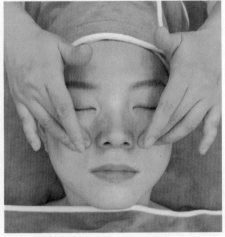

图 7-35 指压迎香

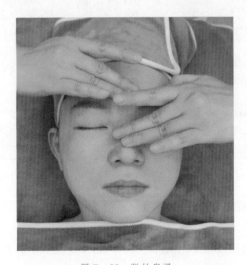

图 7-36 弹拍鼻梁

（17）面颊部打圈。双手中指、环指由下巴打圈至耳垂处，指压翳风穴（见图7-37）；由嘴角打圈至耳门处，指压听宫穴（见图7-38）；由鼻翼打圈至太阳穴处，指压太阳穴（见图7-39a、图7-39b）。打圈方向是由下向上，由内向外，重复2遍。

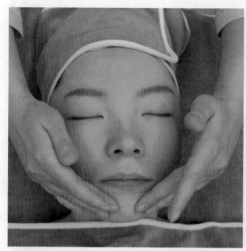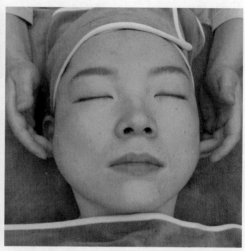

图7-37　面颊部打圈(下巴至耳垂)

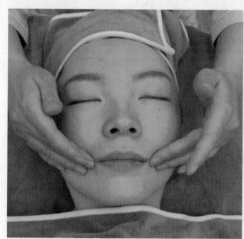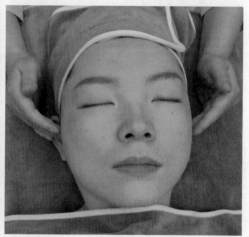

图7-38　面颊部打圈(嘴角至耳门)

（18）面部穴位指压。双手中指依次指压颊车、上关、下关、颧髎、迎香和地仓穴（见图7-40），重复2遍。

（19）按揉耳前穴位。双手示指、中指、环指从下颌拉抹至耳门前，按揉听宫、听会穴（见图7-41）。

（20）轮弹。双手四指由下向上同时轮弹双颊，约10遍后，再双手交替轮弹左侧脸颊，再换右侧脸颊（见图7-42）。

（21）下颌部打圈。双手微握，用示指、中指、环指中段手指背侧面在下颌处滚动打圈（见图7-43）。

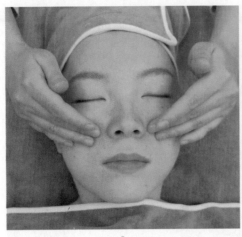
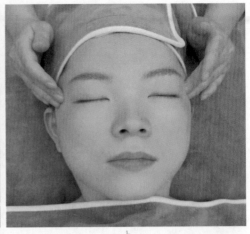

a b

图7-39 面颊部打圈(鼻翼至太阳穴)

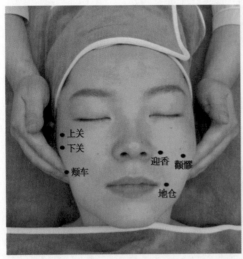

上关
下关
颊车
迎香 颧髎
地仓

图7-40 面部穴位指压

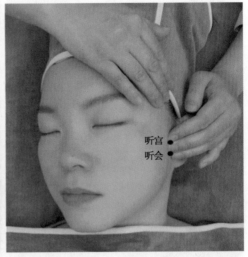

听宫
听会

图7-41 按揉听宫、听会

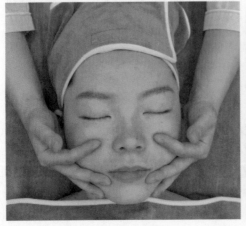

图7-42 轮弹

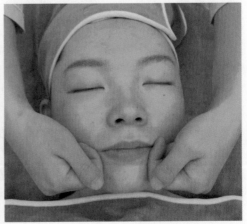

图7-43 下颌部打圈

（22）安抚。双手五指并拢，全掌着力，交替包下巴（见图7-44）。要求力度柔和，重复8～10遍。

（23）按压眼部。双手竖位、全掌着力，从发际轻推至全掌盖住眼部，轻按眼球后向两侧拉开。同眼部动作（7）。

（24）震颤安抚。双手横位、全掌着力，一手按于额部，另一手抚住下颌，双手同时加力，做震止性震动；再双手交换操作（见图7-45）。

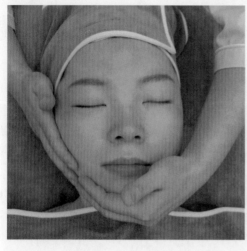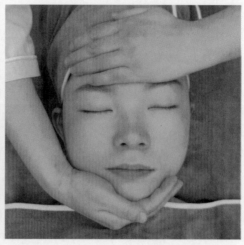

图7-44　双手交替包下巴　　　　　　图7-45　震颤安抚

（25）上提下颌。双手叠掌按压额头中部，再向两边拉抹，手腕到太阳穴时，手掌向下旋转90°，全掌沿双颊轻推至下颌，快速向上提下颌（见图7-46、图7-47）。

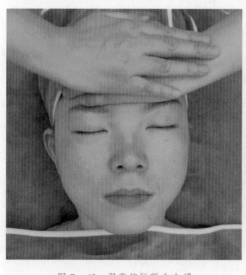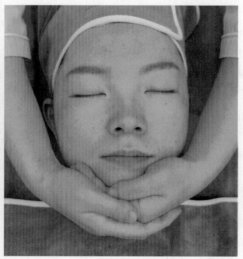

图7-46　双掌按压额头中部　　　　　图7-47　上提下颌

3. 面部按摩注意事项

（1）做好准备工作。按摩前应做好受术者的面部清洁，施术者应清洁双手，摩搓双手掌心，保持手部温暖；向受术者适当说明按摩的力度、时间等，尽量让其放松。

（2）注意按摩力度。手部放松，自然贴于受术者面部，动作流畅，力度适中，避免过度牵拉皮肤。

（3）禁忌。有以下情况之一者，禁止按摩。

1）严重敏感性皮肤或正值过敏期。

2）严重毛细血管扩张、破裂。

3）皮肤急性炎症，皮肤外伤或严重痤疮等。

4）皮肤传染病，如扁平疣、黄疸等。

5）严重哮喘病发作。

（三）敷面方法

敷面是使用面膜敷于面部的皮肤护理方法，由于面膜种类繁多，可根据不同功效和使用方法选择适合的面膜。

1. 面膜的分类 面膜是护肤品的一个类别，可用于皮肤补水保湿、营养滋润、深层清洁以及美白祛斑等。根据不同的性状，可分为硬膜、软膜、膏状面膜、啫喱面膜、撕拉面膜、中草药面膜、无纺布面膜等。

（1）硬膜。硬膜的主要成分是医用石膏粉。用水调和涂敷于皮肤后自行凝固成坚硬的模体，模体温度持续升高，可促进皮肤血液循环。硬膜可分为冷模和热模两种。

1）热模。热模成模后会逐渐发热 20～25 min，温度适中不会发烫，可扩张毛孔，促进血液循环，滋润皮肤，补充营养，并有活血祛瘀、调理气血的作用。热模适用于中性、干性、衰老性和色斑皮肤。

2）冷模。冷模成模后，贴靠皮肤的内侧有凉爽的感觉，接触空气的外侧温热，可使皮肤毛孔收缩，皮脂分泌减少，消炎祛痘。冷模适用于油性皮肤、易于生痤疮的皮肤，且适合夏季使用。

（2）软膜。软膜是一种以淀粉等粉末为主要基质的粉末，用水调和后呈糊状。软膜的特点是涂敷在皮肤上时，逐渐形成膜状，将皮肤与外界阻隔，使皮肤形成水合状态，膜内的水分和营养物质可以被面部肌肤充分的吸收，起到润肤、美白、延缓衰老等作用。软膜的种类很多，各具不同功效。

（3）膏状面膜。膏状面膜是生产厂家已调好的面膜，一般以罐装，不需要调制，直接涂抹于皮肤表面，15～20 min 后再清洗干净，使用简便，易于操作。

（4）啫喱面膜。啫喱面膜呈半透明黏稠状，具有补充皮肤水分和去除污垢的作用。特点是使用方便，直接涂抹，易于清洁。

（5）撕拉面膜。撕拉面膜大多是透明或者半透明的胶状液体，涂敷到面部变干后形成一层薄膜，使表皮温度升高，促进血液循环和新陈代谢，并使毛孔张开，面膜干燥后，通过撕拉的方式卸膜，将毛孔中的污物带出来，并且起到去除老化角质的作用。适合中性和油性皮肤。撕拉面膜对皮肤的刺激比较大，容易引起毛孔粗大、皮肤过敏等问题，如有皮肤敏感、皮肤衰老等不建议使用。

（6）中草药面膜。中草药面膜一般是将中药磨成细的粉末，以水、蜂蜜等调和成膜，敷于面部。中草药面膜主要以中医理论为基础，根据皮肤问题以及身体症状进行辨证分析，选择适合的中药组合成方，可起到活血祛瘀、清热解毒、化湿消肿、益气养血等多种功效，适合各种皮肤类型及皮肤问题。

（7）无纺布面膜。面膜纸上蘸有浓度较高的精华液，敷于面部后，精华可渗透于皮肤，起到保湿滋养的效果。这种面膜使用非常方便，功效也可因不同的精华液而不同，是日常护肤最为常用的面膜类型。适合各种肤质。近年来无纺布制作工艺逐步提高，并有蚕丝、生物纤维等多种更贴合皮肤、更具营养性的材质。

2. 面膜的使用方法　这里仅介绍美容护理中常用的硬模和软膜。

（1）硬模

1）调制硬模：调制硬模需要准备硬模粉、蒸馏水、调棒、橡胶碗等用品用具。取适量的硬模粉（每次模粉用量250～300 g）盛于橡胶碗中，在硬模粉中间用调棒拨出一个坑，准备倒水；在坑内倒入蒸馏水，用调棒左右拨粉，使硬模粉和蒸馏水充分融合，再拖住碗底，快速同方向搅动，直至调成糊状（无气泡、无颗粒）。要求动作迅速，干净利落，在15～20 s完成。

2）倒模：将调制好的硬模从下往上迅速敷上。倒冷模时，将眼睛、鼻孔空出；倒热模时，除鼻孔外可全部倒上（眼睛部位可事先用湿棉片盖住）。模面光滑，厚薄均匀，能整模揭下。

3）卸模：双手由下往上揭模，动作适中，可请受术者先做笑的动作，使模体逐渐与皮肤脱离后，再将模体取下。如热模敷过眼睛，需等受术者的眼部适应光线后，才能将模取下。卸模时避免残渣进入受术者口、鼻、眼中。用温水洗净皮肤，使脸部不留模粉渣滓。

（2）软膜

1）调制软膜：调制软膜需要准备软膜粉、蒸馏水、调棒、玻璃碗等用品用具。根据受术者的皮肤正确选膜，每次膜粉用量15～20 g。将软膜粉盛于玻璃碗中，倒入蒸馏水，同方向快速搅拌，直至面膜成糊状（无气泡、无颗粒）。

2）敷软膜：将调制好的面膜按照从中间向两边，从下往上的顺序在面部涂抹，避开口、鼻孔、眼睛部位。涂抹应快速，在1 min内完成敷膜，且膜面应光滑，大小适中，厚薄均匀。

3）卸膜：双手由下而上将膜掀起，力度适中，避免强行剥落。面部残留面膜用洗面扑清洗，并用温水洗净皮肤。

3. 敷膜注意事项　敷面膜对于一些特殊的问题性皮肤或特殊情况的受术者应慎用或禁用。

（1）严重过敏性皮肤慎用。

（2）局部有创伤、烫伤、发炎、感染等皮肤症状者禁用。

（3）严重的心脏病、呼吸道感染、高血压等病的患者，在发病期应慎用或禁用。

第二节　刮痧美容

一、刮痧美容简介

刮痧疗法是祖国传统医学的方法，由于其简便易行，见效快，无副作用，在历史上流传甚为久远。早在唐代，人们就用苎麻刮治痧病。元明时期，已有较多的疗法记载，如以瓷勺刮背，驱散邪气。至清代，有关刮痧适用的病症，不仅在《理瀹骈文》等著作中有记载，还出现在《七十二种痧症救治法》等专著中，对刮痧疗法的理论和操作做了全面系统的描述。面部刮痧对提升面部、颈部皮肤有显著功效，更是临床上改善眼袋、黑眼圈的有效美容手段。

刮痧是采用刮具在人体表面的特定部位反复进行刮、点、挑、叩击等手法,使局部皮肤表现出潮红、紫红、紫黑色瘀斑或小点状紫红色疹(痧痕),以疏通经络,排泄毒素,开窍醒神,祛除疾病,以达到调整脏腑的气血阴阳,使之恢复平衡,并增加人体容颜或形体美的一种物理性治疗方法。

1. 刮痧的特点　刮痧的"痧"有广义和狭义之分。广义的"痧"指人体内部疾患在人体肌肤上的一种毒性反应,狭义的"痧"指皮肤出现红色斑丘疹。刮痧、出痧的实质是在外力的作用下,局部血管扩张甚至毛细血管破裂,血液外溢于皮肤局部形成瘀斑的现象。

有些痧是人体内部某处阴阳失调,气血运行不畅,毒素蕴于体内,循经络外显于皮肤的表现;有些痧是机体排出的病邪,"出痧"意味着"给邪以出路",从而改善气血平衡。从现代病理生理来说,刮痧是通过调节神经、内分泌以及免疫系统,从整体上协调人体各组织器官功能的治疗方法。

2. 面部刮痧的功效

(1) 刮痧具有疏通经络调理脏腑,提高机体的抗病能力,活血化瘀、排毒祛邪、通络舒筋、理气活血的功效。

(2) 刮痧还有扩张血管,促进新陈代谢,排毒和增加抵抗力的作用。

(3) 面部刮痧可改善面部血管微循环,增加血液、淋巴液及体液的流量,具有收缩毛孔、排毒养颜、行气消斑、祛痘祛皱、改善黑眼圈眼袋的作用。

3. 刮痧用具

(1) 刮痧用具的材质:刮痧的刮具目前较为常用的是不导电、不传热的水牛角和玉石刮痧板。

1) 水牛角刮痧板。水牛角味辛、咸、寒,辛可发散行气、活血润养,咸能软坚润下,寒能清热解毒。因此,水牛角具有发散行气、凉血化瘀、清热解毒、散结生肌、疏通经络的功效。

2) 玉石刮痧板。玉性味甘平,入肺经,润心肺,清肺热,具有清音哑、止烦渴、定虚喘、安神明、滋养五脏六腑、疏通经络的作用。玉石自古以来就是美容佳品,经常用玉石摩面,具有养颜美容的作用。

3) 砭石刮痧板。砭,指砭术,起源于古人用楔状石块砭刺患部以治疗各种疼痛和排脓放血的方法。砭石就是应用此方法的石头,一般认为,有害放射线不超标,均可制为砭石;也有根据文献记载,认为泗滨砭石是主要的砭石原料。中医认为上品砭石有安神、调理气血、疏通经络等作用。

(2) 刮痧用具的形状

1) 鱼形刮痧板。外形酷似金鱼,包括鱼嘴与鱼尾。主要用于面部,常左右手各执一只配合使用。鱼嘴部和尾部专门用于点穴,鱼身、背、腹部多用于经络的刮拭和摩、抚。

2) 梳形刮痧板。外形一端似梳,另一端似菱角,主要用于毛发美容。梳的一端用于头部毛孔的疏通,同时激发发根毛囊,以减少脱发,激发新生,并使白发变黑。一般先沿着任、督二脉梳理 30 次,再梳理两侧膀胱经各 30～50 次。菱形的一端用于刺激任脉和督脉,并可刮拭头部穴位与身体各局部。

3) 三角形刮痧板。外形呈三角形,底边如波纹状,斜边稍带弧度,顶角稍圆,专用于肢体刮痧。底边波纹状恰好可让指、趾关节通过,斜边刚好能刮拭手掌及掌背,顶角用以点按四肢穴位。斜边的另一特点是符合颈部的弧形。

4) 长方形刮痧板。较宽大、厚重,四面光滑。横刮、竖刮均方便,应用范围广,可用于全身肌肉厚实部位,疏通经络效果较佳。

4. 刮痧介质 在刮痧时,通常要选用润滑剂作为介质。介质的种类很多,可选用水、食用油等食材,或凡士林、润肤霜、爽身粉生活常用品,也可以选用具有功效作用的介质,这里介绍以下两种。

(1)中药配方介质。

1)药液。根据不同的病情,可选用中草药煎成药液或提取液作为介质,如何首乌、黑芝麻、墨旱莲等提取液,具有乌发、亮发、防脱的功效;黄芩、苦参、当归、赤芍、丹参、三七等提取液或药液,也可在刮痧的过程中发挥清热解毒、活血化瘀、通络止痛等功效。

2)刮痧油。可选用活血化瘀药物制成刮痧油,如当归、红花、乳香、没药等;若用于减肥塑身,可选用配有大黄、荷叶成分的刮痧油。

(2)芳香精油介质。

1)基础油。荷荷巴油、甜杏仁油、葡萄籽油、玫瑰果油具有润滑皮肤且不油腻的特点,适合作为刮痧的介质。

2)芳香精油。将适量的单方精油加入基础油中,不仅可以使介质气味芬芳,怡人心神,还可在刮痧的同时增加疗愈疾病的功效。如薰衣草精油和茶树精油具有舒压助眠的作用,葡萄柚精油具有缓解水肿、减肥的作用,玫瑰精油和橙花精油具有淡化色斑的作用。

二、刮痧美容操作方法

1. 刮痧准备

(1)物品准备。刮痧板、弯盘、方盘、75%乙醇棉球、无菌持物镊、刮痧介质、纸巾、毛巾、洗脸盆、洗面奶、爽肤水、乳液等。刮痧板选用牛角或者玉石和砭石等天然材料,不宜选用塑料材质,刮拭前用75%乙醇对刮痧工具进行擦拭,严格消毒。

(2)洁肤。用洁面乳清洁皮肤,取适量洁面乳涂于面部打圈,持续时间 2 min 即可。如受术者面部有化妆,可先用清洁霜、卸妆水或卸妆乳等卸妆,再进行清洁。

(3)润肤。用化妆棉蘸取适量保湿爽肤水或具有美白、抗皱、镇静等功效的化妆水轻轻擦拭面部至吸收,起到保湿、舒缓、平衡皮肤表面 pH 值的作用。

2. 面部刮痧 操作者先用双手将刮痧介质(建议选择复方精油)均匀涂抹于面部,再使用刮痧板在面部皮肤表面进行刮拭。

(1)刮痧操作的方法

1)握板方法。一手握刮痧板,以手掌横握刮痧板,拇指与另四指分别置于刮板两侧,刮板一底边横靠手心部位,手指弯曲,刮痧时用手掌心部位施加向下的按压力;另一手轻按头部用于固定。

2)刮拭方向。在面部从内向外、从下向上进行刮拭,可用按压、旋转、揉扭、直刮等手法,要求动作连贯,刮痧板不离面部,穴位处可停留或重复刮拭。

3)刮拭角度。刮板与皮肤表面保持 45°进行刮拭,点按穴位可以保持 90°。

4)刮拭力度。刮痧时应用力均匀、渗透,采用腕力,面部刮痧可微有潮红,不宜出痧。

5)刮痧时间。刮痧时间持续 20~30 min。

(2)刮痧的步骤:左手握板,先按以下顺序刮拭左侧面部,再刮拭右侧面部。

1)刮承浆—下关—太阳(见图 7-48~图 7-50)。

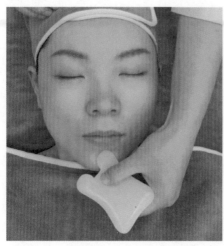
图 7 - 48　刮承浆

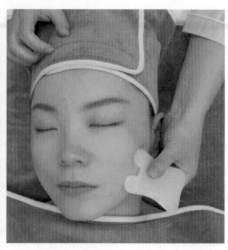
图 7 - 49　刮下关

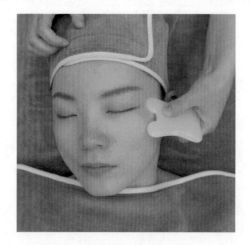
图 7 - 50　刮太阳

2）刮地仓—颧髎—听会—太阳（见图 7 - 51～图 7 - 54）。

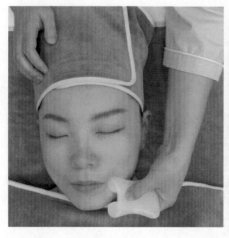
图 7 - 51　刮地仓

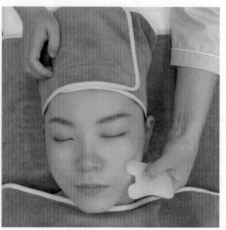
图 7 - 52　刮颧髎

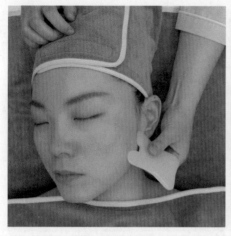
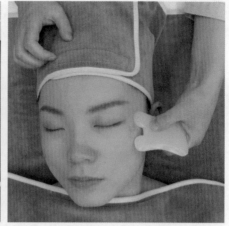

图 7-53　刮听会　　　　　　　　　图 7-54　刮太阳

3) 刮人中—巨髎—听宫—太阳（见图 7-55～图 7-58）。

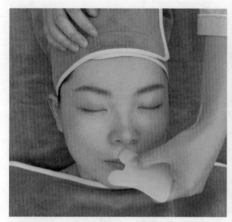
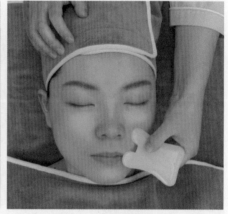

图 7-55　刮人中　　　　　　　　　图 7-56　刮巨髎

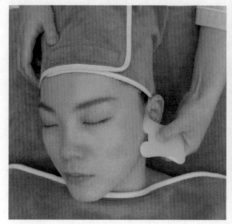
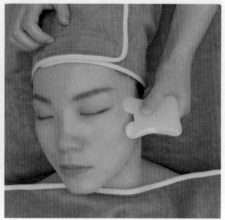

图 7-57　刮听宫　　　　　　　　　图 7-58　刮太阳

4）刮迎香—四白—太阳（见图 7 - 59、图 7 - 60）。

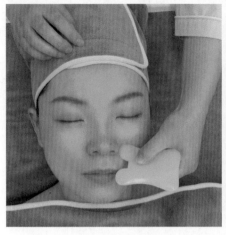 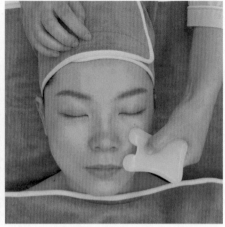

图 7 - 59　刮迎香　　　　　　　　图 7 - 60　刮四白

5）刮睛明—承泣—球后—瞳子髎—太阳（见图 7 - 61～图 7 - 64）。

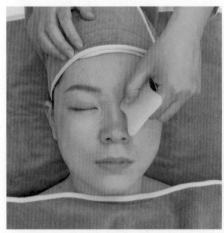 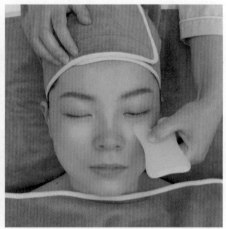

图 7 - 61　刮睛明　　　　　　　　图 7 - 62　刮承泣

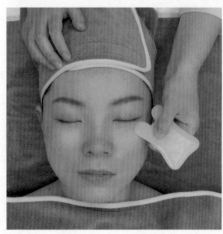 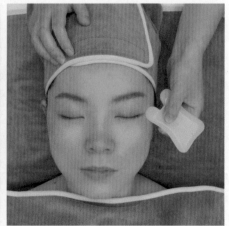

图 7 - 63　刮球后　　　　　　　　图 7 - 64　刮瞳子髎

6) 刮印堂—攒竹—鱼腰—丝竹空—太阳—翳风(见图 7-65～图 7-70)。

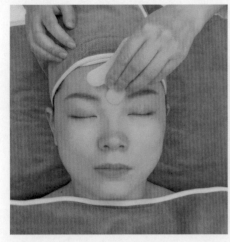
图 7-65 刮印堂

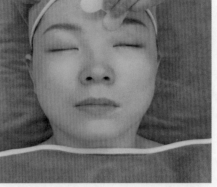
图 7-66 刮攒竹

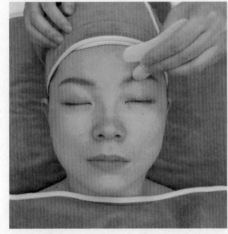
图 7-67 刮鱼腰

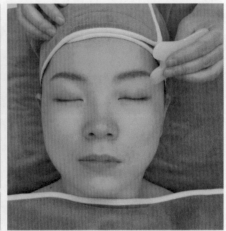
图 7-68 刮丝竹空

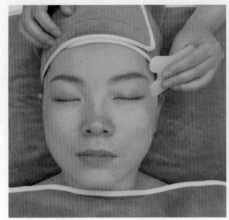
图 7-69 刮太阳

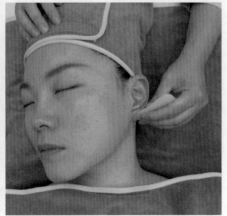
图 7-70 刮翳风

3. 刮痧后护理

（1）敷面膜。根据面部美容的需要选择适合的面膜，如具有保湿、镇静、美白和抗皱功效的面膜。面膜的类型多选用软膜，使用温水调敷软膜粉，后均匀涂抹于面部。也可根据不同的美容需求选择精油调敷的面膜、无纺布面膜、中药面膜等，但不适宜选择硬模在刮痧后调敷。面膜涂敷以 20 min 为宜。

（2）润肤护理。再次用化妆棉蘸取适量爽肤水将其均匀涂抹于面部，再涂抹护肤精华、保湿乳液或乳霜，如果是白天，应涂抹防晒霜。润肤护理的步骤可以采用含有精油成分的爽肤水和护肤乳液，也可以自行调配具有保湿、美白、抗皱等功效的精油护肤使用。

4. 面部刮痧护理注意事项

（1）在面部进行刮拭不必刮出紫血瘀点，刮至面热、耳热、脸部有灼热感即可。

（2）刮痧后不可以沾冷水，以 4 h 内不洗脸、不洗澡为宜；4 h 内不可涂抹彩妆。

（3）刮痧工具操作前后必须消毒（75％乙醇）。

（4）饥饿或饭后 0.5 h 内不宜进行刮痧操作。

（5）换肤术后不足 2 个月者忌刮，洗眉过深、长肉芽、炎症者忌刮。

（6）传染性皮肤病、感染性脓肿、溃疡、皮损、硬结不刮。

附

拨 筋 美 容

面部拨筋不同于面部刮痧，是应用拨筋棒以疏、拨、揉的方式进行"点""线"拨拭的方法。面部拨筋以中医全息经络学为理论基础，根据面部经络循行路线，用拨的方法疏通经络，并可点拨刺激脏腑在面部的反应点，理气活血，放松缓压，促进皮肤新陈代新，恢复皮肤的弹性和光泽。

1. 面部拨筋的功效

（1）疏通经络，协调脏腑功能。面部是经络汇集之处，有足太阳膀胱经、足少阳胆经、足阳明胃经、手阳明大肠经、手太阳小肠经、足厥阴肝经以及督脉、任脉等多条经络循行，通过对经脉循行部位的拨筋，可以改善脏腑功能，平衡机体阴阳盛衰，从而起到良好的由内而外的美肤作用。如拨拭肝经、胆经，可以疏肝解郁、理气活血，对于由于肝郁而出现的面部色斑改善有一定的促进作用；在胃经循行部位和穴位上拨筋，可健脾和胃，改善皮肤松弛、暗沉的情况，配合大肠经穴位疏通，还可有助于缓解便秘，减少痤疮的产生。

（2）美容护肤，抗衰驻颜。通过疏通面部经络，活化气血，可以促进皮肤毒素代谢，改善晦暗皮肤，使皮肤透白、有光泽。拨筋还可以刺激弹力纤维的活性，促进肌肤胶原蛋白的合成能力，改善皱纹松弛性皮肤，达到紧致肌肤、减少皱纹的效果。

2. 面部拨筋棒
外形似较粗的钢笔，一端较粗，呈圆球形，棒身逐渐变细，到另一端约黄豆大小。美容拨筋的刮具目前较为常用的是不导电、不传热的水牛角和砭石的拨筋棒。

（1）牛角拨筋棒。水牛角味辛、咸、寒，辛可发散行气、活血润养，咸能软坚润下，寒能清热解毒。因此，水牛角具有发散行气、凉血化瘀、清热解毒、散结生肌、疏通经络的功效。

（2）砭石拨筋棒。砭石本身具有热效应，使用砭石后人体会复有温热感，加热使用后体感更佳。人体吸收砭石的红外波与超声波能量后，皮肤的血液循环加快，组织内出现发热反应，所产生的热量具有镇痛、解除肌肉痉挛、改善组织微循环状态等作用。

3. 面部拨筋的手法

（1）拨法。用板形砭具较薄的凸边或锥形砭具在肌腱或结节处沿垂直于肌肉的方向进行往返拨动，多应用于肌肉筋腱或结节性病变（经筋病），是针对较浅层组织的一种解结法。面部多使用于额头、面部等部位。

（2）点法。使用锥棒形砭具的锥头、板形砭具的角或尾锥，对相关穴位或病变局部施以压力，其力度由轻到重，以不刺破皮肤，能够耐受为度，尽量出现酸、麻、胀的得气感。锥度较小（钝）的锥头用于肌肉丰厚的臀部、大腿、肩头等处，锥度较大（尖）的锥头用于肌肉较薄的肢体、手足头面部。使用点法拨筋，可起到类似针刺的调节作用，常用于禁刺部位、小儿惧针和晕针的情况。

4. 面部拨筋护理程序

（1）拨筋准备。

1）物品准备。拨筋棒、弯盘、方盘、75％乙醇棉球、无菌持物镊、刮痧介质、纸巾、毛巾、洗脸盆、洗面奶、爽肤水、乳液等。拨筋前用75％乙醇对拨筋工具进行擦拭，严格消毒。

2）清洁皮肤。用洁面乳清洁皮肤，取适量洁面乳涂于面部打圈，清除皮肤上残留的化妆品、汗渍污垢等，清洁过程可持续时间2 min。

3）精油调理。将准备好的精油均匀涂抹于面部，并以面部淋巴排毒的方式进行按摩和安抚。用双手拇指开穴，顺序依次为印堂、攒竹、鱼腰、丝竹空、童子髎、球后、承泣、四白、睛明、迎香、颧髎、上关、下关、听宫、听会、翳风（点按翳风时，拇指同时点人中）、承浆、地仓、颊车，双手掌安抚全脸。整个顺序做一遍即可。

（2）拨筋操作。配合拨、揉的手法找出气结及筋结进行疏通。

1）印堂—神庭（督脉），拨筋，见图7-71。

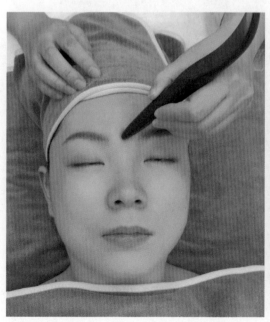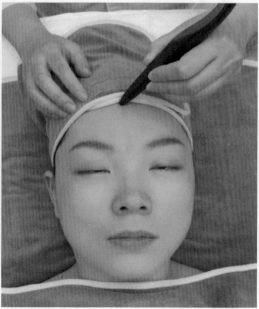

图7-71　拨印堂至神庭

2）眉头—发际线（膀胱经），拨筋，见图7-72。

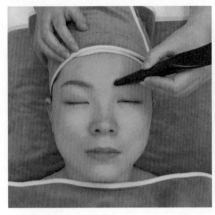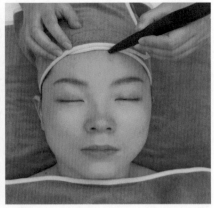

图7-72　拨眉头至发际线

3）鱼腰—发际线（胆经），拨筋，见图7-73。

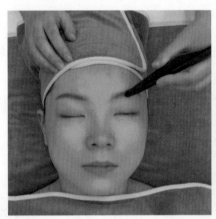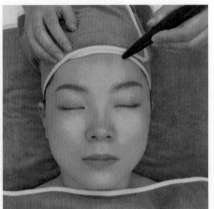

图7-73　拨鱼腰至发际线

4）外眼角—发际线（胆经），拨筋，见图7-74。

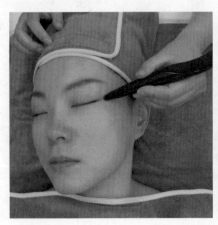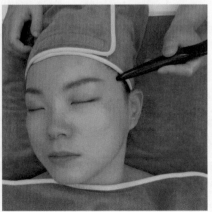

图7-74　拨外眼角至发际线

5）用板平面安抚额头,见图7-75。

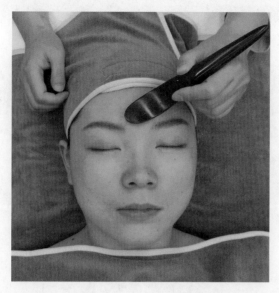

图7-75　板平面安抚额头

6）用板侧刮额竖五线,分别从印堂、鱼腰、丝竹空向上刮至发际线,先中间,后两边,见图7-76。

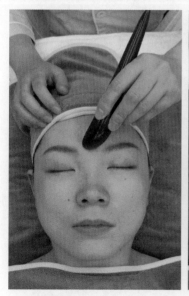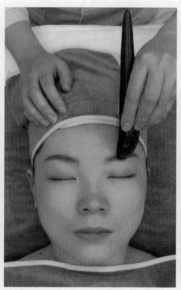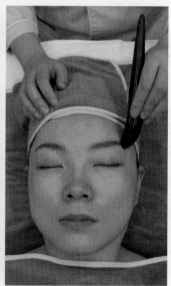

图7-76　板侧刮额竖五线

7）手掌安抚额头,见图7-77。

8）鼻间—鼻柱—印堂—发际线(督脉),拨筋,见图7-78~图7-80。

9）鼻通—攒竹(胃经),拨筋,见图7-81、图7-82。

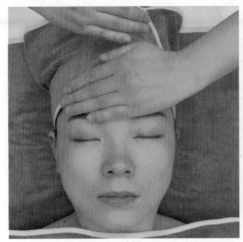

图 7-77 手掌安抚额头

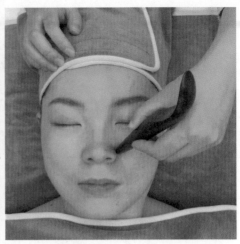

图 7-78 拨鼻间

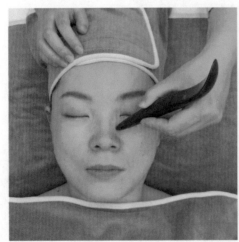

图 7-79 拨鼻柱

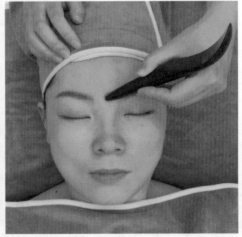

图 7-80 拨印堂

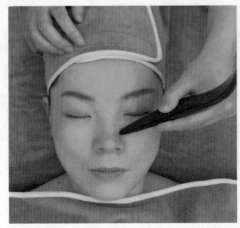

图 7-81 拨鼻通

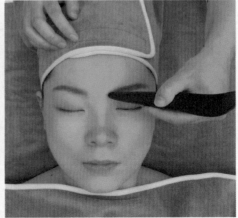

图 7-82 拨攒竹

10）承泣—球后—发际线，拨筋，见图7-83a～图7-83c。

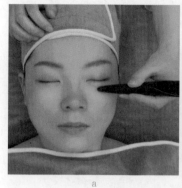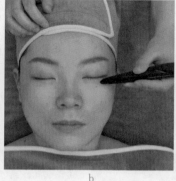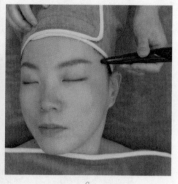

a　　　　　　　　　　b　　　　　　　　　　c

图7-83　承泣—球后—发际线拨筋

11）攒竹—鱼腰—丝竹空—发际线，拨筋，见图7-84、图7-85。

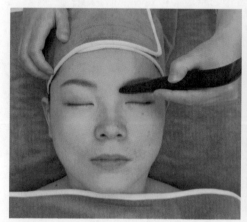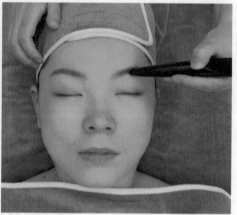

图7-84　攒竹至鱼腰拨筋

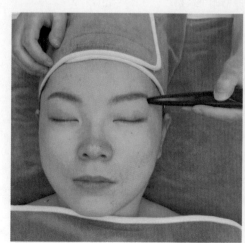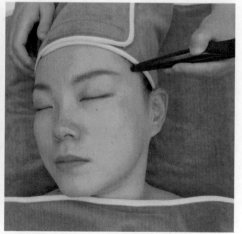

图7-85　丝竹空至太阳拨筋

12）用板平面安抚上下眼眶，见图7-86、图7-87。

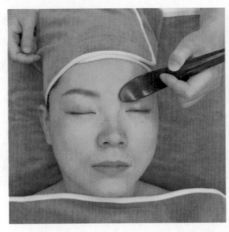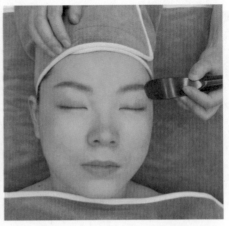

图7-86 安抚上眼眶

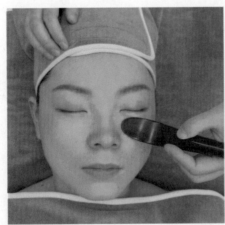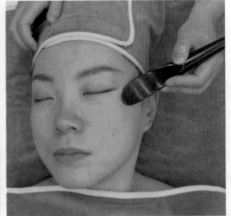

图7-87 安抚下眼眶

13）瞳子髎—耳门—听宫，拨经并经耳后至耳后淋巴，见图7-88～图7-91。

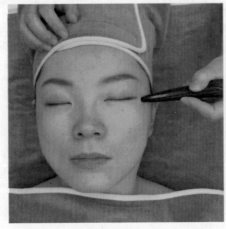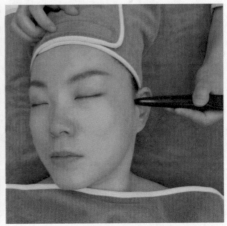

图7-88 拨瞳子髎   图7-89 拨耳门

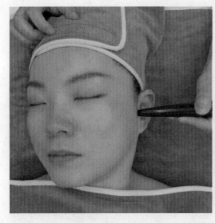

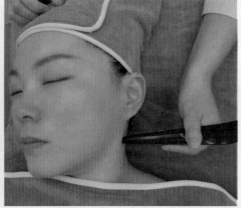

图 7-90　拨听宫　　　　　　　　　　图 7-91　拨至耳后淋巴

14）棒点承浆—地仓—水沟（人中），见图 7-92～图 7-94。

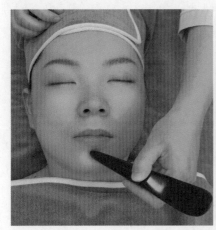

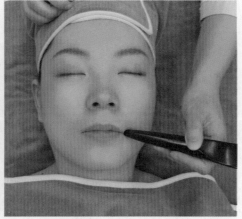

图 7-92　点承浆　　　　　　　　　　图 7-93　点地仓

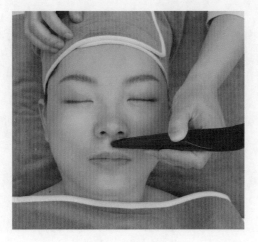

图 7-94　点水沟

15）鼻通—听宫—耳门，拨经，并经耳后排到腋淋巴，拨穴位方法同前。

16）承浆—翳风（胃经），拨经，并经耳后排至腋淋巴，见图7-95、图7-96。

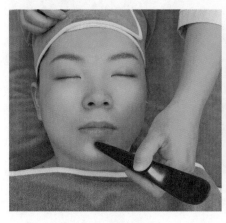 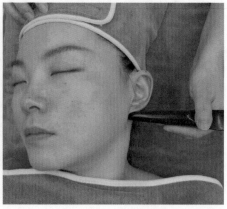

图7-95　拨承浆　　　　　　　　　　　图7-96　拨翳风

17）双手搓热，分三线提拉，再经耳后排至腋淋巴（先一边一边排，再两边同时排），见图7-97～图7-100。

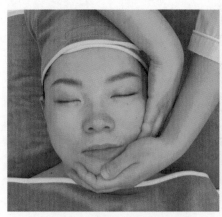 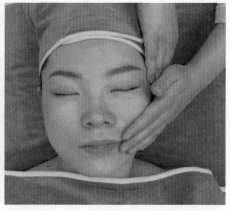

图7-97　提拉承浆至听会　　　　　　　图7-98　推地仓至听宫

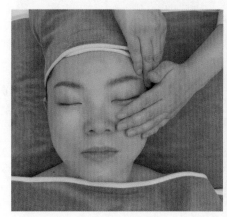 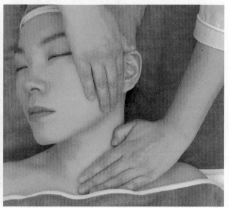

图7-99　提拉迎香至太阳穴　　　　　　图7-100　推至腋下淋巴结

18）安抚全脸,见图 7-101。

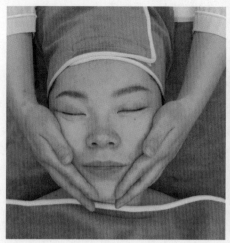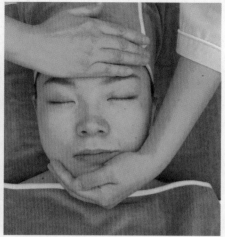

图 7-101 安抚全脸

（3）拨筋后护理（同刮痧后护理）。

5. 面部拨筋的注意事项

（1）皮肤有破损、炎症或者容易发生紫癜的皮肤不适合拨筋疗法。

（2）身体极度疲劳或者孕妇,不适合使用拨筋疗法。

（3）使用点法拨筋,应注意面部部位的特点,如眼部周围的睛明、攒竹、球后等穴位,谨慎使用。

（4）拨筋主要从左边开始拨起,因为左行气、右行血,气为血之帅、血为气之母,只有气通畅了才能推动血的运行。

（5）面部拨筋力度应适中,在拨拭的时候应询问受术者的反应,由轻到重;面部拨筋与刮痧一样,皮肤微温发红即可,不宜拨出（或刮出）痧点。

（6）面部拨筋需要选择合适的介质,与拨筋目标相适应的精油是最佳的选择,精油不仅具有润滑皮肤的作用,还能够促进皮肤血液循环,起到更为理想的疗效。

（7）拨筋疗法之后,不宜选择具有刺激性的护肤品,应以保湿、镇静、营养的功效为主,且拨筋后不可以沾冷水,以 4 h 内不洗脸、不洗澡为宜;4 h 内不可涂抹彩妆。

（8）拨筋疗法之后,应该适量饮用水补充体液,并做适当的休息。

第三节 灸法美容

一、灸法美容简介

灸法是指利用艾叶等易燃材料或药物,点燃后在穴位或患处进行烧灼或熏熨,借其温热性刺激及药物的药理作用,以达到防病治病的一种外治方法。灸法是中医针灸疗法中的重要组成部分,灸法同针法一样,都是建立在脏腑、经络、腧穴等理论基础上,通过刺激腧穴来调整经络与脏腑的功能,起到防病治病的作用。后世灸法也应用于美容保健当中。

灸法美容是以中医经络学说为理论基础,从中医学的整体观念出发,通过艾灸对穴位或体表某些局部进行刺激,以疏通调节脏腑和经络气血,而达到防治损容性疾病和保健美容的目的,方法是中医美容医学的主要手段之一。

灸法美容的作用　灸法美容,外能美化容颜形体,可以治标;内可调节脏腑功能,可以治本。并且因其简便易行、经济安全、无毒无害、适应证广泛、疗效显著,已经成为中医美容的特色之一。

(1)滋润五脏,补养气血:五脏,即心、肝、脾、肺、肾,通过经脉、气血、津液与人体皮肤、五官、须发、四肢、九窍构成一个有机体,五脏六腑气血的盛衰直接关系到机体的健康和面容的容枯。所以五脏六腑强盛,是体态健康美丽的保证,气血充盈是体态健康、美丽润泽、容貌不枯的基础。故灸法美容非常重视脏腑、气血在美容中的作用,通过灸法滋养五脏、补益气血,使身体健壮、容颜常驻。

(2)疏通经络,活血行瘀:经络广布于人体,是运行全身气血、联络脏腑肢节、沟通上下内外的通路,维持人体正常生理活动的微物质可通过经络系统运送到全身每个部位的。只有经络保持通畅,气血运行无阻,才能拥有健康的体魄和容润的肌肤。若经络不通,气血运行不畅,必致停而为瘀,皮肤肌肉得不到气血濡养则面色无华,甚至导致皮肤疾病的发生而影响形体和容貌的美。故中医灸法均要遵循疏通经络、活血行瘀的原则,以求得较好的美容效果。

(3)祛风清热,凉血解毒:自然界中的风、寒、暑、湿、燥、火六气,在正常情况下不致危害人体,但当气候异常变化或人体正气不足等情况时,六气即成为致病因素,侵犯人体而为病。此时的六气称为"六淫",对于美容而言,六淫中危害最深的当责之于风邪、热邪。因为风邪常为外邪致病之先导,而颜面、须发、眼目等均暴露于外,这些部位最易受风邪的侵袭而致病,而热邪最易与风邪依附而侵袭人体经络,影响人体气血运行,同时热极容易化毒入血,使血分热炽,导致许多损容性疾病的发生。近代很多医者把热证定为禁灸之列,其实在古代文献中亦有"热可用灸"的记载,灸法治疗痈疽,就首见于《内经》。因此,善用灸法,可起到祛风清热、凉血解毒的作用。

(4)消肿散结,燥湿止痒:某些损容性疾病如痤疮、酒糟鼻等多表现为局部红肿、瘙痒等,特别是那些久病缠绵的面部疾病,多与湿邪有关,因此艾灸在补助正气、祛风清热、凉血解毒的同时,还可以消肿散结、燥湿止痒。

(5)增白悦色,驻颜减皱:皮肤白皙光润悦泽,莹洁红润,富有弹性,不仅是健康的标志,更是美的魅力所在。除了通过艾灸补益脏腑气血、调节阴阳、通经活络等,中医灸法美容可以达到增白的目的。

灸法美容适用范围非常广泛,治疗面部痤疮、黄褐斑、酒糟鼻、过敏性皮炎、湿疹、脂溢性脱发、斑秃等损容性皮肤疾病,具有良好的效果;灸法美容还可以改善上睑下垂、面部皱纹、皮肤颜色暗、光泽度不够等皮肤美容问题;此外,应用灸法减肥也都有显著的成效。

灸法美容还可应用于临床上很多病症的治疗及辅助治疗,尤其对风寒湿痹,以及脏腑虚寒、元阳虚损引起的各种损容性疾病和病症应用较多,疗效较好。

二、灸法美容的操作方法

(一) 常用灸法

灸法的种类十分丰富,一般可分为艾炷灸、艾条灸、温针灸、温灸器灸、药物灸、灯火灸等。

凡以艾叶为主要施灸材料的均属于艾灸法,艾灸法是灸法的主体,临床应用最为广泛,以艾炷灸和艾条灸最为常用。

1. 艾炷灸　是以燃烧艾草条或者艾草炷以熏灼穴位的一种疗法。在使用艾炷灸时,根据艾炷是否直接置于皮肤穴位上燃灼的不同,又分为"直接灸"和"间接灸"两法。

(1) 直接灸:又称着肤灸、明灸,是将艾炷直接放在皮肤上点燃施灸的方法(图7-102)。根据施灸的程度不同,灸后有无烧伤化脓,又分为化脓灸(瘢痕灸)和非化脓灸(非瘢痕灸)。

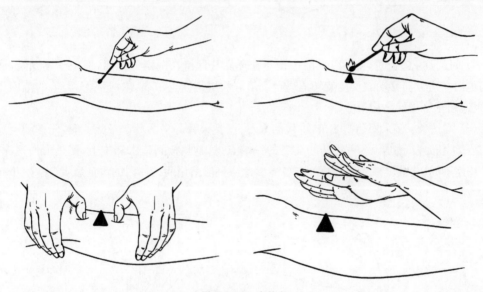

图7-102　直接灸

(2) 间接灸:间接灸又称为隔物灸、间隔灸,是将艾炷与皮肤之间衬隔某物品而施灸的一种方法。临床常用的有隔姜灸、隔盐灸、隔蒜灸、隔附子饼灸等。

2. 艾条灸　艾条灸又称艾卷灸,是用特制的艾条在穴位上熏烤或温熨的施灸方法。如在艾绒中加入辛温芳香药物制成的药艾条施灸,称为药条灸。

艾条灸又分为"悬起灸"和"实按灸"两种。

(1) 悬起灸:悬起灸是将点燃的艾条悬于施灸部位之上的一种灸法。一般艾火距皮肤2～3 cm,灸10～15 min,以灸至皮肤温热红晕,而又不致灼伤皮肤为度,悬起灸的操作方法又分为温和灸、雀啄灸和回旋灸。

1) 温和灸:温和灸又叫定点灸、悬定拢气灸,将艾卷的一端点燃,对准应灸的腧穴部位或患处,距离皮肤2～3 cm,进行熏烤,使患者局部有温热感而无灼痛为宜,一般每穴灸10～15 min,至皮肤红晕为度。如遇到昏厥或局部知觉减退的患者及小儿,医者可将示、中二指置于施灸部位两侧,这样可以通过医者的手指来测知患者局部受热程度,以便随时调节施灸距离,掌握施灸时间,防止烫伤。此法较为温和(图7-103)。

2）雀啄灸：施灸时，艾卷点燃的一端与施灸部位的皮肤并不固定在一定的距离，而是像鸟雀啄食一样，一上一下地移动。此法热感较其他悬灸法为强，多用于急症和较顽固的病症（图7-104）。

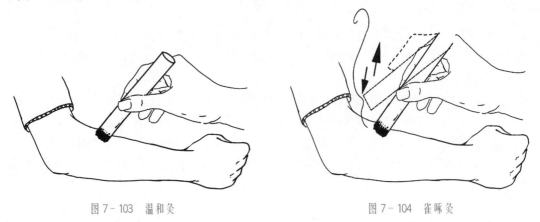

图7-103 温和灸　　　　　　　　　　　　图7-104 雀啄灸

3）回旋灸：施灸时，艾卷点燃的一端与施灸皮肤保持在一定的距离，但位置不固定，而是均匀地向左右方向移动或反复旋转地进行灸治。此法是以点带线，以线带面，施灸的范围更广泛，更适用于区域的病症治疗（图7-105）。

（2）实按灸：多采用药物艾条，古代的太乙针、雷火针等多为此法。施灸时，先在施灸穴位或患处垫上布或纸数层，然后将药物艾卷的一端点燃，趁热按到施术部位上，使热力透达深部。由于用途不同，艾绒里掺入的药物处方各异。此法一般适用病入体内的里证患者（图7-106）。

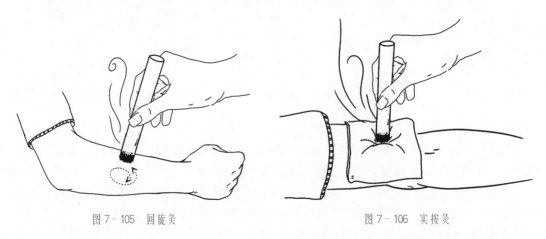

图7-105 回旋灸　　　　　　　　　　　　图7-106 实按灸

3. 温针灸　温针灸是针刺与艾灸相结合的一种方法，适用既需要针刺留针，又需施灸的疾病。

操作方法为：在针刺得气后，将针留在适当的深度，在针柄上穿置一段长约1.5 cm的艾卷施灸，或在针尾搓捏少许艾绒点燃施灸，待艾卷燃尽，除去灰烬，再将针取出（图7-107）。

此法是一种简便易行的针与灸并用方法，其艾绒燃烧的热力，可通过针身传入体内，使其发挥针与灸的作用，达到治疗的目的。

应用此法需注意防止艾火脱落，烧伤皮肤或衣物，灸时嘱患者不要移动体位，并在施灸的下方垫一张纸片，以防艾火掉落烫伤皮肤。

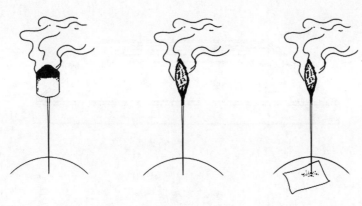

图7-107 温针灸

4. 温灸器灸　温灸器是便于施灸的器械,常用的有 3 种类型:温灸盒、温灸筒、温灸架。

(1) 温灸盒:它是一种特制的盒形灸具,内装艾卷或无烟艾条。用温灸盒每次灸 15～30 min(图 7-108)。

(2) 温灸筒:温灸筒为筒状的金属灸具,常用有平面式和圆锥式两种。

平面式底部面积较大,布有许多小孔,内套有小筒,用于放置艾绒施灸,适用于治疗较大面积的皮肤病。圆锥式底面瘦小,只有一个小孔,适用于点灸某一个穴位(图 7-109)。

(3) 温灸架:为架状灸具(图 7-110)。

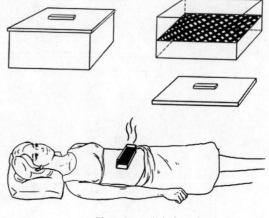

图7-108 温灸盒

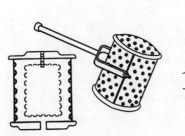

图7-109 温灸筒

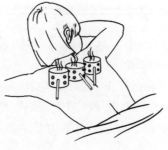

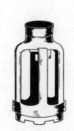

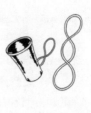

图7-110 温灸架

(二) 艾灸美容程序及方法

1. 施灸前准备

(1) 艾材用具。艾材,治疗盘、镊子、打火机或点灸仪等点火工具、凡士林、棉签、酌情备浴巾、屏风等。间接灸时,备姜片、蒜片或附子饼等(图 7-111～图 7-113)。

(2) 体位选择。体位的选择以被灸者感到舒适、充分暴露施灸部位、肌肉放松为原则。常用体位有卧位、坐位。建议首选卧位。

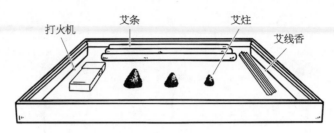

图7-111 艾条,艾炷,艾线香,打火机

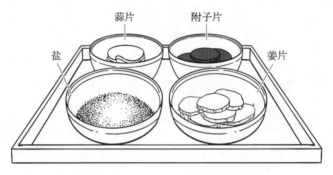

图7-112 蒜片,附子片,盐,姜片

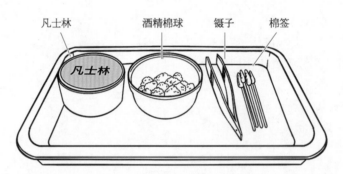

图7-113 凡士林,酒精棉球,镊子,棉签

(3) 环境要求。房间通风,不可密闭(冬天空调风向朝下,夏天通风空调风口朝上)。房间安静无嘈杂,卫生清洁无污染,温度应保持在24～30℃为宜,并应设有排烟或消烟装置。

(4) 灸前评估。被灸者的主要临床表现、既往史、艾条施灸部位的皮肤情况、对疼痛的耐受程度、心理状况等;同时要求被灸者,在艾灸治疗过程中要注意力集中,认真体会在艾灸过程中产生的灸感,并及时沟通交流。

(5) 穴位选择。艾灸处方中腧穴的选择,是以阴阳、脏腑、经络和气血等理论学说为依据的,其基本原则是"循经取穴",这是根据"经脉所过,主治所及"的原理而来的。因此,在"循经取穴"的指导下,取穴原则可包括:近部取穴、远部取穴和随证取穴。

1) 近部取穴。近部取穴是指在病痛的局部和邻近的部位选取腧穴,它是以腧穴近治作用为依据的。其应用非常广泛,大凡其症状在体表部位反映较为明显和较为局限的病症,均可按近部取穴原则选取腧穴,予以艾灸治疗。

2) 远部取穴。远部取穴在距离病痛较远的部位选取腧穴,它是以腧穴的远治作用为依据的。这是艾灸处方选穴的基本方法,体现了艾灸辨证论治的思想。

　　远部取穴运用非常广泛,临床上多选择肘膝以下的穴位进行治疗,在具体应用时,既可取所病之脏腑经脉的本经腧穴(本经取穴),也可取与病变之脏腑经脉相表里的经脉上的腧穴(表里经取穴)。或可取名称相同的经脉上的腧穴(同名经取穴)进行治疗。

　　3) 随证取穴。亦名对证取穴,或辨证取穴。是指针对某些全身症状或疾病的病因病机而选取腧穴,这一取穴原则根据中医理论和腧穴主治功能而提出的。对于个别突出的症状,也可以结合临床经验而选穴。

　　2. 施灸　备齐用物,携至床旁,做好解释,取得被灸者配合。协助被灸者取合适体位,暴露施灸部位,注意保暖。根据情况实施相应取穴和科学的时间施灸。

　　(1) 艾炷灸施灸程序。

　　1) 将艾绒放入艾炷器内,根据病情,制成大小适宜之艾炷。

　　2) 将艾炷置于应灸穴位上,点燃艾炷顶端。

　　3) 等艾炷燃至被灸者感到发烫时,即用镊子取下放入弯盘,另换一艾炷,继续点燃。

　　4) 一般每次灸 3～5 壮(每个艾炷谓 1 壮)。

　　(2) 隔姜灸、隔蒜灸施灸程序。

　　1) 暴露应灸部位。

　　2) 取鲜姜片或蒜片(或蒜泥),放于穴位上,上置艾炷。

　　3) 点燃后待被灸者感灼热时即更换艾炷,连灸 3～5 壮。

　　4) 脐部也可敷食盐后,置艾炷灸之,称隔盐灸,或在穴位放其他药物如附子饼等,统称间接灸法。

　　(3) 艾条灸施灸程序

　　1) 艾热距离体表约 3 cm,以腧穴定位为中心。施灸者可将示、中二指置于施灸部位两侧,这样可以通过施灸者的手指来测知被灸者局部受热程度,以便随时调节施灸距离,掌握施灸时间,防止烫伤。先行回旋灸温热局部气血。继以雀啄灸加强,循经往返,激发经气,再施以温和灸发动感传、开通经络。

　　2) 施灸过程中以被灸者热感强度适中而无灼痛为好。此时要仔细观察并和被灸者沟通,被灸者会产生不同的灸感(图 7 - 114～图 7 - 118)。如:① 透热:灸热从施灸点皮肤表面直接向深部组织穿透,甚至直达胸腹腔脏器。② 扩热:灸热以施灸点为中心向周围扩散。③ 传热:灸热从施灸点开始循经脉路线向远部传导,甚至达病所。④ 局部不热远部热:施灸局部不热,而远离施灸部位的病所处或其他部位感觉甚热。⑤ 表面不热深部热:施灸部位的皮肤表面不热,而皮肤下深部组织甚至胸腹腔脏器感觉甚热。⑥ 产生其他非热感觉:施灸部位或远离施灸部位产生酸、胀、压、重、痛、麻、冷等非热感觉。

　　3) 确认找到受灸者对以上灸感最敏感的穴位点,继续温和灸,灸至灸感消退为止。

　　4) 施灸时应认真观察,防止艾灰脱落,以免灼伤皮肤或烧坏衣物等。

　　5) 施灸时间以灸到被灸者灸感消去为原则,每穴 10～40 min。

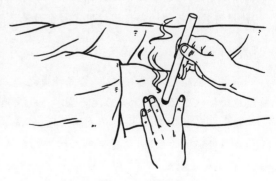

图 7 - 114　温和灸

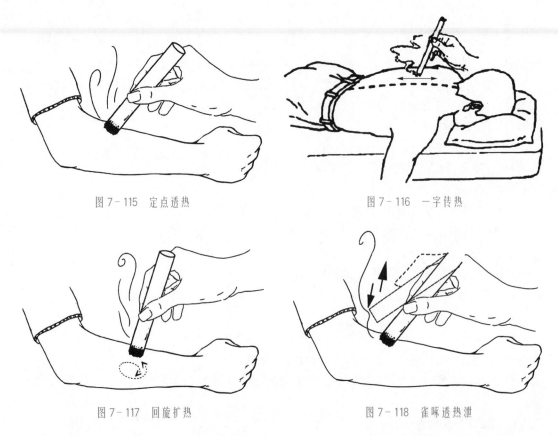

图 7-115　定点透热

图 7-116　一字传热

图 7-117　回旋扩热

图 7-118　雀啄透热泄

6）施灸完毕，清理局部皮肤，协助被灸者衣着。整理床单，安置舒适体位，酌情通风。清理用物，归还原处。

附

眼部灸法美容（古法核桃灸）

眼部灸法美容（古法核桃灸）是一种中医灸法，用于改善眼部周围的血液循环、减轻眼疲劳和改善眼部肌肤质量，也是眼疾的辅助治疗。按理说眼部娇嫩无比，不适合艾火熏灸，而核桃灸的本质并非艾灸，而是"熏蒸"，并非艾热直接渗透眼部。在使用材料方面，主要材料为核桃壳、药材、艾绒，经过实践和改进，核桃灸的药材有多个配方，最基础的常用药材是菊花、枸杞等，使用前最好将核桃壳与药材用容器密封浸泡数日备用。

（一）概念

眼部核桃壳灸，简称核桃灸，为隔物灸之一。指以核桃壳为隔垫物，上置艾炷施灸的方法，将浸泡的核桃壳经艾炷熏灸后能产生水蒸气熏蒸眼区，使眼有温热感。

核桃壳补益肾气，具有抗菌生物活性，能清热解毒、补益肝肾、消肿止痒等。核桃灸是借助于艾灸温经通络的性质，疏通眼部经络然后配合益肝明目的药物来培补肝肾，以达到养血明目、明目退翳之功效。

核桃灸在临床的适应证很广泛，如干眼症、近视、弱视、白内障、急慢性结膜炎、麦粒肿、角膜炎、糖尿病视网膜病变、老年性黄斑变性、老年性眼底动脉硬化等。

(二) 操作步骤

1. 准备工具

（1）核桃灸器具一套（包括核桃灸器、艾灸棒、艾炷、酒精灯、打火机、一次性毛巾、托盘、小钳子等）。

（2）清洁用具（如医用棉球、生理盐水、乙醇棉球等）、毛巾、纸巾等擦汗用具。

2. 面部清洁 用温水清洁面部，将面部擦干。

3. 熏灸前按摩

（1）用示指和中指在眼部周围轻轻按摩，促进血液循环。

（2）用示指和中指从内眼角向外眼角轻柔按摩，提升眼部肌肉。

4. 熏灸核桃灸

（1）取适量艾炷（将艾炷插入核桃灸器具），将艾炷点燃。

（2）将点燃的艾炷放置在核桃灸器具中，将核桃灸器具放在眼部下方，根据需要调整距离，避免烫伤。

（3）熏灸眼部，每次 10～15 min，具体时间可根据个人承受能力和舒适度调整。

5. 取下艾炷

（1）待艾炷燃烧至大部分熄灭后，将艾炷取下。

（2）取下的艾炷可继续放在托盘上燃烧，直到全部燃烧完毕。

6. 熏灸后清洁

（1）用生理盐水清洁眼部周围。

（2）用一次性温热毛巾敷按后擦干。

（3）涂抹眼霜等眼部护理产品。

(三) 注意事项

（1）在进行眼部灸法美容之前，确保眼部周围没有任何开放性的伤口或炎症。

（2）灸烧时要小心不要让火焰接触到眼睛或眼部周围的皮肤，注意避免烫伤。

（3）灸烧过程中，如果感到疼痛或不适，应立即停止使用。

（4）如果眼部出现任何异常反应或不适感，应立即停止或就医。

（5）古法核桃灸美容方法，并非人人适用，要经过咨询专业中医师或美容专家的诊断建议。

第四节　熏 蒸 美 容

熏蒸疗法是中药外治美容技术之一，中药外治美容技术是指通过体表给药以治疗损容性疾病和修复损容性生理缺陷的技术。其方法是将中药制成不同的剂型施用于皮肤、黏膜、毛发等部位，药物的有效成分可直接在局部皮肤或黏膜产生作用，也可以通过药物的透皮吸收，发挥全身治疗或保健作用。

一、熏蒸美容简介

熏蒸疗法又叫蒸汽疗法、汽浴疗法，是借助热力加热药液，通过皮肤将药力的功效作用于全身，起到全身治疗作用的方法。中药熏蒸疗法是以中医辨证为基础，将对症的中药煎液加热，借助热力的作用使皮肤腠理和毛孔开放，以中药的疗效起到治疗疾病和美容保健的作用，是常用的中医外治法。中药熏蒸疗法即是熏蒸美容的常用美容方法。

1. 熏蒸美容的作用原理

（1）通过皮肤吸收。中药通过蒸汽覆盖于皮肤表面，皮肤在热力的作用下毛孔张开，有利于中药和水汽的渗透和吸收。

（2）热力的作用。蒸汽具有一定的温度，温热的刺激可增加皮肤的温度，促进血液循环，降低神经兴奋性，松弛肌肉，使人放松、舒适。

（3）中药的治疗作用。以中医"八法"中的"温""清""汗""补"等治法为原则，起到温通经脉、清热解毒、发汗解肌、补偏救弊、调整脏腑、平衡阴阳的作用。《理瀹骈文》中指出："外治之理即内治之理，外治之药，即内治之药，所异者法耳。"就是说外治与内治一样，也是通过调理脏腑、调整阴阳、调和气血等方法发挥功效，达到治疗损容性疾病和身体养生保健的作用。

2. 熏蒸美容常用中药　中药经过煎煮后，有效成分溶解于水中，通过熏蒸的方法，药物的有效成分可直接作用于体表，或经皮肤、黏膜、口鼻吸收进入体内发挥作用。此类中药亦可用于淋洗或浸浴。

（1）祛风除湿，杀虫止痒。风、湿、虫、毒等邪浸淫皮肤，可引起皮肤干燥、瘙痒，使用荆芥、防风、桑白皮、苦参、蛇床子、百部、土槿皮等中药熏洗患部，可祛风止痒、杀虫解毒，治疗神经性皮炎、银屑病、慢性荨麻疹、体癣等引起的皮肤瘙痒。

（2）清热解毒，燥湿止痒：疮疡肿毒初起，湿热浸淫，皮肤出现丘疹、水疱、脓疱、糜烂等损害，使用黄连、黄柏、黄芩、紫花地丁、鱼腥草、金银花、连翘等中药熏洗患部，可清热燥湿、凉血解毒，抑制渗出，收敛生肌。

（3）疏通腠理，消肿生肌：疔、疮、痈、疽、疖等皮肤病易化脓感染，皮肤糜烂坏死，使用乳香、没药、血竭等中药熏洗患部，可清热解毒，消肿散瘀，促进局部炎症吸收或坏死组织脱落，祛腐生肌，加速创面愈合。

（4）温经散寒，活血化瘀，行气止痛：冻疮、肢体动脉痉挛症、血栓闭塞性脉管炎等疾病常因寒湿凝滞导致气滞血瘀，经络受阻，使用附子、桂枝、吴茱萸、当归、红花、桃仁、丹参、川芎、泽兰、木香等中药熏洗患部，可促进局部毛细血管扩张，改善局部微循环，起到温经散寒、活血化瘀、行气止痛的作用。

（5）活血润肤，祛斑除皱：皮肤干燥、晦暗、粗糙、皱纹是常见的美容问题，坚持使用桃仁、杏仁、当归、玫瑰花、菊花、麦冬、玉竹、白术、茯苓等中药熏洗面部，可活化面部组织细胞，促进血液循环，补充面部营养和水分，使面部健康滋润，细嫩白皙。

3. 熏蒸美容分类

（1）全身熏蒸。利用中药蒸汽对全身进行气雾沐浴，适用于身体皮肤疾患、身体疾病和养生保健。

（2）局部熏蒸。利用中药蒸汽对局部进行气雾沐浴，适用于局部疾病或某些特定部位，如面部美容。

4. 熏蒸疗法适应证

(1)皮肤美容。面部痤疮、色斑、衰老等美容问题,冷喷也适用于敏感性皮肤。

(2)皮肤疾病。全身性的皮肤病,如银屑病、瘙痒症、脂溢性皮炎等均可通过不同的中药配伍取得疗效。

(3)风湿类疾病。风湿性关节炎及类风湿关节炎、肩周炎等。

(4)内科常见疾病。感冒、咳嗽、失眠、糖尿病、血栓闭塞性脉管炎等。

(5)妇科疾病。痛经、月经失调等。

(6)骨伤类疾病。退行性骨关节病,各种急慢性软组织损伤等。

二、常用熏蒸方法

1. 传统熏蒸法　将配伍好的中药放入容器中,再加水煮沸,待蒸汽释出,将需要熏蒸的部分,置于蒸汽上熏蒸。注意事项:传统熏蒸宜选择材质适宜的容器,如瓷、瓷砂、不锈钢等;熏蒸时要注意选择合适的姿势,寻找或自制能够进行熏蒸的座椅等;注意皮肤距离蒸煮容器的距离,控制好温度,以免烫伤。

2. 现代熏蒸法　现在多采用中药熏蒸机,可对局部及全身进行熏蒸,也有使用熏蒸室、蒸汽房等进行全身熏蒸。把中药包放在中药煮器中煎煮,蒸汽喷出在仪器中,根据不同的使用要求,熏蒸机也有不同的形态,适用于全身或局部。此种方法操作简便,自动控温,感觉舒适,还可配合音乐疗法,是现代美容养生保健的常用方法。

三、熏蒸操作方法

1. 全身熏蒸　可采用传统熏蒸法,将配伍好的中药煮沸后倒入浴盆或浴池,在容器上放置木板,受术者裸坐于上,外罩塑料罩,头面露于外,熏蒸 20～30 min,每日 1～2 次;也可使用中药熏蒸机,一般选用不锈钢中药煮蒸器,煮蒸时间快,蒸汽使用温度一般设定在 43～46℃,机器设计自动化,自动进水、补水、排水,受术者全躺或半躺在机箱中,可调节躺卧的角度,还可配有远红外线、水疗、音乐疗法等,非常人性化。

2. 局部熏蒸　根据患部的不同可分为头面熏蒸法、手足熏蒸法、眼部熏蒸法、坐浴熏蒸法。熏蒸药物根据中医辨证论治原则配伍相应的药物。

(1)头面熏蒸法。将煎好的药液倒入盆内,先将面部贴近脸盆,使蒸汽充分熏蒸面部,待水温降低至 40℃ 以下,用药液反复洗面。每次熏洗 10～15 min,每日 1 次。现代美容中,也多用中药面部熏蒸仪,即在面部喷雾仪中设置熏蒸设备,适用于面部痤疮、色斑等损容性皮肤问题。

(2)手足熏蒸法。将煎好的药液趁热倒入盆内,将手足架于盆上,以毛巾或布单将手足连盆口盖严,进行熏蒸,熏足时可按摩双足的穴位。每次 15～30 min,每日 1～3 次。

(3)眼部熏蒸法。将药物煎煮后,药液滤过,倒入保温瓶内,熏蒸眼部。每次 15～20 min,每日 1～3 次。

(4)坐浴熏蒸法。又称为坐浴疗法,是将煎好的药液倒入盆内,放置于带孔的木架上,患者暴露臀部坐于木架上进行熏蒸。待药液温度适宜后,拿掉木架,使患者肛门、会阴及臀部全部浸于盆中浸泡。每次熏洗 20～30 min,每日 1 次或数次。

3. 熏蒸注意事项

(1) 冬季熏洗时应注意保暖,夏季要避风。全身浸浴后皮肤毛细血管扩张,血液循环旺盛,全身温热汗出,必须待汗干,穿好衣服后再外出,以免感受风寒,发生感冒等疾病。

(2) 局部熏洗治疗时如时间较久,药汤稍凉时,需再加热,这样持续温热的熏洗,才能收到良好的刺激。

(3) 熏蒸时应注意与药液保持一定的距离,以感觉皮肤温热舒适为宜,避免被蒸汽烫伤。

(4) 全身熏蒸时间不宜过长,熏蒸过程中,如患者发生头晕及不适时,应停止熏蒸,让患者卧床休息。

(5) 熏蒸如无效果或病情反而加重者,应停止熏蒸,改用其他方法治疗。

(6) 药液应尽量当日使用,如需放置过夜,应放于冰箱中保存,以免药液变质,降低疗效,影响治疗效果,甚至发生不良反应。

(7) 熏蒸时若发现皮肤过敏,应立即停止熏蒸,并给予对症处理。

(8) 对年老体弱患者,熏蒸温度不宜过高,一般为 33～35℃。

4. 熏蒸使用禁忌

(1) 饭前、饭后 0.5 h 内不宜全身熏蒸。饭前空腹,大量出汗后易发生虚脱;饭后熏蒸,外周循环血量增加,内脏血液循环减少,影响消化。

(2) 过度饥饿、过度疲劳、年龄过大或体质特别虚弱的人不宜进行熏蒸。

(3) 急性传染病、重症心脏病、高血压病、癫痫、急性炎症、急性传染病、精神病、青光眼、有开放性创口等禁用熏蒸疗法。

(4) 妇女妊娠及月经期间,均不宜进行熏蒸。

第五节　药浴美容

一、药浴美容简介

药浴法是中药外治法之一,即用中药药液淋洗、浸浴全身或局部皮肤的方法。洗全身浴称"药水澡",局部洗浴的又有"熏洗""坐浴""足浴"等。药浴用药与内服药一样,应遵循处方原则,辨病辨证选药配伍。

1. 药浴美容的作用　药浴疗法是通过药物本身的功效和药液的温度作用于人体,使身体腠理疏通、毛窍开放,起到治疗疾病和美容保健的作用。

(1) 水浴的温热作用:当药物煎汤趁热在皮肤和患部熏洗时,由于温热作用,可引起皮肤和患部毛细血管扩张,促进局部和周身血液循环及淋巴循环,使新陈代谢旺盛,改善局部组织营养和全身功能,调节机体的免疫状态,增强机体的抗病能力。此外,温水浴具有镇静、安神、止痒作用,使患者舒适。但温热的水浴对发作期的痤疮、湿疹、荨麻疹等热性的疾病有一定的刺激作用,治疗时应采用凉水浴。

(2) 药浴对皮肤的清洁作用:水具有洗涤作用,可洗掉堵在皮表和毛孔的污物,使皮肤亮丽。使用含有磨料的浴剂时，通过适度摩擦，还可除去皮肤表面粗糙的老化角质层，使皮肤光滑洁白。污垢的去除可使毛孔通畅，利于皮肤的排泄和吸收功能，增强皮肤的代谢能力。皮肤经药浴液浸泡后，皮损处的渗出液、痂皮、鳞屑及污染物可被清除，有利于中药液对皮损的渗透。此外，浸浴可增加皮肤角质层的含水量，从而使皮肤润泽柔嫩，减少皱纹的产生。

（3）药效的作用：中药经过煎煮后，有效成分溶解于水中，通过熏蒸、淋洗或浸浴的方法，药物的有效成分可直接作用于体表，或经皮肤、黏膜、口鼻吸收进入体内发挥作用。

（4）药液静脉压作用：当全身浸浴时，静水压可以加强呼吸运动和气体代谢，可以压迫体表的血管和淋巴管，促进血液和淋巴液的回流，起到消肿减肥作用。此外，当全身浸浴时，借助于水的浮力，肢体、关节易于活动，有助于对关节、肌肉粘连和僵硬性疾病的治疗。此外，由于全身浸泡在药液中，药液对局部穴位、经络可产生刺激作用，并通过经络的调衡作用于全身。

2. 中药药浴的分类　根据范围不同，可分为全身药浴和局部药浴，局部洗浴又分为坐浴、手足浴、头面浴、目浴等；根据使用方法不同，可分为浸浴、淋洗等。

3. 适应证

（1）淋洗法适用于疖、痈破溃流脓或创伤感染、皮肤溃疡等，尤其是发生于腹部及腰部者。

（2）全身浸浴法适用于皮损广发的全身性皮肤病，如银屑病、皮肤瘙痒症、湿疹等；也适用于感冒、头痛、痹证、水肿、肥胖等内科疾病。

（3）手部药浴适用于手部皮肤病如湿疹、癣、冻疮等，以及手及腕部骨关节病和外伤；面部可用熏洗法，适用于面部皮肤病如痤疮、脂溢性皮炎等，也可用于面部美容保健；坐浴适用于肛肠疾病、妇科及男科外阴部疾病。

二、药浴美容的操作方法

1. 术前准备

（1）室内环境。

1）室内备有取暖设备，使温度保持在20～25℃。

2）室内良好的通风换气设备。

（2）熏洗治疗器具的准备。

1）浴盆：全身熏洗用。

2）木桶：大木桶用于全身熏洗，小木桶用于四肢、手足浸洗或熏洗。

3）面盆：通常选用家用搪瓷脸盆，用于头面部、四肢部熏洗及坐浴使用。

4）坐浴盆：肛门及会阴部疾病坐浴熏洗用。

5）小喷壶：淋洗患部用。

6）火炉或电炉：煎煮中药用。

7）砂锅或砂罐：煎煮药物用，也可用大搪瓷锅代替。

8）小木凳、带孔木架、坐浴椅：熏洗时放置患肢或臀部坐浴用。

9）布单、毯子或浴罩：用于熏洗时围盖盆、桶，以免蒸汽外泄。

10）毛巾或浴巾：用于熏洗后擦干身体或患部。

11）消毒纱布：蘸药液淋洗患部用。

12）消毒换药器具：消毒干棉球、乙醇棉球、镊子、消毒镊子、换药碗，以及常用的中药药膏、散剂等,作为熏洗后伤口换药用。

（3）药液的备制。

1）根据疾病的需要辨证论治,选择适合的中药,单方或复方均可。

2）将中药放在砂锅或砂罐内,加水煮沸腾后,文火煎煮 15～30 min。

3）过滤药渣,将药液倒入熏洗器具中。

2. 操作方法

（1）淋洗法。

1）将药液趁热装入小喷壶内,不断淋洗患处,或用消毒纱布蘸取药汤连续淋洗患处。

2）淋洗时,可用镊子持消毒棉球拭蘸皮损,将脓液或坏死组织淋洗干净。

3）淋洗后可保留药液继续发挥作用,也可更换其他敷药。

（2）全身浸浴法。

1）全身浸浴患者应更换浴衣,并向其简单介绍中药全身浸浴的治疗原理、方法和注意事项。

2）将浴盆套上塑料浴盆套,将药液倒入,并将温度调至 36～45℃。

3）全身浸浴患者脱去浴衣,将头以下全身浸入药液中,每次浸 10～30 min,以出汗为度,嘱其缓慢浸洗并自行翻身。

4）在浸浴过程中注意询问患者水温是否适当,若温度降低需及时添加热水。

5）浸浴结束后,可用清水稍加冲洗,也可不冲洗,保留药物在皮肤上继续发挥作用,再用消毒浴巾或毛巾,将皮肤稍擦干。

6）倒掉浴液,取下塑料盆套弃于垃圾桶,消毒浴巾或毛巾。

7）疗程：全身浸浴 1～2 日 1 次,美容保健浸浴 7～14 日 1 次。

三、药浴美容注意事项

（1）全身浸浴治疗时,应根据患者的病情,按照"寒者热之,热者寒之"的治疗原则,选择相应的温度。温度不可过热或过冷,一般热水浴为 39～45℃,触水烫热,但能忍受;温水浴为 37～38℃,触水不烫但热,与皮温相当;平温浴为 34～36℃,触水稍温;凉水浴为 25～33℃,触水觉凉即可。浸浴时间依药汤的温度而定,一般水温越高,时间越短。注意勿发汗太过,以免耗伤津液。

（2）局部药浴时,如时间较久,药汤稍凉时,须再加热,这样持续温热的熏洗,才能收到良好的刺激。

（3）全身浸浴全过程应密切观察患者情况,若出现头晕、不适等症状,应停止浸浴,让其平卧于通风处或卧床休息。同时检测血压、呼吸、脉搏等生命体征。

（4）如药浴疗法无效或病情反而加重者,应停止熏洗,改用其他方法治疗。

（5）对年老体弱患者,熏洗温度不宜过高,一般为 33～35℃。

四、药浴美容的禁忌证

（1）饭前、饭后 0.5 h 内不宜全身浸浴。饭前空腹,大量出汗后易发生虚脱;饭后浸浴,外周循环血量增加,内脏血液循环减少,影响消化。此外,过于劳累或大量饮酒后,均不宜全身浸浴。

（2）有急性传染病、重症心脏病、高血压病、肝硬化中晚期、肝功能不全、高热性疾病、精神病、癫痫的患者不使用药浴疗法。

（3）对药液过敏者，禁用药浴疗法。

（4）有出血倾向的患者不适用药浴疗法。

（5）处于脑血管意外危险期及不稳定期的患者不能进行全身药浴。

（6）妇女妊娠期及月经期不宜全身浸浴和坐浴。

[相关链接]

足　浴

足浴，又称足部熏洗法，是用中药药液熏洗足部，以改善足部和全身的血液循环，治疗足部疾病，并起到全身保健作用的治疗方法。

【作用原理】

（1）促进全身血液循环：足部位于人体的最下端，距离心脏最远，故从心脏泵出的血液到达足部时，速度较缓慢，加上地心引力的影响，血液较易滞留于足部，使回心血量减少，久之对全身的血液循环有不良影响。所以全身血液循环障碍常最早表现在足部，而进行足浴时，流经足部的血液流速和流量都有所增加，故对改善足部和全身的血液循环均有益处。

（2）足底反射区的作用：全息生物学认为足部是个全息胚，它是人整体的一个缩影，当人脏腑或器官发生疾病后，可在足部的相应反射区出现异常表现，反射区的末梢循环发生障碍，可能会有一些代谢产物、钙盐、乳酸微晶体等物质沉积在此。足药浴时，温热及某些药物的走蹿作用，以及足浴盆的振动作用，可对足部病理反射区产生刺激，反射性地使相应器官的疾病通过药浴得到康复。

（3）足部分布着数十个腧穴，足浴液的温热、振动、药物的刺激作用，可通过腧穴循经入内起到调节作用。

【器材准备】

（1）足浴木桶，一次性无毒塑料盆套，消毒毛巾。

（2）足浴中药液。

【操作程序】

（1）将足浴盆套上塑料盆套，将药液倒入，并将温度调至所需。

（2）请就医者脱去鞋袜，将双足浸入药液中，浸泡20～30 min。在浸浴过程中注意询问就医者水温是否适当，并及时调节温度。

（3）浸浴结束，用消毒毛巾将双足药液擦干。

（4）倒掉足浴液，取下塑料盆套弃于垃圾桶。

（5）有需要可继续对就医者进行足部按摩。

（6）疗程：治疗性足浴每日1次；美容保健性足浴7日1次。

【适应证】

（1）足部皮肤疾病：如足癣、湿疹、皲裂等。

（2）各种损容性皮肤疾病：如荨麻疹、湿疹、银屑病、神经性皮炎等，病程慢性，长期发作导致气血不足，瘀血阻滞，均可使用足浴法。

（3）各种内科、妇科疾病：如失眠、头痛、腹胀、腹痛、痛经等，进行足浴疗法有良好的辅助治疗效果。

【注意事项】

（1）皮肤有伤口者，对药液过敏者，不宜足药浴。

（2）足药浴不能用冷水，水温应在 35～43℃，水温低时应随时添加热水或加热药浴液。

第六节　药膳食疗美容

一、药膳食疗美容概念

药膳食疗美容技术是在中医基础理论和现代营养学的指导下，运用食物，或在食物中加入药食两用的天然动植物，制成食膳或药膳，日常食用，以达到防病健美、延衰驻颜，维护人体整体美的技术与方法。

药膳食疗美容作为现代中国药膳食疗的重要组成部分，具有以下特点：① 内外结合，重视整体。② 寓治于养，防治结合。③ 安全经济，简便易行。④ 继承传统，结合现代。

1. 药膳食疗美容的现代营养学的基础　食物和饮食不仅是人类赖以生存的重要条件，食物中的诸多营养素还对人体皮肤健康美容具有重要作用，通过科学进食，合理调配，饮食多样化，全面摄取人体所需的营养物质，是皮肤护理最重要的物质基础。人体从食物中所获取的蛋白质、脂肪、碳水化合物、矿物质、维生素、水这六大类营养素对维持人体新陈代谢起着主要作用。这些营养素若种类齐全、数量充足、比例合理，则机体健康，表现于外见肌肤细腻光泽有弹性、面色红润、毛发润泽；反之，若膳食结构不合理，任何一种营养素的缺乏或过量均会导致机体生理功能的变化，诱发疾病，影响到肌肤与容貌。

例如：蛋白质是构成人体组织的主要成分，是皮肤组成的主要原料，角蛋白每 28 日需要完成一次更新，胶原蛋白、弹性蛋白使皮肤丰满、充盈、细腻、有弹性。适量的蛋白质可以使肌肉坚实，皮肤润泽而有活力，若蛋白质不足则会导致皮肤的生理功能减退，使皮肤弹性降低，失去光泽，出现皱纹；若蛋白质摄入过量则代谢过程产生过量的磷酸根、碳酸根等酸性物质，对皮肤产生较强刺激，引起皮肤过早衰老。脂肪在皮下适量贮存，可滋养皮肤和增加皮肤弹性，保持皮肤水分、锁住水分，有利于脂溶性物质的吸收，抵抗外界炎性刺激，推迟皮肤衰老。若脂肪摄入不足会使皮肤变得干燥粗糙，失去弹性。食物中的糖类提供皮肤细胞代谢所需能量，膳食纤维可缩短食物通过胃肠道时间，减少肠源性毒素的吸收，降低胆固醇，防止脂溢性皮炎以及脂质沉着症的产生。维生素 A 能维持上皮组织的健康，润泽皮肤使其细嫩光滑，若体内不足会使皮肤干燥，皮肤弹性下降，出现角化及增生，皮肤过早老化。维生素 C 可促进胶原蛋白的形成，同时具有抗氧化作用，抑制色素沉着，能保持皮肤白嫩，防治黄褐斑、雀斑、头发枯黄等；维生素 E 俗称"抗老素"，促进蛋白质合成与更新，促进皮肤的新陈代谢，能滋润皮肤，减少面部皱纹，减少色素沉着，祛除痤疮，延缓皮肤衰老。若缺乏维生素 E 时，不饱和脂肪酸被氧化，形成"脂褐素"，引起皮肤色素沉着。人体表皮的含水量占 15％～20％，足够的水分和适宜的温度，使表皮中的脂肪保持颗粒状，这种微小脂肪颗粒，是皮肤弹性的最重要因素,若表皮失去水分,脂肪颗粒得不到水的滋润,皮脂腺分泌减少,皮肤干燥,失去弹性,甚至出现皱纹。

2. 药膳食疗美容的中医理论基础 药膳食疗美容是在中医基础理论指导下,用药物与食物相配合,通过烹调加工而成的既能防病治病,又美味可口的食品。它既不同于一般食品,又不同于药品。它形是食品,性是药品。取药物之性,用食物之味,共同配伍,相辅相成,起到食借药力、药助食功的协同作用,收到药物保健与食物营养的双重效应。为使药膳食疗美容达到此效果与目的,在开具美容药膳食疗时需谨遵以下原则。

(1)调和阴阳:调和阴阳是构成传统饮食营养学的一个最基本法则。《素问·生气通天论篇》曰:"阴平阳秘,精神乃治。"阴阳的相对平衡是保持机体健康的重要条件,也是肌肤健康的重要基础。《素问·至真要大论篇》所述,"谨察阴阳所在而调之,以平为期",因此,药膳食疗美容应该围绕调理机体阴阳来进行,以保持机体阴阳相对平衡为目标。

(2)谨和五味:中医养生理论认为,"谨和五味"是益寿美颜的基本饮食原则之一。中医历来重视食物的性味功效,采用"寒者热之""热者寒之"的食治原则,利用食物性味的偏胜来调整人体气血阴阳,扶正祛邪。食物的性是指"四性",即寒、热、温、凉四种食性。平性食物则有健脾、开胃、补益身体的作用。味是指"五味",食物有酸、苦、甘、辛、咸之异,不同性味的食物具有不同的作用和功效,了解食物的性味,依据人体生理需要,合理调配,适度摄取膳食营养,以滋养人体脏腑气血。根据不同个体、不同季节、不同地域配伍食材,对于机体健康、维护和增强容姿均有裨益。总之,应用药膳食疗技术美容时应营养均衡,谨和五味;咸淡适宜,中和五味。饥饱调匀,适量五味;定时进餐,适时五味;冷热有度,温和五味;细嚼慢咽,体念五味。这样才能发挥药膳食疗特长,达到增颜美容效果。

(3)因人而异:不同人群生理特点不同,其膳食宜忌也有相应之需。小儿脏腑娇嫩,脾胃娇弱,小儿食物要营养充分,又要易于消化吸收。老人脏腑衰退,化源不足,平素多食清淡素食,富含纤维素的食品为宜。青少年活动量大,机体消耗多,膳食应有充分热量,富含矿物质及各种微量元素。

(4)辨识体质:体质是指人体生命过程中,在先天禀赋和后天获得的基础上形成的形态结构、生理功能和心理状态等方面综合的、相对稳定的固有特质,是人类在生长发育过程中所形成的与自然、社会环境相适应的人体个性特征。它具有遗传性、个体差异性、群类趋同性、相对稳定性和动态可变性等特点。不同体质人群所表现出肌肤盛衰特点亦不同,例如,气虚质者常表现有面色偏黄、唇色少华、毛发不华等症状。痰湿质者则较多表现面部、额头、鼻子多油、易生痤疮等特点。中医学认为"阳胜则热""阴胜则寒",因此,阳盛体质应以寒性食物清之而忌温热食物,阴盛体质宜用热性食物温之而忌寒凉食物。掌握不同体质人群的具体临床表现及症状,应用食物或药物的性味特性,才能制定好药膳食疗美容的方案。

(5)顺应四季:一年四季,春温、夏热、秋凉、冬寒,饮食亦应顺应自然界的变化而四季调配。春季万物复苏,以养肝为主,注意选择热量较高的主食,并减少酸性食物的摄入,由于气候变化,还应该注意补充维生素,多吃抗病毒食物;夏季天气炎热,以养心为主,注意饮食清淡、防暑,少吃冰冷的食物;秋季气温开始下降,以和胃、补脾、润肺为主,体虚的人可以吃些滋补的食品;冬季气候寒冷,以护肾为主,饮食应增加热能,但注意不要过量。同时,药膳食疗美容需遵循中医学"用寒远寒""用热远热"理论,即寒冷季节避免使用寒凉食物,炎热季节避免使用温热食物。

二、美容药膳方

1. 养颜润肤药膳方

(1) 红枣鸡蛋糖水

［原料］ 鸡蛋 2 个,红枣 60 g。

［做法与用法］ 红枣去核入锅内,加水 600 mL,煮沸 1 h,将鸡蛋打入,勿搅拌,片刻加红糖或冰糖即可。常食。

［功效］ 补血润肤,益容驻颜。

(2) 胡萝卜红枣桑椹汤

［原料］ 胡萝卜 30 g,红枣 5 枚,桑椹 15 g。

［做法与用法］ 将上三味入水煮 20 min 后,全部食之,每日 1 剂,连用 60 日。

［功效］ 补血养血,润肤美容。

(3) 容颜不老方(明《奇效良方》)

［原料］ 生姜 500 g,大枣 250 g,茴香 200 g,甘草 150 g,食盐 100 g,丁香、沉香各 25 g。

［做法与用法］ 将以上诸材共研为细末混匀。每日清晨取药末 10～15 g,以水煎服,或用沸水冲泡饮用。

［功效］ 美容养颜,延缓衰老。

(4) 当归生姜鸡

［原料］ 母鸡 1 只,生姜 10 g,当归 20 g,料酒 30 g,食盐 30 g,香油 15 g,葱段 3 g,味精 1 g。

［做法与用法］ 将当归、生姜洗刷干净,切为薄片待用。将鸡宰杀、煺毛,除去内脏,剁去爪、嘴,用清水冲洗干净,投入开水锅里氽透断血,洗净血污。将鸡放入锅内,注入清水 2 kg,用旺火烧开。去净血污,放入当归、姜片、食盐、葱段、料酒,改小火炖 2 h,炖至酥烂时出锅,盛入汤盆内,随即拣去姜、葱、当归。炒勺置火上,注入鸡汤 1 kg 烧开,调入食盐、味精,淋香油,浇在鸡身上即成,待食。

［功效］ 补血活血,养颜益容。

(5) 红枣枸杞银耳羹

［原料］ 干银耳 10 g,大红枣 2 个,枸杞 20 g,冰糖适量。

［做法与用法］ 银耳冲洗干净,放入冷水中浸泡 4 h。泡好的银耳去蒂,掰成小块,备用。枸杞冲洗干净,放入冷水浸泡 4 h,备用。锅内放入足量水,放入银耳、枸杞和红枣,大火烧开,之后放入少许冰糖,转小火,慢慢炖煮 1 h。即可食用。

［功效］ 滋阴养血,滋养肌肤。

2. 祛斑增白药膳方

(1) 玉颜膏

［原料］ 玉竹 1 000 g,白蜜 250 g。

［做法与用法］ 玉竹切成粗末,加水煎煮,共煎 3 次,去滓浓缩,加白蜜收膏,瓷坛封存。每日早晚空腹服 30 g,白开水冲服。

［功效］ 养阴生津,润肤玉颜。

(2) 益肤草莓乳

［原料］ 草莓 5～8 颗,蜂蜜 15～20 g,牛奶 100 mL。

［做法与用法］ 将草莓洗净,去蒂,榨汁,将三味共混合搅匀,即可饮用,每日 1 剂。

［功效］ 美白嫩肤。

（3）参芪麦冬膏

［原料］ 党参 200 g,黄芪 200 g,麦冬 100 g。

［做法与用法］ 将以上诸药材切片或粉碎机粉碎后,水煎 3 次,去渣取汁,用文火浓缩至稠膏状,至不渗纸为度,另加与稠膏等量的蜂蜜收膏即得。每日 1 次,每次 10 g。

［功效］ 增白泽面。

（4）核桃芝麻饮

［原料］ 胡桃仁 30 g,牛奶 200 mL,豆浆 200 mL,黑芝麻 20 g。

［做法与用法］ 将胡桃仁、黑芝麻放粉碎机粉碎。倒入锅中与牛奶、豆浆混匀煎煮沸腾后,关火即成,每日早晚各服 1 碗。

［功效］ 润肤祛斑。

（5）竹莲草瘦肉鲫鱼汤

［原料］ 紫菜 3 g,淡竹叶 10 g,莲子 10 g,灯心草 6 g,红枣 8 枚,瘦肉 250 g,鲫鱼 100 g,生姜 4 片。

［做法与用法］ 先将紫菜、淡竹叶、莲子、灯心草置砂锅中加清水煮 30 min,去中药淡竹叶和灯心草,再加鱼、肉同锅烧滚后,改中火煮 40 min,以盐、油调味即可。

［功效］ 清热和胃,清补除斑。

3. 护肤美容药膳方

（1）松子金樱膏

［原料］ 松子仁、金樱子、枸杞子各 500 g,麦冬 600 g,蜂蜜 550 g。

［做法与用法］ 将松子仁、金樱子、枸杞子、麦冬放入锅中,加清水适量,用文火煎熬,取浓汁,加蜂蜜拌匀即可。每日早晚各食 3 汤匙,连食 30 日。

［功效］ 养血润肤,护肤美容。

（2）荷香猪骨鸭肉汤

［原料］ 水鸭 1 只,猪骨 250 g,荷叶 6 g,生薏苡仁、熟薏苡仁各 10 g,生地 6 g,粳米 15 g,怀山药 12 g,黄芪 12 g,生姜 2 片。

［做法与用法］ 先将荷叶、生薏苡仁、熟薏苡仁、生地、粳米、怀山药、黄芪,用 1 200～1 800 mL 清水煮 1 h,留汤去渣,再把水鸭、猪骨、生姜放入汤煮 40 min,加盐调味,食肉喝汤。

［功效］ 滋阴补虚,健肤美颜。

（3）萝卜豆腐鱼

［原料］ 鲫鱼 500 g,豆腐 2 块,白萝卜 100 g。胡椒面、精盐、香菜、味精各适量。

［做法与用法］ 先把鱼在煮沸的清水中略烫,再用葱、姜、料酒烹锅,加入胡椒面、清汤、精盐,将鱼下锅,加入萝卜丝、豆腐块慢火炖,待汤炖去 1/3 时,加香菜、味精起锅即可。

［功效］ 养颜健体,泽润肌肤。

（4）补骨脂蜜丸

［原料］ 补骨脂末 150 g,桃仁 60 g,蜂蜜适量。

［做法与用法］ 将桃仁研成粉末,与蜂蜜煮成糊状,加入补骨脂末,搅拌均匀,做成如荔枝大小的药丸。空腹时用温开水送食,每日 2 次,每次 3 丸。

[功效]　养颜润泽,护肤美容。

（5）莲藕红豆牛筋煲

[原料]　莲藕 500 g,红豆、牛筋各 250 g,陈皮 30 g,盐适量。

[做法与用法]　将莲藕去皮洗净;红豆、陈皮、牛筋洗净;瓦煲中放入清水适量,用武火烧沸,放入诸物,改用文火煲 3 h,加盐调味即可。食肉喝汤。

[功效]　补益气血,护肤养颜。

4. 防皱消皱药膳方

（1）桃仁粥

[原料]　桃仁 20 g,糯米 100 g,红糖 30 g。

[做法与用法]　将桃仁去皮尖,加清水煎汁 2 次,取药汁备用;洗净糯米,置于砂锅内,加入桃仁汁与适量清水,文火煨粥,粥成时加入红糖,拌匀。趁温热服用。

[功效]　活血通经,护肤抗皱。

（2）猪皮润肤汤

[原料]　猪皮 60 g,白蜂蜜 30 g,米粉 15 g。

[做法与用法]　将新鲜猪皮去毛洗净,入砂锅中,小火煨成浓汁,再下蜂蜜、米粉熬成膏状即可。每日 3～4 次,每次 10 g。空腹服食为佳。

[功效]　润肤抗皱,养颜延衰。

（3）何首乌红枣粥

[原料]　何首乌、熟地各 30 g,薏苡仁 20 g,红枣 12 枚,粳米 100 g,冰糖 30 g。

[做法与用法]　将何首乌、熟地放入锅中,加清水适量,煎煮取汁,加清水再煎煮取汁;将两次所取药汁与洗净的红枣、粳米、薏苡仁倒入锅中,加清水适量,用文火煮至粳米、薏苡仁烂熟,放入冰糖即可待食。

[功效]　养血补精,防皱抗皱。

（4）燕窝蜜枣汤

[原料]　燕窝 10 g,去核蜜枣 6 枚,红糖适量。

[做法与用法]　将燕窝用清水泡开除去杂质,然后与蜜枣同放入锅内,加水适量,煮至蜜枣烂熟再入红糖调味即可食用。

[功效]　益气养颜,润肤除皱。

（5）柏子仁炖猪蹄

[原料]　柏子仁 50 g,猪蹄 250 g,葱、姜、蒜、盐各适量。

[做法与用法]　将猪蹄洗净放入锅中,炖至半熟后,加入柏子仁继续炖到快烂熟时投入葱、姜、精盐,再炖煮 15 min 即可与饭同食。

[功效]　滋肾润燥,防皱去皱。

[相关链接]

药食同源目录大全（2020 年最新版）

中医自古以来就有"药食同源"（又称为"医食同源"）理论——这一理论认为:许多食物既是食物也是药物,食物和药物一样同样能够防治疾病。唐朝时期的《黄帝内经太素》曾言"空腹食之为食物,患者食之为药物",反映出"药食同源"的思想。《内经》中也有"大毒治病,十去其六;常毒治病,十去其七;小毒治病,十去其八;无毒治病,十去其九。谷肉果菜,食养尽之"。说的就是食疗对于疾病的祛除作用。

此前,原卫生部公布《关于进一步规范保健食品原料管理的通知》,对药食同源物品、可用于保健食品的物品和保健食品禁用物品做出具体规定。

(1) 国家卫生健康委员会公布的既是食品又是药品的中药名单

1) 2012年公示的86种:丁香、八角、茴香、刀豆、小茴香、小蓟、山药、山楂、马齿苋、乌梢蛇、乌梅、木瓜、火麻仁、玳玳花、玉竹、甘草、白芷、白果、白扁豆、白扁豆花、龙眼肉(桂圆)、决明子、百合、肉豆蔻、肉桂、余甘子、佛手、杏仁、沙棘、芡实、花椒、红小豆、阿胶、鸡内金、麦芽、昆布、枣(大枣、黑枣、酸枣)、罗汉果、郁李仁、金银花、青果、鱼腥草、姜(生姜、干姜)、枳子、枸杞子、栀子、砂仁、胖大海、茯苓、香橼、香薷、桃仁、桑叶、桑椹、橘红、桔梗、益智仁、荷叶、莱菔子、莲子、高良姜、淡竹叶、淡豆豉、菊花、菊苣、黄芥子、黄精、紫苏、紫苏籽、葛根、黑芝麻、黑胡椒、槐米、槐花、蒲公英、蜂蜜、榧子、酸枣仁、鲜白茅根、鲜芦根、蝮蛇、橘皮、薄荷、薏苡仁、薤白、覆盆子、藿香。

2) 2014年新增15种中药材物质:人参、山银花、芫荽、玫瑰花、松花粉、粉葛根、布渣叶、夏枯草、当归、山奈、西红花、草果、姜黄、荜茇,在限定使用范围和剂量内作为药食两用。

3) 2018年新增9种中药材物质(作为按照传统既是食品又是中药材):党参、肉苁蓉、铁皮石斛、西洋参、黄芪、灵芝、天麻、山茱萸、杜仲叶,在限定使用范围和剂量内作为药食两用。2020年1月2日,国家卫生健康委员会、国家市场监督管理总局发布《关于对党参等9种物质开展按照传统既是食品又是中药材的物质管理试点工作的通知》。通知显示,根据《食品安全法》规定,经安全性评估并广泛公开征求意见,将对党参、肉苁蓉、铁皮石斛、西洋参、黄芪、灵芝、山茱萸、天麻、杜仲叶9种物质开展按照传统既是食品又是中药材的物质(以下简称"食药物质")生产经营试点工作。根据各地试点实施情况,国家卫生健康委员会将会同国家市场监管总局,研究论证将上述物质纳入食药物质目录管理的可行性。

(2) 国家卫生健康委员会公布的可用于保健食品的中药名单:人参、人参叶、人参果、三七、土茯苓、大蓟、女贞子、山茱萸、川牛膝、川贝母、川芎、马鹿胎、马鹿茸、马鹿骨、丹参、五加皮、五味子、升麻、天冬、天麻、太子参、巴戟天、木香、木贼、牛蒡子、牛蒡根、车前子、车前草、北沙参、平贝母、玄参、生地、生何首乌、白及、白术、白芍、白豆蔻、石决明、石斛、地骨皮、当归、竹茹、红花、红景天、西洋参、吴茱萸、怀牛膝、杜仲、杜仲叶、沙苑子、牡丹皮、芦荟、苍术、补骨脂、诃子、赤芍、远志、麦冬、龟甲、佩兰、侧柏叶、制大黄、制何首乌、刺五加、刺玫果、泽兰、泽泻、玫瑰花、玫瑰茄、知母、罗布麻、苦丁茶、金荞麦、金樱子、青皮、厚朴花、姜黄、枳壳、枳实、柏子仁、珍珠、绞股蓝、胡芦巴、茜草、荜茇、韭菜子、首乌藤、香附、骨碎补、党参、桑白皮、桑枝、浙贝母、益母草、积雪草、淫羊藿、菟丝子、野菊花、银杏叶、黄芪、湖北贝母、番泻叶、蛤蚧、越橘、槐实、蒲黄、蒺藜、蜂胶、酸角、墨旱莲、熟大黄、熟地、鳖甲。

(3) 保健食品禁用中药名单(注:毒性或者副作用大的中药):八角莲、八里麻、千金子、土青木香、山莨菪、川乌、广防己、马桑叶、马钱子、六角莲、天仙子、巴豆、水银、长春花、甘遂、生天南星、生半夏、生白附子、生狼毒、白降丹、石蒜、关木通、农吉痢、夹竹桃、朱砂、米壳(罂粟壳)、红升丹、红豆杉、红茴香、红粉、羊角拗、羊踯躅、丽江山慈姑、京大戟、昆明山海棠、河豚、闹羊花、青娘虫、鱼藤、洋地黄、洋金花、牵牛子、砒石(白砒、红砒、砒霜)、草乌、香加皮(杠柳皮)、骆驼蓬、鬼臼、莽草、铁棒槌、铃兰、雪上一枝蒿、黄花夹竹桃、斑蝥、硫黄、雄黄、雷公藤、颠茄、藜芦、蟾酥。

（4）国家卫生健康委员会公告明确不是普通食品的名单（历年发文总结）：西洋参、鱼肝油、灵芝(赤芝)、紫芝、冬虫夏草、莲子心、薰衣草、大豆异黄酮、灵芝孢子粉、鹿角、龟甲。

（5）公告明确为普通食品的名单：白毛银露梅、黄明胶、海藻糖、五指毛桃、中链三酰甘油、牛蒡根、低聚果糖、沙棘叶、天贝、冬青科苦丁茶、梨果仙人掌、玉米须、抗性糊精、平卧菊三七、大麦苗、养殖梅花鹿其他副产品(除鹿茸、鹿角、鹿胎、鹿骨外)、梨果仙人掌、木樨科粗壮女贞苦丁茶、水苏糖、玫瑰花、凉粉草(仙草)、酸角、针叶樱桃果、菜花粉、玉米花粉、松花粉、向日葵花粉、紫云英花粉、荞麦花粉、芝麻花粉、高粱花粉、魔芋、钝顶螺旋藻、极大螺旋藻、刺梨、玫瑰茄、蚕蛹、耳叶牛皮消。

思 考 题

（1）为什么要进行深层清洁？

（2）如何选择卸妆和洁面产品？

（3）如何根据肤质选择去角质的方法？

（4）面部按摩有什么要求？

（5）硬模有哪些好处？如何操作？

（6）从方法、方向、角度、力度等方面，试述面部刮痧的要求。

（7）面部拨筋应有哪些注意事项？

（8）灸法的种类较多，请简述间接灸的种类与方法。

（9）悬起灸是常用的艾条灸，请问悬起灸有哪几种方法？如何操作？

（10）请列举熏蒸疗法中常用的中药。

（11）药浴疗法是常用的中药外治法，请问其应用在美容上有哪些作用？

（12）食疗药膳美容技术具有哪些特点？

（13）举例说明营养素的缺乏或过量诱发皮肤疾病的案例。

（14）制作美容药膳食疗方时需遵循哪些原则？

（15）举例说明防皱消皱药膳方有哪些。

第八章
芳香疗法常用技术

一、芳香吸嗅疗法简介

芳香吸嗅疗法是一种传统的自然疗法,通过使用植物提取的芳香精油来促进身心健康。它基于人类对气味的感知和嗅觉系统与大脑之间的密切联系。芳香精油可以通过吸入鼻腔中的气味分子,直接影响大脑的情绪、记忆和自主神经系统。

芳香吸嗅疗法的原理是通过芳香精油的挥发性成分,通过鼻腔进入人体,刺激嗅觉神经,进而影响大脑的神经系统。这些精油分子可以通过嗅觉神经传递到大脑的辅助嗅觉系统,进而影响情绪、记忆、注意力和自主神经系统的功能。

二、芳香吸嗅疗法操作方法

芳香吸嗅疗法可以通过多种方式进行,包括蒸汽吸入、香熏、按摩和香熏浴等。在蒸汽吸入中,将芳香精油加入热水中,通过吸入蒸汽来达到治疗效果。香熏则是将芳香精油通过香熏灯或香熏石等器具散发出来,让人们吸入其中的气味。按摩则是将稀释后的芳香精油直接涂抹在皮肤上,通过按摩来吸收精油分子。香熏浴则是将芳香精油加入温水中,人们通过浸泡来吸收精油的功效。

芳香吸嗅疗法被广泛应用于舒缓压力、缓解焦虑、改善睡眠、提升情绪以及促进身心放松等方面。然而,需要注意的是,每种芳香精油都有其特定的功效和安全使用方法,因此在使用芳香吸嗅疗法之前,应该咨询专业人士的建议,并遵循正确的使用方法和剂量。

芳香吸嗅疗法是一种通过吸入精油的香气来改善身心健康的方法。以下是芳香吸嗅疗法的操作方法。

1. 选择合适的精油　根据需要选择适合的精油,比如薰衣草精油可以帮助放松,柠檬精油可以提神等。

2. 准备蒸发器　可以使用蜡烛加热熏香炉、电热蒸发器、汽车蒸发器等各种蒸发器。

3. 加入精油　根据蒸发器的使用说明,将适量(不要超过 10 滴/次)的精油滴入蒸发器中。

4. 开启蒸发器　按照蒸发器的操作方法,开启蒸发器开始释放香气。

5. 吸入香气　将蒸发器放置在合适的位置,静静地吸入精油的香气,可以闭上眼睛,深呼吸来增强效果。

6. 注意事项　使用精油时要注意避免过量使用,避免接触到眼睛和黏膜,如果出现不适应立即停止使用。

芳香吸嗅疗法可以帮助缓解压力、改善睡眠、提升情绪等,但对于孕妇、儿童和某些特定人群需要谨慎使用。在使用前最好咨询专业人士的建议。

第二节　芳香精油水疗法

一、芳香精油水疗法简介

芳香精油水疗法是一种利用纯天然植物提取的芳香精油,在水中加入适量针对身体状况的精油,利用水的力量和水的温度,使身体充分吸收精油,让身心得到放松的保健方法。

该疗法通过吸入或皮肤吸收,以达到促进身心健康和改善生理以及心理状况的治疗方法。它基于精油中所含的活性成分,如挥发性化合物和植物化学物质,通过其独特的气味和化学特性,与人体的感官和生理系统进行相互作用。

芳香精油水疗法的基本原理是通过精油的香气分子进入人体,刺激嗅觉神经,进而影响大脑中的情绪和记忆中枢,从而产生放松、镇静或提神的效果。此外,精油也可以通过皮肤吸收进入血液循环系统,通过与身体细胞的相互作用,对身体产生生理和生化效应。

芳香精油水疗法的原始精神在于强调取材于自然界的产品和纯手工的服务,重视疗程规划。现在,用芳香精油水疗来养生美容、舒缓身心的理念风靡全世界。它不再局限于矿泉水疗,还结合运用了植物精油的芳香疗法、按摩手法及各地民间养生法,集休闲、养生、美容、健身运动于一体,成为一种新型的身心保健方法。

二、芳香精油水疗法操作方法

芳香精油水疗法可以通过多种方式应用,在精油治疗过程中,根据个体需求和目标,选择适当的精油和应用方式。例如,薰衣草精油可用于缓解焦虑和促进睡眠,柠檬精油可提神醒脑,薄荷精油可缓解头痛和消化不良等。

然而,芳香精油水疗法也需要注意一些潜在的风险和限制。首先,精油的质量和纯度对疗效至关重要,低质量或合成的精油可能产生不良反应。其次,某些精油对某些人可能过敏或有不良反应,因此在使用前应先进行皮肤测试。此外,孕妇、儿童和某些特殊人群应避免使用特定的精油。

以下是芳香精油水疗法的操作方法。

1. 准备工作　① 确保使用纯天然的芳香精油。② 准备一个适合的容器,如浴缸或蒸汽机。③ 准备温水,温度应适宜,不要太热或太冷。

2. 确定使用方式　芳香精油水疗法有多种使用方式,可以通过浸浴法、擦洗法、淋浴法等方式使用。常用的芳香精油水疗项目有芳香身体浸浴、芳香精油足浴、芳香精油手浴。

3. 添加精油　①根据个人喜好需求和症状选择合适的精油,常用的精油有茶树、薰衣草、迷迭香、橙花、葡萄柚等。② 在容器中添加适量的精油,通常每升水滴入 1～5 滴精油,可以根据个人喜好和需求进行调整。对于较为敏感的肌肤,每升水滴入 1～2 滴精油较为适宜。

4. 水疗过程

(1) 将准备好的温水倒入容器中,确保水的深度适合自己或受术者的身体。

(2) 将几滴精油滴入温水中,搅拌均匀后泡澡,慢慢躺入水中,放松身体深呼吸和调整心情,享受精油的香气和疗效。

(3) 呼吸芳香精油的香气,享受它们带来的放松和舒缓效果。

(4) 进行芳香精油水疗时,在水中可以按摩身体不适部位,帮助精油更好地渗透皮肤和通络。

(5) 浸浴后的保养:浸浴后先休息 30 min 左右,使汗液完全排出;然后做去角质工作,用含有微细谷物粒子或天然海盐及牛奶成分的去角质膏去角质;再根据身体状况配制复方按摩油,将配制好的复方按摩油倒在手中揉热,并顺着肌肉走向进行全身按摩,按摩会减轻皮肤的负担;最后,全身涂抹保养润肤霜。

5. 注意事项

(1) 要按规定使用精油,避免精油浓度过高。使用精油时要遵循适量使用的原则,要注意稀释比例,避免过量使用。对于孕妇、婴儿和某些特殊人群,要遵循精油专业原则。

(2) 进行芳香精油水疗时,水温要适中,一般为 45～60℃。水不能过热或过凉(除特殊情况外)。

(3) 泡澡浸洗时间不可太短或过长,一般浸洗 10～30 min。

(4) 饭前、饭后 30 min 内不宜进行芳香精油水疗,因为空腹易发生低血糖或休克,而过饱会影响食物消化。

(5) 进行芳香精油水疗时,要注意保暖,避免受寒、吹风,完毕后应及时拭干皮肤。加过精油的水应防止溅入口、眼、鼻内。

(6) 发热或高血压病、冠心病患者以及心功能不全、有出血倾向者,应避免进行芳香精油水疗。

(7) 老年人、儿童、病情严重者应避免进行芳香精油水疗。如有特别情况需要进行芳香精油水疗,需要有专人陪护,避免烫伤、着凉或发生意外事故。

(8) 激烈运动前后、饮酒后避免进行芳香水疗。

(9) 如果有肌肤敏感或其他健康问题,遵照精油使用原则禁忌建议。

(10) 在使用精油后,及时清洗容器,避免残留物的滋生。

芳香精油水疗法可以帮助缓解压力、改善睡眠质量、提升情绪等。但使用时要注意个人情况和安全,以免引起不良反应。

总之,芳香精油水疗法是一种以自然植物精油为基础的疗法,通过其独特的香气和化学特性,通过水的温度、水的压力和浮力与人体的感官和生理系统相互作用,以促进身心健康和改善生理和心理状况,帮助舒缓身心,缓解压力和疲劳。然而,在使用过程中需要谨慎选择精油品质,并遵循适当的使用方法和注意事项。

第三节　芳香抚触疗法

一、芳香抚触疗法简介

抚触疗法是运用双手对全身皮肤或浅部肌肉进行柔和地、有规律地、有次序地轻抚、摩擦、叩抚。从 20 世纪 50 年代起,抚触作为一种护理技术或辅助治疗手段广泛地运用在临床各科。芳香抚触疗法是将天然芳香油为抚触介质,医护人员或家人或自我在头面部、四肢与躯干、足底进行轻柔抚摸,能起到美容养颜、舒缓情绪、减轻痛苦、调节免疫甚至治疗疾病的作用。

芳香抚触疗法操作简单,适用人群非常广泛,从婴幼儿到老年人,从新生孕育到生命终末,从内、妇、儿、外等临床各科到社区家庭均可适用,特别是一些不耐受推拿按摩、情绪不稳定人群。

芳香抚触疗法作用机制是通过温和刺激皮肤触觉和嗅觉两大感受器,引起脑神经与垂体等系统调节活动,产生适度的激素,从而调动或调节各个器官和组织的生理功能,维持人体内部的平衡,起到调节免疫、安抚情绪、改善心境、促进消化吸收、改善新陈代谢、镇痛止血、缓解疲倦、改善睡眠、延缓衰老等作用。

二、芳香抚触疗法操作方法

芳香抚触疗法可以根据人们的年龄、目的等不同需要进行灵活调整,可进行全身抚触,也可进行局部抚触,同时要根据不同的皮肤状态、味道喜好、治疗目的等,进行抚触芳香介质的调配。芳香抚触疗法的操作方法主要有评估、芳香介质与物品准备、抚触顺序、抚触方法、抚触后等。

(一) 评估

1. 适应人群　不耐受推拿按摩的人群,均可进行抚触疗法。大部分接受缓和医疗的患者均可进行抚触,尤其适合婴幼儿、老年活动障碍、阿尔茨海默病、癌症晚期、长期卧床、骨质疏松、情绪不宁、疼痛等人群。

2. 禁忌人群　空腹及饭后 1 h 内;皮肤有破损、过敏、出疹及感染时;发热原因不明;妊娠、哺乳期、蚕豆病、1 岁以内婴儿慎用或遵医嘱。

(二) 芳香介质与物品准备

(1) 基础油推荐:甜杏仁油、椰子油、荷荷巴油等。

(2) 芳香精油或纯露推荐:选择安全性高、皮肤耐受性强和具有安抚舒缓作用的精油或纯露(精油需用基础油稀释至 1%～5%,面部抚触浓度不超过 1%,大面积抚触浓度不超过 5%),如罗马洋甘菊、薰衣草、佛手柑、甜马郁兰、甜橙、柠檬、苦橙叶、玫瑰、天竺葵、乳香等。

(3) 油碟、美容巾、小面盆、保暖毛巾、红外线理疗灯等。

(4) 室温 24℃,播放柔和音乐,施术者需洗手、剪指甲、温暖手部。

（三）抚触顺序

温水清洁抚触部位皮肤后，涂抹足量芳香介质后按照背部、面部、头部、胸部、腹部、上肢、下肢、足部的顺序进行抚触，介质吸收较快时需及时补充介质。也可根据受术者需求进行全身抚触或者局部抚触，全身抚触时间控制在 45 min。局部抚触每部位不超过 15 min。全程需做好隐私保护与保暖。

（四）抚触方法

抚触者用站姿或坐姿在被抚触者右侧，全程需要温柔的沟通交谈。

1. 背部　被抚触者俯卧位，双手放在身体两侧；术者取适量抚触介质润滑双手，缓缓在背部展油（不可直接将介质直接倒在患者背上，需保证抚触介质温度和体温一致），双手在腰部停留 5 s，然后从腰部深而缓慢地滑推至肩部，可延展至手臂，最后从指间滑出；也可从颈部向下按摩至臀部，再从臀部向上迂回，运动重复 5～10 次（俯卧位还可做腿部抚触，双手先放在患者脚部停留 5 s，缓慢按揉至脚踝，再缓慢向上，轻柔推至大腿根部，重复 5～10 次）。

2. 头面部　按摩介质精油浓度不可超过 1%。取仰卧位，术者两手拇指从前额中央轻推至太阳穴，再推至耳前，轻揉耳郭后，重复 5～10 次；双手拇指从下颌中央向面部两侧耳后滑动，呈"笑容状"，两手中指分别停在耳后乳突部 2 s 后沿着胸锁乳突肌向下轻揉至锁骨上窝，重复 5～10 次。

3. 胸部　术者取适量抚触介质润滑双手，掌根沿胸骨上切迹轻柔推至剑突，重复 5～10 次；从胸骨上窝向对侧肋骨下端滑动轻推，重复 5～10 次。

4. 腹部　取适量抚触介质润滑双手，手掌在肚脐停留 5 s，以肚脐为中心，沿顺时针方向画圈（泻泄时沿逆时针方向），动作轻柔缓慢，重复 5～10 次。

5. 上肢与手掌　取适量抚触介质润滑双手，由肩关节向下轻捏至腕关节 5～10 次，将手掌心伸展开轻握 3～5 s，并且揉捏每根手指与关节，重复 3～5 次；再次轻柔由肩关节向下至指尖顺序依次抚摸并滑出，内外侧各 3～5 次。

6. 下肢与足部　取适量抚触介质润滑双手，双手包覆双脚底，停留 5 s，再向上滑推至脚踝、膝盖和大腿根部，双手离开，重复 5～10 次。双手拇指由足跟起交替上推，揉捏每个脚趾，提拉每个脚趾关节，重复 3～5 次。

（五）抚触后

用美容巾擦去多余抚触介质，并协助穿好衣服，同时可交流询问患者感受，包括身体感受和情绪感受。建议患者饮用温水，尽早休息。

三、芳香抚触注意事项

（1）精油的使用需严格遵循专业指导意见，避免给雌激素依赖性肿瘤患者使用丝柏、快乐鼠尾草和甜茴香等类雌激素精油。如患者身体虚弱，应降低浓度，且慎用含单萜酮、醚类、酚类和芳香醛成分的精油，如艾草精油。

（2）抚触可每日 1～2 次，每次 15～40 min；整个过程可播放音乐，在轻松愉悦的环境中进行。成人可在抚触过程中，将有机纯露与温水按 1∶8 的比例混合代茶饮，可选择玫瑰纯露、乳香纯露或薄荷纯露等。

（3）1 岁以内的婴儿日常抚触，不可添加任何精油成分，用甜杏仁油、荷荷巴油、润肤霜等即可。

（4）面部抚触精油浓度不超过 1％，且不可使用刺激性精油；全身大面积抚触，精油浓度不超过 5％。

第四节　芳香情绪疗法

一、芳香情绪疗法简介

芳香情绪疗法是一种基于气味对情绪和心理状态产生影响的疗法方法。它利用纯精油的芳香成分通过嗅觉通道进入大脑，刺激感官神经，进而影响情绪和心理状态。这种疗法基于对气味与情绪之间紧密联系的认识，通过特定的香气和精油来促进身心健康。

芳香情绪疗法的核心理论是人类嗅觉系统与情绪中枢之间存在密切的关系。嗅觉刺激可以直接影响大脑中的情绪中枢，从而引发情绪和心理状态的变化。通过选择适当的精油和香气，芳香情绪疗法可以调节情绪、缓解压力、改善睡眠、提升注意力和增强身心健康。

芳香心理学的应用范围　芳香情绪疗法的理论基础依据来源于芳香心理学。特指利用精油对心智产生正面的影响，例如增强记忆力、改善学习能力、提升情绪低落、补强自信心。这些心智上的刺激作用对人们每日的工作表现有直接的影响，应该被社会各种机构广泛的利用。

芳香心理学是一种结合了心理学、芳香疗法和健康护理的治疗方法。它主要通过使用自然植物的香气来缓解压力、提高情绪、增强免疫力和改善身体健康。芳香心理学的理论基础包括精油的化学成分、香气对大脑的影响以及如何通过香气来调整心理状态。芳香心理学应用机构场所范围可能包括以下几种。

（1）芳香疗法医院诊所、特殊安宁病房、养老院：这些场所是专门提供芳香疗法服务的场所。这些场所需要充满愉悦的气息，运用精油是较佳的途径，除了能综合医院里刺鼻的药水味，即使空气清新宜人，还能减少交叉感染的概率。例如，将对大脑有镇定效果的薰衣草精油扩香到空气中，可改善患者的睡眠习惯，并能使他们心气平和，不会有攻击性。

（2）健康中心、SPA 中心、产院及月子中心：这些中心通常提供各种健康和美容服务，芳香疗法是一种通过使用自然芳香植物的精油来改善身心健康的方法。它在健康中心、SPA 中心、产院及月子中心等场所都有广泛的应用，具体功效如下。

1）健康中心。① 改善心理健康：帮助减轻压力、焦虑和抑郁，提高情绪和幸福感。② 提高免疫力：精油具有抗菌、抗病毒和抗真菌的作用，有助于提高免疫力，预防疾病。③ 促进健康生活习惯：帮助改善睡眠质量、减轻疲劳，从而促进健康生活习惯。

2）SPA 中心。① 放松和舒缓：芳香疗法可以帮助缓解肌肉紧张、减轻疼痛、降低血压和心率，从而达到放松和舒缓的效果。② 美容护肤：精油有抗氧化、抗炎和抗菌的作用，有助于改善皮肤状况、减少皱纹和抗衰老。③ 提高心理舒适度：芳香疗法可以帮助改善心情、减轻压力和焦虑，从而提高心理舒适度。

3）产院。① 缓解疼痛：具有抗炎和镇痛的精油，可以帮助缓解产妇在分娩过程中的疼痛。② 促进分娩：具有放松肌肉、缓解焦虑和促进分娩的精油，有助于顺利分娩。③ 提高舒适度：芳香疗法可以帮助改善产妇的心情、减轻焦虑和疼痛，从而提高分娩过程中的舒适度。

4）月子中心。① 缓解产后疼痛：芳香疗法可以帮助缓解产后疼痛、肌肉紧张和疲劳，促进产后恢复。② 提高舒适度：芳香疗法可以帮助改善产后的心情、减轻焦虑和疼痛，从而提高舒适度。③ 促进母乳喂养：具有抗菌和抗炎作用的精油，有助于提高母乳质量，促进母乳喂养。

（3）心理咨询中心。心理咨询中心也可使用芳香疗法作为辅助治疗工具，以改善咨询者的情绪和心理状态。

（4）教育和培训机构：教育和培训机构可提供关于芳香疗法的课程和讲座。

（5）酒店和度假村：这些场所可能会在房间中使用精油，以提供更加放松和舒适的环境。

（6）个人护理产品公司：生产和销售公司可生产含有精油的个人护理产品，如香薰蜡烛、香薰机、精油喷雾等。

（7）企业和组织：企业和组织可能会使用芳香疗法来提高员工的工作效率和满意度，或者用于改善工作环境。

（8）科研机构：科研机构应与时俱进地多方位研发芳香疗法的科学原理和应用。

总之，这些场所可能会根据其服务范围和目标受众的需求，使用不同类型和数量的精油。同时，使用精油时，也应注意其安全性和有效性，并遵循适当的使用指南和建议。

需要注意的是，芳香心理学并非万能的治疗方法，它仅作为一种辅助手段。尽管芳香情绪疗法在提升情绪和心理健康方面具有潜力，但其疗效和安全性仍需进一步研究和评估，个体差异和过敏反应也需要被考虑进来。因此，在使用芳香情绪疗法时，应该寻求专业指导，并遵循适当的使用方法和注意事项，以确保安全和有效。

二、芳香情绪疗法操作方法

在芳香情绪疗法中，纯精油是最常用的治疗工具。这些精油是从植物中提取的高度浓缩的芳香物质，具有特定的化学成分和独特的香气。不同的精油具有不同的功效，可以用于治疗各种情绪和心理问题。例如，薰衣草精油被广泛用于缓解焦虑和促进放松，柠檬精油则可以提升注意力和改善情绪。

在芳香情绪疗法中，精油可以通过多种方式使用，包括熏香器、吸入和按摩。熏香是最常见的使用方法，通过将精油加入熏香器中，使其蒸发并释放香气。吸入则是通过直接嗅闻精油的香气来产生治疗效果。按摩则是将稀释后的精油与基础油混合后，通过按摩的方式将其吸收到皮肤中，以达到治疗效果。

芳香情绪疗法是一种使用精油来调整情绪和促进身心健康的自然疗法。通过香气刺激，来帮助人们平衡情绪和缓解压力的自然疗法。以下是常见的芳香情绪疗法操作方法。

1. 吸入法 将几滴精油加入热水中，用毛巾将蒸汽罩住，深呼吸吸入精油的香气，有助于放松和提升情绪。

2. 喷雾法 将适量精油加入蒸馏水中，倒入喷雾瓶中后摇匀，喷洒于空间中，通过吸入香气调节身心状态。

3. 熏香法 使用香薰炉或者香薰石将精油散发出来，营造舒适的氛围，有助于调整情绪和提升精神状态。或将几滴纯天然精油滴在加湿器、棉球等载体上,通过加热扩散香气,帮助改善情绪和舒缓压力。

4. 按摩　根据症状调配复方精油,将几滴精油滴在植物油中,将适量稀释后的精油涂抹在身体相应部位,或摩擦于身体的穴位、头部、脚底等部位,然后用指腹轻轻揉按,通过皮肤吸收和芳香刺激来促进健康和舒缓情绪,有助于舒缓压力和改善情绪。

5. 沐浴　根据症状,挑选所需精油,将几滴精油加入温水中,享受芳香精油泡澡,借助于水的温度和浮力,有助于放松身心,缓解压力和疲劳。

6. 使用芳香情绪疗法时需要注意的安全事项

(1)选用纯天然的精油:优质的精油一定是纯天然的,因此在选购精油时需仔细阅读成分表和标签,并选择信誉度高的品牌。

(2)适量使用:使用精油时一定要按照正确的比例进行混合,遵循用量要小的原则。通常情况下,一次使用3～5滴精油就足够了。

(3)遵循使用建议:不同精油有不同的使用建议,比如有些精油不可以直接涂抹于皮肤上,有些精油更适合通过熏香法来使用,因此需要仔细阅读说明书并照着使用方法操作。

(4)不要过度使用:切勿过量或长时间沉浸在散发精油香气空间中,以免产生副作用。也不要长时间使用同一种精油,以免对身体造成负面影响。尤其是对于孕妇、儿童和老年人,应尽量避免使用,或在专业医师的指导下使用。

(5)避免接触眼睛和黏膜:精油是浓缩的植物成分,具有强烈的刺激性,因此应避免直接接触眼睛和黏膜。如果不小心接触到精油,可以立即以低脂牛奶或植物油来辅助冲洗。

(6)储存注意事项:精油应存放于阴凉、干燥的环境中,避免阳光暴晒和高温环境。如果是拆封后的精油瓶,最好储存在小瓶子中,以减少暴露在空气中的时间。

总之,使用芳香情绪疗法需要注意辨证论治正确和适量使用精油,安全储存精油,遵循使用建议和加强自我安全意识是非常必要的。

思 考 题

(1)简要阐述芳香吸嗅疗法的核心理念与实践方式,为何该疗法在现代社会中备受推崇?

(2)在芳香吸嗅疗法中,如何将精油应用到不同的场景中?使用过程中应注意哪些安全事项?

(3)芳香精油在水疗法中如何实现治疗效果?

(4)如何在水疗中正确使用精油?

(5)芳香抚触时为何精油浓度要低于5%?

(6)芳香抚触还可以和哪些调养方法联合运用?

(7)请描述一下芳香疗法如何在一定程度上促进个体的情绪健康?在不同芳香精油的选择和使用方面,有哪些值得注意的要点?

(8)芳香疗法与其他情绪调节方法(例如冥想、呼吸练习等)相比,有哪些优势和局限性?在帮助人们进行情绪管理时,芳香疗法如何与其他方法有机结合,实现互补与协同?

第九章
常见损容性疾病的中医美容方法与芳疗技术应用

第一节 痤疮(粉刺)

寻常痤疮(acnevulgaris),中医学称为"粉刺""肺风粉刺""面皰""酒刺",是一种毛囊皮脂腺慢性炎症性疾病。各年龄段人群均可患病,但以青少年发病率为高。

(一)病因病机

1. **肺经风热** 中医认为青年人生机旺盛,血气方刚,阳热偏盛,肺经蕴热;加之风邪侵袭、灰尘附面、滥用化妆品及冷水渍洗,使毛孔阻塞,内热郁闭,上蒸面部而致。

2. **胃肠湿热** 过食辛辣厚味。辛辣之品性热,偏嗜日久致助阳生热;油腻甜食难以消化,过食则中焦运化不周,易积湿生热。湿热上蒸则面部、胸背出油,红疹粉刺累累。

3. **气血郁滞** 气血与内热外邪相搏,日久经脉失畅,气血郁滞,皮疹暗红,经久不退。

(二)临床表现

各年龄段人群均可罹患本病,但多发于15～30岁的青年男女。皮损好发于面颊、额部,其次是胸部、背部及肩部。多对称发生,常伴皮脂溢出。痤疮皮损类型是由其不同的病理阶段所决定,通常主要表现为粉刺、炎性丘疹、表浅脓疱、结节、囊肿和瘢痕(图9-1)。

一般初发损害为与毛囊一致的圆锥形丘疹,如黑头粉刺或白头粉刺(亦称闭合性粉刺);皮损加重后可形成炎性丘疹,顶端可有小脓疱;继续发展可形成大小不等暗红色结节或囊肿,挤压时有波动感,经久不愈可化脓形成脓肿,破溃后常形成瘢痕和窦道。各种损害大小深浅不一,常以其中一二种损害为主。本病一般无明显自觉症状,炎症明显时自感疼痛。病程慢性,时轻时重,自觉轻度瘙痒。病程长短不一,部分患者至中年病情方逐渐缓解,但可遗留色沉、萎缩性或增生性瘢痕。

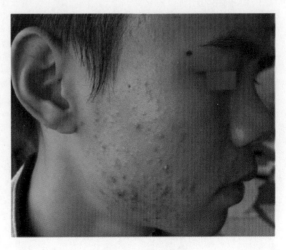

图9-1 寻常痤疮

临床根据病情轻重采用 Pillsbury 分类法,将痤疮分为Ⅰ～Ⅳ度(表 9-1)。除寻常型外,还有特殊类型痤疮(表 9-2)。

表 9-1　痤疮严重程度分类

严 重 程 度	临 床 表 现
Ⅰ度(轻度)	散发至多发的黑头粉刺及(或)散在炎性丘疹
Ⅱ度(中度)	Ⅰ度+散发的浅在性脓疱,炎性丘疹数量增加,局限于面部
Ⅲ度(重度)	Ⅱ度+深在性脓疱,分布于颜面、颈、胸背部
Ⅳ度(重度-集簇性)	Ⅲ度+结节、囊肿、瘢痕形成,累及上半身

表 9-2　特殊类型痤疮

特殊类型	临 床 特 点
聚合性痤疮	属较严重类型,好发男性青年,表现为严重结节、囊肿、窦道、瘢痕
暴发性痤疮	少见,病情突然加重,伴发热、关节痛、贫血等全身症状
药物性痤疮	雄激素、糖皮质激素、卤素等可致痤疮样损害
月经前痤疮	与月经周期密切相关
婴儿痤疮	由于母体雄激素在胎儿阶段进入体内
化妆品痤疮	多种化妆品、香波、防晒剂、增白剂、发胶、摩丝等均可导致

(三) 治疗方法

本病的治疗以疏风清热、活血散结、调理冲任为主;内治和外治相结合。

1. 内治法

(1) 肺经风热证

证候:丘疹色红,或有痒痛,或有脓疱;伴口渴喜饮,大便秘结,小便短赤。舌红,苔薄黄,脉浮数。

治法:疏风凉血清肺。

方药:枇杷清肺饮加减。

(2) 湿热蕴结证

证候:皮疹红肿疼痛,或有脓疱,口臭,便秘,尿黄。舌红,苔黄腻,脉滑数。

治法:清热化湿通腑。

方药:茵陈蒿汤加味。

(3) 痰湿瘀凝结证

证候:皮疹结成囊肿、结节、脓肿,或有纳呆,便溏。舌淡胖,苔薄,脉滑。

治法:祛湿化痰,活血散结。

方药:桃红二陈汤加减。

2. 中药外治法

（1）中药溻渍疗法

推荐中药：马齿苋、苍术、蜂房、白及、蛇床子、苦参、陈皮。

操作人员资质：医护人员。

注意事项：将中药药液溻渍、淋洗于皮损处，温度为37℃，每日3～5次。

3. 针刺疗法

常用穴位：大椎、合谷、四白、下关、颊车。肺经风热蕴结，加曲池、肺俞；湿热蕴结证，加大肠俞、足三里、丰隆；月经不调，加膈俞、三阴交。

操作方法：患者取坐位，充分暴露背部、四肢及患处，局部消毒，采用毫针针刺，留针10～30 min后拔出，每日治疗1次，10次为1个疗程。根据患者证候及体质，分别使用补泻或平补平泻手法。

操作人员资质：医护人员。

注意事项：① 过于疲劳、精神高度紧张、饥饿者不宜针刺。② 年老体弱者针刺应尽量采取卧位，取穴宜少，手法宜轻。③ 怀孕妇女针刺不宜过猛，腹部、腰骶部及能引起子宫收缩的穴位如合谷、三阴交、昆仑、至阴等禁针。④ 小儿因不配合，一般不留针。⑤ 有出血性疾病的患者，或常有自发性出血，损伤后不易止血者，不宜针刺。⑥ 皮肤感染、溃疡、瘢痕和肿瘤部位不予针刺。

4. 刺络放血、刺络拔罐

常用穴位：大椎、肺俞、膈俞。

操作方法：背部腧穴消毒后刺络放血5～10 mL，在局部实施拔罐疗法，留罐10～15 min，留罐过程中留意出血量。

操作人员资质：医护人员。

注意事项：① 拔罐放血后对局部进行严格消毒，防止感染。② 急性传染病、血小板减少、活动性肺结核、恶性肿瘤、心力衰竭以及年老体弱的患者、孕妇，不适宜进行刺络放血拔罐。③ 皮肤部位有出血、溃疡、水肿、大血管部位不宜拔罐，高热、出血者不宜拔罐。

5. 耳贴疗法

常用穴位：取肺、内分泌、交感、脑点、面颊、额区。皮脂溢出多者，加脾；便秘者，加大肠；冲任不调者，加子宫、肝。

操作方法：先用75％乙醇对耳郭进行常规消毒，将王不留行籽、油菜籽、小米、绿豆、白芥子等贴于方块胶布中央，然后贴于耳穴上，并给予适当按压，使耳郭有发热、胀痛感。每日自行按压3～5次，每次每穴按压30～60 s，3～7日更换1次，双耳交替，3～5次为1个疗程。

操作人员资质：医护人员。

注意事项：① 严格消毒，防止感染。② 有创面和炎症部位禁耳贴。③ 心脏病、高血压患者不宜强烈刺激。④ 耳贴时，一般儿童、孕妇、年老体弱、神经衰弱者用轻刺激法，体质强壮者宜用强刺激法。

6. 穴位埋线

常用穴位：肺俞、肝俞、脾俞、膈俞、曲池、丰隆、足三里等。

操作步骤：用无菌操作将羊肠线剪成相应长度，取埋线针，把针芯抽出一段距离，留出空间，将线段用无菌眼科镊子放入针孔内，用手指将穴位皮肤撑开后进针，到达肌层得气后推动针芯埋入羊肠线，出针时用无菌棉球按压止血，无出血后用输液贴或无菌纱布覆盖针眼并固定,嘱患者局部 24h 内不沾水,活动时可能有轻微牵扯感为正常现象。

操作人员资质:医护人员。

注意事项:① 严格无菌操作,防止感染。② 在进行穴位埋线时禁止在皮肤有感染、破损、溃疡处针灸埋线,以免引起感染等不良后果。③ 凡患有严重皮肤病、严重糖尿病及因各种疾病所引起皮肤和皮下组织吸收、修复功能低下者均不宜使用穴位埋线疗法;有出血倾向的患者慎用穴位埋线。④ 患者精神紧张、大汗、劳累或饥饿时慎用穴位埋线。⑤ 女性月经期慎用穴位埋线。⑥ 埋线后保持穴位清洁干燥(24 h 内不沾水)。埋线后 1 周内尽量避免剧烈运动以防止局部严重肿胀、疼痛;少数埋线后出现轻度发热(4~24 h,T<38℃),局部无感染则属正常,无须处理,2~4 日后可逐渐正常。

7. 按摩疗法

操作方法:用手掌沿足阳明胃经,由上而下沿经络推擦 10 遍,并根据症取穴按揉足三里、太溪、三阴交、殷门 30 s,以酸胀为度;或用手指从腕部到指端,沿手阳明大肠经、手少阳三焦经、手小肠经作按揉摩擦 5~10 遍。

操作人员资质:医护人员。

注意事项:① 极度疲劳者不宜进行治疗。② 饭后、酒后、洗澡后、大量运动量后不宜立刻进行治疗。③ 老人的骨骼变脆、关节僵硬,儿童皮薄肉嫩,在按摩时不可用力过大。

(四) 中医美容方法与芳香疗法

1. 面部美容

常用面膜:① 中药面膜:常用大黄 1 份、黄芩 1 份、黄柏 1 份、升华硫 1 份,将药物粉碎为末,混合均匀后研磨打粉,过 100 目筛,调制成糊状,均匀涂抹在整个面部。② 中药石膏面膜:将上述中药细粉适量加入医用熟石膏中,混匀备用。

操作方法:① 中药面膜敷于面部,保留 30 min 后起下,每周 1~2 次。② 中药石膏面膜。清洁、按摩面部后,用油纱条将双眉、眼及口唇遮盖保护,取中药石膏粉 250 g 左右用温水调成糊状,迅速、均匀地涂于面部,留出鼻孔呼吸,30 min 后,用热毛巾擦净面部。每周 1 次。

操作人员资质:医护、美容从业人员。

注意事项:① 发热、高血压、心脏病患者,不宜做面膜。② 每周 1~2 次为宜,治疗次数不宜过多。

2. 灸法美容

常用穴位:足三里、血海、气海、三阴交、血海、曲池等。

操作方法:分温和灸、回旋灸、雀啄灸。

操作人员资质:医护人员。

注意事项:① 艾灸火力应先小后大,灸量先少后多,程度先轻后重,以使患者逐渐适应。② 空腹、过饱、极度疲劳和对灸法恐惧者应慎用。③ 孕妇的腹部、腰骶部禁灸。④ 注意防止艾灰脱落或艾炷倾倒而烫伤皮肤或烧坏衣被;尤其幼儿患者更应认真守护观察,以免发生烫伤。⑤ 艾条灸毕后,应将剩下的艾条套入灭火管内或将燃头浸入水中,以彻底熄灭,防止再燃。

3. 刮痧美容

常用部位:足三里、血海、气海、三阴交、曲池等。

操作方法:取合适体位,暴露刮痧部位,手持刮板使用刮痧油,在刮痧部位从上至下、单一方向刮擦皮肤,刮痧过程中,应保持刮痧板的湿润。刮动数次干涩时,要及时蘸湿再刮,直至皮下呈现红色或紫红色,一般一个部位刮 20 次左右。刮痧过程中,应注意观察患者和局部皮肤的反应,及时调整手法的力度。

操作人员资质:医护人员。

注意事项:① 女性月经期、出血性疾病者禁忌。② 操作中随时观察病情,如患者面色苍白立即停止。③ 刮痧后 3～4 h 不宜洗冷水澡,不宜受风。

4. 熏蒸美容

常用药物:赤芍、白茯苓、白花蛇舌草、鱼腥草、黄芩、苦参、知母、牡丹皮、连翘、大黄、黄柏、桑白皮。

操作方法:诸药温水浸泡 30 min,煎煮至 1 000 mL 药液后放入熏蒸治疗仪中,距离面部 30～35 cm 进行开放式熏蒸治疗,根据患者舒适度情况,控制熏蒸温度为 35～40℃,熏蒸治疗时间为 30 min/次,每周 2 次,持续治疗 6 周。

操作人员资质:医护、美容从业人员。

注意事项:① 不要在劳累、饥饿、乏力时选择熏蒸治疗,容易使患者出现头晕、心慌、脱水等不适。② 熏蒸选择适宜温度控制在 35～40℃,避免烫伤皮肤,并及时补充水分。③ 治疗后擦干汗液,换上干燥的衣物,防寒保暖。

5. 药膳美容

常用药物:脾胃湿热选用鲜苋菜、鲜冬菜、鲜马齿苋;肺经风热选用薏苡仁、鲜枇杷、枇杷叶等。

操作方法:鲜苋菜、鲜冬菜、鲜马齿苋可开水焯至八分熟后凉拌;枇杷、薏苡仁可煮粥食用。

操作人员资质:医护、美容从业人员。

注意事项:忌辛辣刺激性食物。

6. 芳香美容

常用精油:① 茶树精油 2 滴＋薰衣草精油 1 滴＋薄荷精油 1 滴＋百里香精油 1 滴＋红柑橘精油 1 滴,混合后以 2％浓度稀释在摩洛哥坚果油 2 滴＋荷荷巴油 1 滴中,早晚两次在补水后用于面部皮肤护理。② 香桃木精油 1 滴＋柠檬草精油 1 滴＋天竺葵精油 1 滴＋罗马洋甘菊精油 1 滴＋苦橙叶精油 1 滴,混合后以 2％浓度稀释在甜杏仁油 2 滴＋荷荷巴油 1 滴中,早晚 2 次在补水后用于面部皮肤护理。

操作方法:① 香熏。② 按摩。③ 沐浴。

操作人员资质:医护、美容从业人员。

注意事项:① 使用后 4 h 内避免皮肤直接暴露在阳光下。② 不要口服精油。③ 孕期内避免使用。④ 使用精油按摩时,不要碰触眼睛。

思　考　题

(1) 痤疮的严重程度分类标准是什么?

(2) 简述痤疮的中医内治分型、治法和方药。

(3) 简述芳香疗法治疗痤疮的常用精油和操作方法。

第二节 脂溢性皮炎（白屑风）

脂溢性皮炎，中医学称为"白屑风"，是一种毛囊皮脂腺慢性炎症性疾病。本病主要因素为素体湿热内蕴，感受风邪所致。

（一）病因病机

1. 湿热上蒸　湿为重浊之邪，常夹风、热等，以热为多，湿热互结，循经上行，加之恣食肥甘油腻、辛辣之品，以致脾胃运化失常，化湿生热，湿热蕴结肌肤而成。

2. 风热血燥　风热之邪外袭，郁久耗伤阴血，阴伤血燥；或平素血燥之体，复感风热之邪，血虚生风，风热燥邪蕴阻肌肤，肌肤失于濡养所致。

（二）临床表现

油性皮脂溢出症多见于青壮年，发生在皮脂腺丰富的头皮和颜面等处，皮肤表现为油腻发亮，手摸之有油黏的感觉，鼻部如涂上一层油，毛囊口扩大，能挤出黄白色的粉汁。头皮毛发油腻，或头屑多，瘙痒，继而头发稀疏、细软、脱落、秃顶（见图9-2）。20～40岁最重。

干性皮脂溢出症多发于头面部，头皮有堆叠飞起的油腻鳞屑，抓之如下雪样飘落，头发也可稀疏、变细、变软，容易折断和脱落，并有不同程度的瘙痒。本病多病程缓慢，但常有急性发作。

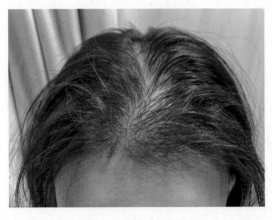

图9-2　油性脂溢性皮炎

（三）治疗方法

本病的治疗除传统干性以养血润燥、湿性以清热祛湿为主之外，还可运用耳穴疗法、穴位埋线、刮痧疗法、中药溻渍。

1. 内治法

（1）风热血燥证

证候：多发于头面部，见淡红色斑片，干燥脱屑，状如糠秕，瘙痒，遇风加重，或见头发干枯无光泽，脱落；伴口干渴，大便干燥；舌质红，苔薄白，脉细数。

治法：祛风清热，养血润燥。

方药：消风散加减。

（2）胃肠湿热证

证候：发于头面部或泛发全身，皮损为潮红斑片，有油腻性痂屑，甚至糜烂、渗出；伴口苦，口黏，脘腹痞满，小便短赤，大便臭秽；舌质红，苔黄腻，脉滑数。

治法：清热除湿，理气通腑。

方药：茵陈蒿汤合平胃散加减。

2. 耳穴疗法

常用取穴：肝、脾、内分泌、枕、肾、肾上腺。失眠患者加心、神门。

操作方法：患者取坐位，先用 75％乙醇对耳郭进行常规消毒，采用毫针针刺，留针 10～30 min 后拔出，每日治疗 1 次，10 次为 1 个疗程。根据患者证候及体质，分别使用补泻或平补平泻手法。

操作人员资质：医护人员。

注意事项：① 若有耳郭部冻伤或炎症应禁针。② 治疗时注意无菌操作，治疗后应嘱切勿浸湿耳郭，以防感染。③ 对年老体弱、精神紧张等患者，则需取仰卧位以防晕针。

3. 穴位埋线

常用穴位：取手少阴肺经、足阳明胃经以及督脉上的穴位为主。

操作方法：一次性埋线针将已消毒的羊肠线线段注入穴位。

操作人员资质：医护人员。

注意事项：① 在进行穴位埋线时禁止在皮肤有感染、破损、溃疡处针灸埋线，以免引起感染等不良后果。② 凡患有严重皮肤病、严重糖尿病及因各种疾病所引起的皮肤和皮下组织吸收、修复功能低下者均不宜使用穴位埋线疗法。③ 有出血倾向的患者慎用穴位埋线。④ 患者精神紧张、大汗、劳累或饥饿时慎用穴位埋线。⑤ 女性月经期慎用穴位埋线。

4. 刮痧疗法

常用部位：面部刮痧。

操作方法：用刮痧板轻按或点按面部穴位，由下往上依次为承浆、两侧地仓、两侧迎香、巨髎、颧髎、两侧鼻通、睛明、印堂、攒竹、鱼腰、丝竹空、瞳子髎、球后、承泣、四白、太阳。此后开始刮痧，刮痧路线起止点及顺序按经络走向为承浆—听会，地仓—听会，人中—听会，迎香—听会，鼻通—耳门，睛明—耳门，攒竹以下—太阳穴。最后用刮痧板轻轻按抚全脸。

操作人员资质：医护人员。

注意事项：脂溢性皮炎皮损部位出现渗出、结痂者，不宜进行刮痧治疗。

5. 中药溻渍疗法

推荐中药：五倍子、乌梅、王不留行、明矾、苦参、苍耳子、透骨草、川椒、黄柏、侧柏叶、紫花地丁、白鲜皮、生甘草。

操作人员资质：医护人员。

操作方法：将中药药液溻渍用毛巾外敷头部，温度为 37℃，每次敷 20 min，每日 2 次。

注意事项：① 避免各种化学性、机械性刺激，避免过度清洗，禁烫洗和搔抓，以免破坏皮脂腺功能。② 忌食辛辣刺激、油腻、多糖的食物，可多吃富含维生素类食物，保持大便通畅。③ 针对头皮脂溢性皮炎可勤按摩头皮组织，增加其血液循环，增加养分。

（四）中医美容方法与芳香疗法

1. 面部美容

常用面膜：① 中药面膜：升华硫、山楂、苍术、土茯苓、煅龙骨等清热凉血、止痒祛脂等作用的中药，将药物粉碎为末，过 120 目筛，每次取 30 g，加淀粉 10 g，用温水调成糊状。② 中药石膏面膜：将上述中药细粉适量加入医用熟石膏中，混匀备用。

操作方法：① 中药面膜调成糊状敷于面部，保留 30 min 后取下，每周 1～2 次。② 中药石膏面膜：清洁、按摩面部后，用油纱条将双眉、眼及口唇遮盖保护，取中药石膏粉 250 g 左右用温水调成糊状，迅速、均匀地涂于面部，留出鼻孔呼吸，30 min 后，用热毛巾擦净面部。每周 1 次。

操作人员资质：医护、美容从业人员。

注意事项：① 发热、高血压、心脏病患者，不宜做面膜。② 每周 1～2 次为宜，治疗次数不宜过多。③ 平时应多喝温水、清淡饮食、禁酒、禁辣、禁海鲜，以及禁油腻、煎炸食品；保持大便通畅，多锻炼身体。

2. 芳香美容

常用精油：① 油性脂溢性皮炎常选用大西洋雪松、丝柏、葡萄柚和檀香；等量的天竺葵和薰衣草精油调成的复方精油。② 选用洋甘菊、茉莉、苦橙花、火玫瑰等温和的纯露，另外天竺葵、薰衣草、檀香等也同样适用。

操作方法：① 香熏。② 按摩。③ 沐浴。

操作人员资质：医护、美容从业人员。

注意事项：① 使用精油前要进行"斑贴试验"，以避免使用时发生香料皮炎、过敏反应、皮肤灼伤。② 需注意使用的剂量、纯度，关注患者的耐受性。同种精油的时间最好不要超过 1～2 周，需替换使用。③ 由于一部分精油本身具有光毒性、光致敏和刺激作用，使用后 4 h 内避免皮肤直接暴露在阳光下。④ 不要口服精油。⑤ 孕期内避免使用。⑥ 使用精油按摩时，不要碰触眼睛。

(五) 预防护理

(1) 忌食荤腥、油腻，少食甘甜、辛辣及浓茶、咖啡、酒等。多食水果、蔬菜。

(2) 生活规律，睡眠充足，保持大便通畅。

(3) 避免搔抓、烫洗，不用刺激性强的肥皂外洗。

思 考 题

(1) 简述脂溢性皮炎的中医内治分型、治法和方药。

(2) 简述面膜疗法治疗脂溢性皮炎的操作方法和注意事项。

(3) 简述芳香疗法治疗脂溢性皮炎的常用精油和操作方法。

第三节　日光性皮炎(日晒疮)

日光性皮炎(solar dermatitis)又称日晒伤，中医学称为"晒疮""风毒肿"，是一种正常皮肤接受强光照射后产生的急性光毒反应。本病春末夏初多见，其反应的强度与光线强弱、照射时间、个体肤色、体质、种族等有关。

（一）病因病机

1. 热毒灼肤　中医认为本病多由禀赋不耐，皮毛腠理不密，复感风热之邪，致使热不得外泄，郁于肌肤而致。

2. 湿毒搏结　湿邪为长夏的主气，侵袭人体，湿热内蕴，致使脾失运化，外受夏季阳光毒热，内外夹击，湿热毒邪不得外泄，搏结肌肤而发病。

（二）临床表现

本病春夏季多见，好发于Ⅰ～Ⅲ型皮肤人群。皮损特点为日晒后到 10 余小时内，暴露部位境界清楚的鲜红斑，伴灼痛或刺痛。严重者可出现水肿、水疱或大疱，个别患者可伴发眼结膜充血、眼睑水肿。日晒面积广时，可引起全身症状，如发热、头痛、乏力、恶心和呕吐等（见图 9-3）。

日晒伤不像热灼伤那样根据深度进行分级，红斑通常在 3～7 日消退，水疱在 7～10 日愈合且无瘢痕形成。照射后 4～7 日可观察到鳞屑、皮肤脱屑和晒黑。

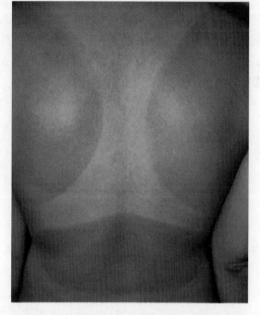

图 9-3　日光性皮炎

（三）治疗方法

本病的治疗以清热祛湿、凉血解毒为主；内治和外治相结合。

1. 内治法

（1）热毒侵袭证

证候：多见于夏季，暴露部位皮肤日晒后弥漫性潮红、肿胀，或见红色丘疹集簇，甚者可发生水疱、大疱，局部有刺痛、灼热、瘙痒感；可伴有发热，头痛，口渴，大便干结，小便短赤等。舌质红或红绛，苔黄，脉数。

治法：清热凉血解毒。

方药：清营汤加减。

（2）暑湿热毒证

证候：日晒部位皮肤红肿，红色丘疹、小水疱、糜烂、渗液，瘙痒较著；可伴身热不扬，头胀痛，胸闷，纳呆，小便短赤。舌质红，苔白腻或黄腻，脉滑数或濡数。

治法：清暑利湿解毒。

方药：三石汤合清暑汤加减。

2. 中药外治法

（1）中药溻渍疗法

推荐中药：生石膏、生地榆、连翘、黄芩、生甘草。

操作人员资质：医护人员。

注意事项：将中药药液溻渍、淋洗于皮损处，温度为 10～15℃，每日 2～3 次。

（2）刺络拔罐疗法

常用穴位：大椎、肺俞穴。

操作方法：患者取坐位，充分暴露背部，局部消毒，用一次性注射器针头，在穴位处浅刺1～3 mm，留罐5～10 min，出血量为1～2 mL，隔3日1次，3次为1个疗程。

操作人员资质：医护人员。

注意事项：① 过于疲劳、精神高度紧张、饥饿者不宜针刺。② 年老体弱者针刺应尽量采取卧位，取穴宜少，手法宜轻。③ 有出血性疾病的患者，或常有自发性出血，损伤后不易止血者，不宜针刺。④ 皮肤感染、溃疡、瘢痕和肿瘤部位不予针刺。

（四）中医美容方法与芳香疗法

1. 面部美容

常用面膜：① 中药面膜：常用生地榆、连翘、白芍、当归等具有清热凉血、养血润肤的中药，将药物粉碎为末，过120目筛，每次取30 g，加淀粉10 g，用温水调成糊状。② 中药石膏面膜：将上述中药细粉适量加入医用熟石膏中，混匀备用。

操作方法：① 中药面膜敷于面部，保留30 min后起下，每周1～2次。② 中药石膏面膜：清洁、按摩面部后，用油纱条将双眉、眼及口唇遮盖保护，取中药石膏粉250 g左右用温水调成糊状，迅速、均匀地涂于面部，留出鼻孔呼吸，30 min后，用温毛巾擦净面部。每周1次。

操作人员资质：医护、美容从业人员。

注意事项：① 有水疱及渗出时不宜做面膜。② 每周1～2次为宜，治疗次数不宜过多。③ 发热、高血压、心脏病患者，不宜做面膜。

2. 芳香美容

（1）玫瑰精油2滴＋薰衣草精油1滴＋檀香精油1滴＋广藿香精油1滴＋苦橙叶精油1滴，混合后以1.5％浓度稀释在玫瑰果油1滴＋摩洛哥坚果油2滴混合植物油中，早晚2次在补水后用于面部皮肤护理。

（2）永久花精油2滴＋罗马洋甘菊精油1滴＋薰衣草精油1滴＋檀香精油1滴＋乳香精油1滴混合后以1.5％浓度稀释在玫瑰果油1滴＋摩洛哥坚果油2滴混合植物油中，早晚2次在补水后用于面部皮肤护理。

操作方法：① 香熏。② 按摩。③ 沐浴。

操作人员资质：医护、美容从业人员。

注意事项：① 使用后4 h内避免皮肤直接暴露在阳光下。② 不要口服精油。③ 孕期内避免使用。④ 使用精油按摩时，不要碰触眼睛。

思 考 题

（1）简述日光性皮炎的中医内治分型、治法和方药。

（2）简述中药湿渍疗法治疗日光性皮炎的操作方法和注意事项。

（3）简述芳香疗法治疗日光性皮炎的常用精油和操作方法。

第四节　黄褐斑（黧黑斑）

黄褐斑（chloasma），属中医学"面尘""黧黑斑"范畴，是一种面部获得性色素增加性皮肤病。临床表现为面颊部出现大小不定、形状不规则、边界清楚的淡褐色或黄褐色斑片，常对称分布。本病多发生于频繁暴露于紫外线下肤色较深的女性面部，男性亦可见。

（一）病因病机

多因肝、脾、肾三脏失调而致气血不足或瘀滞，不能上荣于面所致。

（1）情志抑郁不舒，肝失条达，气机郁滞，以致气血瘀滞，不能上荣于面。

（2）脾气虚弱，运化无力，气血乏源，心失所养。

（3）肾水亏虚，肝血不足，不能荣养颜面肌肤。

（二）临床表现

男女均可发病，但多见于中青年女性。皮损特点为黄褐色斑片，颜色深浅不一，表现为淡褐色、深褐色或淡黑色色素沉着斑，大小不等，形状不规则，色斑融合成片可呈典型的蝴蝶状。皮损边界较清楚，颜色较淡则模糊不清。表面光滑，无鳞屑，无自觉症状。皮损对称性分布于颜面，以颧部、前额及两颊最为明显，亦可累及颞部、鼻梁和上唇部，但不累及眼睑。部分患者的乳晕、外生殖器、腋窝及腹股沟等处皮肤色素也可加深。色素斑的深浅常随季节变化而有改变，夏季加深，冬季减轻。

（三）治疗方法

本病的中医治疗以疏肝活血、健脾养血、补益肝肾为基本治则，血瘀作为黄褐斑的一个主要病理因素贯穿始终，对于临床中不论何种证型，都需加入活血化瘀药。黄褐斑的治疗一般疗程较长，中西医并用综合疗法是本病目前治疗的主要策略。

1. 内治法

（1）肝郁气滞证

证候：面色无华，斑色深褐；伴有心烦易怒，胸胁胀满，口苦咽干，两乳作胀，月经不调或有痛经。舌红，苔薄白，脉弦。

治法：疏肝解郁，活血消斑。

方药：逍遥散或柴胡疏肝散加减。

（2）心脾两虚证

证候：面色白无华，灰褐色斑片，对称分布于前额、颧颊；伴有气短乏力，少气懒言，或心悸怔忡，或腹胀纳差；女子月经不调，或量多色淡，或经少渐至经闭。舌淡苔白，脉象弦细。

治法：益气健脾，养血消斑。

方药：归脾汤加减。

（3）肝肾不足证

证候：暗褐色斑片，对称分布于颜面；伴有头眩耳鸣，腰膝酸软，五心烦热，骨蒸盗汗，男子遗精，女子经少或不孕。舌红少苔，脉象细数。

治法：培补肝肾，调摄冲任。

方药：六味地黄丸加减。

2. 中药外治法

玉容散（《外科证治全书》）：甘松、山柰、茅香各 15 g，白僵蚕、白及、白蔹、白附子、天花粉、绿豆粉各 30 g，防风、零陵香、藁本、皂角各 9 g，白芷 30 g，共研细末。

操作方法：每日早晚蘸末擦面，每周 1～2 次。

操作人员资质：医护、美容从业人员。

注意事项：有水疱及渗出时不宜做擦面。

3. 针刺疗法

常用穴位：肝俞、肾俞、风池为主穴，迎香、太阳、曲池、血海为辅穴。配穴：肝郁，加内关、太冲；脾虚，加足三里、气海；肾虚，加三阴交、阴陵泉。

操作方法：毫针刺入，留针 20 min，每日 1 次，10 次为 1 个疗程。

操作人员资质：医护人员。

注意事项：① 过于疲劳、精神高度紧张、饥饿者不宜针刺。② 年老体弱者针刺应尽量采取卧位，取穴宜少，手法宜轻。③ 有出血性疾病的患者，或常有自发性出血，损伤后不易止血者，不宜针刺。④ 皮肤感染、溃疡、瘢痕和肿瘤部位不予针刺。

4. 走罐刺络疗法

常用穴位：背腰部的督脉及足太阳膀胱经。

操作方法：先在所选经脉上涂抹适量的刮痧油，选择罐口直径为 7.5 cm 的大号火罐，用闪火法将火罐吸拔于所选经脉上，使罐内皮肤隆起约 8 mm 以上，以每秒 2～3 cm 速度沿着所选经脉来回推动至皮肤紫红为度。走罐后选取大椎、肺俞、膈俞、心俞、肝俞及其附近瘀紫较重处，皮肤常规消毒后，用三棱针点刺出血，再行拔火罐，留罐 10 min，出血以 2～5 mL 为宜。每 2 日 1 次，5 次为 1 个疗程。

操作人员资质：医护人员。

注意事项：① 过于疲劳、精神高度紧张、饥饿者不宜针刺。② 年老体弱者针刺应尽量采取卧位，取穴宜少，手法宜轻。③ 有出血性疾病的患者，或常有自发性出血，损伤后不易止血者，不宜针刺。④ 皮肤感染、溃疡、瘢痕和肿瘤部位不予针刺。

（四）中医美容方法与芳香疗法

1. 面部美容

常用面膜：石膏膜或中药膜等，中药面膜可选用白芷、白茯苓、天花粉、珍珠粉、桃仁、玫瑰花、苦参、滑石粉等。

操作方法：先进行手法按摩，面部循经（主穴：太阳、印堂、迎香、颊车、下关、攒竹）按摩 15～20 min，然后将面膜均匀涂在面部色斑上，通过热、冷和收敛的物理作用，起到治疗和美容效果。

操作人员资质：医护、美容从业人员。

注意事项：① 有皮损、渗液时不宜按摩。② 每周 1～2 次为宜，治疗次数不宜过多。

2. 艾灸美容

艾灸取穴：百会、神阙、关元、血海、足三里、三阴交为第一组；大椎、心俞、肺俞、膈俞、肝俞、肾俞为第二组穴。

操作方法：患者在安静状态下全身放松，先取仰卧位，艾灸第一组穴；再俯卧，艾灸第二组穴。每穴用艾条温和艾灸 30 min，以穴位局部皮肤出现红晕伴酸、麻、胀重感，尽量达到艾条移离片刻感到表面不热、深部热，局部不热，腹、背部热为度。每日灸 1 次，30 日为 1 个疗程，疗程间隔 1 周，连灸 3 个疗程。

操作人员资质：医护从业人员。

注意事项：① 艾灸火力应先小后大，灸量先少后多，程度先轻后重，以使患者逐渐适应。② 空腹、过饱、极度疲劳和对灸法恐惧者应慎用。③ 孕妇的腹部、腰骶部禁灸。④ 注意防止艾灰脱落或艾炷倾倒而烫伤皮肤或烧坏衣被；尤其幼儿患者更应认真守护观察，以免发生烫伤。⑤ 艾条灸毕后，应将剩下的艾条套入灭火管内或将燃头浸入水中，以彻底熄灭，防止再燃。

3. 刮痧美容

（1）面部刮痧：患者清洁面部后，医者先在面部均匀涂抹刮痧乳作润滑剂，将刮痧板的底边靠在手掌心，大拇指与其余四指弯曲，分别放在刮痧板的两侧，刮痧时用手掌心部位施加向下的按压力。按照额头区、眼周区、面颊区、口唇区、鼻区、下颌区的顺序进行刮拭。① 额头区，用刮痧板的角部平面以小于 20°按压在前额两眉正中间的印堂穴上，做柔和、缓慢的旋转运动，按压力度渗透到皮下组织。然后，用短弧度边刮痧板倾斜角度小于 15°，从额头中间向两侧刮拭至太阳穴，按揉太阳穴。每个部位刮拭按揉 5 下。② 眼周区，用刮痧板的角部以 90°角垂直按揉内眼角稍上方的睛明穴，用短弧边从睛明穴沿着上眼眶向外刮至外眼角外侧的瞳子髎穴，然后按揉瞳子髎穴。再以同样的方法从睛明穴沿着下眼眶向外刮至瞳子髎穴。③ 面颊区，先按揉鼻翼外缘的迎香穴，用长弧边从迎香穴沿着颧骨内上方刮至眼眶下缘的四白穴，并按揉四白穴，然后从迎香穴沿着颧骨外下方向外刮至耳屏前的听宫穴，点揉听宫穴。④ 口唇区，点揉水沟穴，沿着上唇向两侧刮至地仓穴，点揉地仓穴。从下颌正中间的承浆穴经口周刮至颊车穴，点揉颊车穴。⑤ 鼻区，用刮痧板长弧边从前额正中印堂穴，经鼻梁刮至鼻尖。然后从鼻根向鼻翼刮拭。⑥ 下颌区，从下颌正中间承浆穴，分别向两侧刮至下颌角处。对于颜色晦暗或是斑点部位，可以重点刮拭，以面部皮肤轻微发热，患者能耐受为度。左右两侧均是先刮拭右侧，再刮拭左侧。

操作人员资质：医护从业人员。

（2）腹部刮痧：① 腹正中区，先用刮痧板点揉中脘穴，然后由上至下刮至神阙穴。② 腹侧区，先点揉中脘穴，然后沿着肋骨下缘向外下方向刮至章门穴。每周治疗 2 次，共治疗 8 周。

操作人员资质：医护从业人员。

4. 按摩美容

常用穴位：百会、太阳、睛明、四神聪、攒竹、瞳子髎、鱼腰、承泣、迎香等穴位。

操作方法：清洁面部皮肤，蘸取少量的甘油或按摩油予头部的百会、太阳、睛明、四神聪、攒竹、瞳子髎、鱼腰、承泣、迎香等穴位，采用泻法（力度偏大、逆时针方向），以点、按、揉等手法为主进行按摩。每次按摩 30 min，直至面部泛红、发热为度。

操作人员资质：医护从业人员。

注意事项：① 极度疲劳者不宜进行治疗。② 饭后、酒后、洗澡后、大量运动量后不宜立刻进行治疗。③ 老人的骨骼变脆、关节僵硬，儿童皮薄肉嫩，在按摩时不可用力过大。

5. 埋线美容

常用穴位：曲池、合谷、足三里、三阴交、肺俞、肾俞，均取单侧。

操作方法：采用一次性医用埋线针，将羊肠线插入针头内待用，取穴后常规消毒，左手绷紧周边皮肤，垂直或斜刺入穴位，以针芯推动肠线，将线埋在皮肤与肌肉之间为宜，一般为 1.5～2.0 cm，稍作提插，待气至。出针后，用消毒干棉球按压针孔片刻以防出血，并外用医用输液贴覆盖，2 日后去掉敷贴即可。2 日内埋线区不要沾水，以防感染，穴位埋线 10 日 1 次，2 次为 1 个疗程，近侧、对侧穴位交替进行。

操作人员资质：医护人员。

注意事项：① 在进行穴位埋线时禁止在皮肤有感染、破损、溃疡处针灸埋线，以免引起感染等不良后果。② 凡患有严重皮肤病、严重糖尿病及因各种疾病所引起皮肤和皮下组织吸收、修复功能低下者均不宜使用穴位埋线疗法。③ 有出血倾向的患者慎用穴位埋线。④ 患者精神紧张、大汗、劳累或饥饿时慎用穴位埋线。⑤ 女性月经期慎用穴位埋线。

6. 芳香美容

常用精油：香附、玫瑰花、麝香、桃仁、马郁兰、丁香、德国甘菊、薰衣草、柠檬等。

操作方法：在黄褐斑的治疗中，搭配精油进行穴位按摩，可达到舒经活络、畅通气血、美白祛斑的功效。此外，还可采用精油刮痧美容疗法，即以刮痧器具和香熏植物精油，沿人体特定经络穴位走向，刺激血脉循行畅通，同时芳香精油的有效成分在刮拭的热效应下渗入皮肤，共奏排毒养颜、舒缓皱纹、美白润肤之效。

操作人员资质：医护、美容从业人员。

注意事项：① 使用精油前要进行"斑贴试验"以避免使用时发生香料皮炎、过敏反应、皮肤灼伤。② 需注意使用的剂量、纯度，关注患者的耐受性。同种精油的时间最好不要超过 1～2 周，需替换使用。③ 由于一部分精油本身具有光毒性、光致敏和刺激作用，使用后 4 h 内避免皮肤直接暴露在阳光下。④ 不要口服精油。⑤ 孕期内避免使用。⑥ 使用精油按摩时，不要碰触眼睛。

思 考 题

(1) 简述黄褐斑的中医病因病机。

(2) 简述黄褐斑的中医内治分型、治法和方药。

(3) 简述芳香疗法治疗黄褐斑的常用精油和操作方法。

第五节　单纯疱疹(热疮)

单纯疱疹(herpes simplex)是由单纯疱疹病毒(HSV)引起的一种常见皮肤病，以簇集性水疱为特征。中医学称为"热疮"。通常可以根据病毒感染位置的不同，可以分为唇疱疹、面部疱疹和生殖器疱疹。该疾病是世界范围内流行最广泛的感染性疾病之一。当病毒侵入皮肤黏膜后,会在局部增殖,形成初发感染,并沿神经末梢至其支配的皮肤区域,形成潜伏感染并持续存在。

(一) 病因病机

1. 肺胃热盛　初期外感风温热毒,邪气阻于肺胃二经,肺胃热盛,蕴蒸皮肤循经而发,常见于口周、鼻周等胃经循行部位。

2. 湿热下注　由于情志内伤,肝气郁结,久而化热,肝经火毒蕴积,或过食辛辣刺激食品,脾胃功能失调,湿热内生,湿热火毒之邪下注,阻于阴部而成疱。

3. 阴虚内热　后期正虚毒恋,反复发作,热邪伤津,阴虚内热,遇发热、受凉、经期或过劳等情况,正气进一步受损,邪伏经络而发。

(二) 临床表现

单纯疱疹主要以患者自觉患处出现灼热感,皮肤黏膜出现集聚性水疱为症状;如果疱疹破裂,可能会导致局部溃疡,通常会于2～4周内复原(见图9-4)。

初次感染者病情较重,典型症状常在发生接触后的3～7日出现,可伴随一系列的上呼吸道感染样前驱症状。复发感染者亦可出现前驱表现,但疱疹的数量、严重程度及持续时间均较初发者轻。

单纯疱疹病毒分为 HSV-1 和 HSV-2 两种,其中 HSV-1 比较常见于口腔感染,HSV-2 则常见于生殖器感染。疱疹病毒是经由接触被感染者的体液或病灶传染,且病原携带者即使没有任何症状也能够散布病毒。

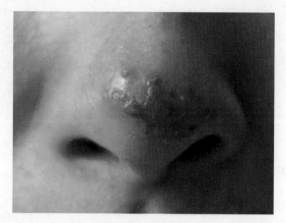

图9-4　单纯疱疹

(三) 治疗方法

本病内治以清热解毒、养阴祛邪为主要治法,外治以清热、解毒、干燥、收敛为治疗原则。

1. 内治法

(1) 肺胃热盛

证候:群集小水疱,灼热刺痒,多见于颜面部或口唇、鼻侧;轻度周身不适,心烦郁闷,小便黄,大便干。舌红,苔薄黄,脉弦数。

治法:疏风清热解毒。

方药:辛夷清肺饮合竹叶石膏汤加减。

(2) 肝经湿热

证候:成簇小水疱,容易溃破糜烂,灼热瘙痒,多见于外阴;可伴有发热,尿赤、尿频、尿痛。舌红,苔黄,脉数。

治法:清热利湿解毒。

方药：龙胆泻肝汤加减。

（3）阴虚内热

证候：皮损间歇发作，反复不愈；伴口干唇燥，午后微热。舌红，舌苔薄，脉细数。

治法：养阴清热解毒。

方药：增液汤加减。

2. 外治法

注意事项：将中药药液溻渍、淋洗于皮损处，温度为室温，每日 1～2 次。紫金锭磨水外搽、金黄散凉开水调敷或黄连膏外涂。

操作人员资质：医护人员。

注意事项：注意涂抹的厚度。

3. 针刺疗法

常用穴位：足三里、迎香、合谷、印堂。

操作方法：患者取坐位，充分暴露面部、四肢及患处，局部消毒，采用毫针针刺，留针 10～30 min 后拔出，每日治疗 1 次，10 次为 1 个疗程。根据患者证候及体质，分别使用补泻或平补平泻手法。

操作人员资质：医护人员。

注意事项：① 过于疲劳、精神高度紧张、饥饿者不宜针刺。② 年老体弱者针刺应尽量采取卧位，取穴宜少，手法宜轻。③ 怀孕妇女针刺不宜过猛，腹部、腰骶部及能引起子宫收缩的穴位如合谷、三阴交、昆仑、至阴等禁针。④ 小儿因不配合，一般不留针。⑤ 有出血性疾病的患者，或常有自发性出血，损伤后不易止血者，不宜针刺。⑥ 皮肤感染、溃疡、瘢痕和肿瘤部位不予针刺。

4. 耳贴疗法

常用穴位：主穴取脾、肺、肾、口、面颊。

操作方法：先用 75％乙醇对耳郭进行常规消毒将王不留行籽、油菜籽、小米、绿豆、白芥子等贴于方块胶布中央，然后贴于耳穴上，并给予适当按压，使耳郭有发热、胀痛感。每日自行按压 3～5 次，每次每穴按压 30～60 s，3～7 日更换 1 次，双耳交替，3～5 次为 1 个疗程。

操作人员资质：医护人员。

注意事项：① 严格消毒，防止感染。② 有创面和炎症部位禁耳贴。③ 心脏病、高血压病患者不宜强烈刺激。④ 耳贴时，一般儿童、孕妇、年老体弱、神经衰弱者用轻刺激法，体质强壮者宜用强刺激法。

（四）中医美容方法与芳香疗法

1. 灸法美容

常用穴位：足三里、丰隆、局部水疱处等。

操作方法：分温和灸、回旋灸、雀啄灸。

操作人员资质：医护人员。

注意事项：① 艾灸火力应先小后大，灸量先少后多，程度先轻后重，以使患者逐渐适应。② 空腹、过饱、极度疲劳和对灸法恐惧者应慎用。③ 孕妇的腹部、腰骶部禁灸。④ 注意防止艾灰脱落或艾炷倾倒而烫伤皮肤或烧坏衣被；尤其幼儿患者更应认真守护观察，以免发生烫伤。⑤ 艾条灸毕后,应将剩下的艾条套入灭火管内或将燃头浸入水中,以彻底熄灭,防止再燃。

2. 芳香美容

常用精油:① 松红梅精油 2 滴＋百里香精油 1 滴＋德国洋甘菊精油 1 滴＋茶树精油 1 滴＋乳香精油 1 滴＋佛手柑精油 1 滴,混合后以 2％浓度稀释在荷荷巴油 2 滴＋摩洛哥坚果油 1 滴＋橄榄油 1 滴的混合油中,每日 3～5 次涂抹于相应的部位。② 香桃木精油 2 滴＋锡兰肉桂精油 1 滴＋柠檬草精油 1 滴＋牛至精油 1 滴＋德国洋甘菊精油 1 滴,混合后以 2％浓度稀释在荷荷巴油 2 滴＋摩洛哥坚果油 1 滴＋橄榄油 1 滴的混合油中,每日 3～5 次涂抹于相应的部位。

操作方法:① 香熏。② 按摩。③ 沐浴。

操作人员资质:医护、美容从业人员。

注意事项:① 使用后 4 h 内避免皮肤直接暴露在阳光下。② 不要口服精油。③ 孕期内避免使用。④ 使用精油按摩时,不要碰触眼睛。

思　考　题

(1) 简述单纯疱疹的中医病因病机。

(2) 简述灸法治疗单纯疱疹的常用穴位、操作方法和注意事项。

(3) 简述芳香疗法治疗单纯疱疹的常用精油和操作方法。

第六节　斑秃(鬼剃头)

斑秃,俗称"鬼剃头""鬼舐头"等,中医称其为"油风",是临床上一种骤然发生的非瘢痕性的局限性脱发性疾病。患者一般无自觉症状,偶有头皮轻度麻、痒感。斑秃的病因尚不完全清楚,可能因神经中枢功能障碍所致,与精神及心理因素、内分泌障碍、自身免疫及遗传因素等有关。

(一) 病因病机

病机多因血热生风,风气窜于巅顶,发根失于阴血濡养,导致风动发落;或瘀血阻络,血不能养发,而发脱落;或气血亏虚,发失所养;或肝肾不足,精不化血,血虚不能养发,发失生长之源,故而脱发。

(二) 临床表现

各个种族、年龄、性别均可发病,在一般人群中该病的终生患病风险为 1.7％。儿童斑秃约占所有斑秃患者的 20％,超过 50％的患者在 20 岁以前第一次发病。斑秃可累及任何有毛区

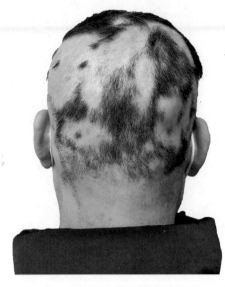

图9-5 斑秃

域,但头皮是最常见的受累部位(>90%)。通常斑秃突然出现,无自觉症状,部分患者头发脱落前脱发部位有轻微瘙痒。受累皮肤表面正常,无炎症表现(见图9-5)。

通过肉眼观察到的急性期斑秃常见有毛发折断后的黑点征,残留在毛囊的休止期毛发即将脱落而出现的惊叹号样发等。慢性斑秃则表现为光滑的脱发斑,完全没有头发,或者覆盖非常短的毳毛。偶尔可见匍行性斑秃和反匍行性斑秃,毛发突然变白以及隐匿性斑秃。

斑秃的诊断是临床诊断,只有疑难病例需要活检。拉发实验对于评估疾病是缓慢进展还是快速进展有价值。前者可容易被拔出成簇毛发。皮肤镜检查可提供更加有用的信息(见表9-3)。

表9-3 皮肤镜检查表现

特 点	临 床 表 现
黄点征	毛囊周围圆形或多环形的点,其内可能为空毛囊或微小化或营养不良的毛发
黑点征	早前成为"尸发"。与疾病的严重程度和活动性有关
惊叹号样发	远端毛发磨损并且色素明显,近端细且色素缺乏。也与疾病的严重程度和活动性有关
弯管样发	近端逐渐变细的毛发,可能由于不太严重的损伤使毛干没有折断仍停留在生长期或移行为休止期
肘状发	毛发沿毛干分布一个或多个缩窄。这些缩窄代表毛发手段损伤,也叫 Pohl-Pinkus 缩窄
假念珠状发	沿毛干有类似念珠状的缩窄(毛干有串珠样表现)
断发/火焰状发	由于生长期中断造成的断发
短再生发	当一个毛囊还没有完全恢复时它们可能表现为圈状发

(三)治疗方法

本病以疏肝活血、益气养血、滋补肝肾为主,配合外治以促进毛发的生长;必要时加用糖皮质激素。

1. 内治

(1)分型证治

1)心脾气虚证

证候:多在病后或产后头发呈片状脱落,并呈进行性加重,范围由小而大,毛发稀疏枯槁,触摸易落。伴唇白,心悸,气短懒言,倦怠乏力,夜寐多梦、失眠。舌淡,苔少,脉细。

治法:补益心脾,养血安神。

方药:归脾汤加减。神志不安者加酸枣仁、五味子。

2)肝肾不足证

证候:病程日久,平素头发焦黄或花白,发病时呈大片均匀脱落,甚者全身毛发脱落。常伴有腰背酸痛、头眩耳鸣、遗精滑泄、阳痿、口干。舌红苔薄,脉弦细。

治法:滋补肝肾,养血生发。

方药:七宝美髯丹加减。阴虚火旺、潮热遗精者,加知母、黄柏;肝肾阴虚者,加枸杞、五味子、菟丝子。

3)肝郁血瘀证

证候:病程长,头发脱落先有头痛和胸胁疼痛等症。常伴有气滞胸闷、肝脾肿大、胸胁胀痛、失眠多梦、烦躁易怒。舌质紫暗或有瘀斑,脉弦细。

治法:疏肝理气,活血化瘀。

方药:四物汤合逍遥散加减。失眠者加合欢皮、酸枣仁。

(2)中成药

1)养血生发胶囊:养血祛风,益肾填精。适用于血虚风盛,肾精不足所致的斑秃。

2)活力苏口服液:益气补血,滋养肝肾。用于脱发或头发早白属气血不足、肝肾亏虚者。

2. 中药外治　鲜生姜片烤热后反复擦患处,每日1次,或用10%辣椒酊、补骨脂酊等外擦。

3. 针灸治疗

常用部位:阿是穴。

操作方法:梅花针弹刺治疗,间日1次,连续7次,休息1~2周后,可再连续治疗7次。

操作人员资质:医护人员。

注意事项:① 过于疲劳、精神高度紧张、饥饿者不宜针刺。② 年老体弱者针刺应尽量采取卧位,取穴宜少,手法宜轻。③ 怀孕妇女针刺不宜过猛,腹部、腰骶部及能引起子宫收缩的穴位如合谷、三阴交、昆仑、至阴等禁针。④ 小儿因不配合,一般不留针。⑤ 有出血性疾病的患者,或常有自发性出血,损伤后不易止血者,不宜针刺。⑥ 皮肤感染、溃疡、瘢痕和肿瘤部位不予针刺。

(四)中医美容方法与芳香疗法

1. 艾灸美容

常用穴位:双侧肺俞、膈俞、肝俞、肾俞、阿是穴(斑秃部)。

主要操作:患者选取俯卧位,点燃艾条一端插入艾灸盒放置于穴位上(斑秃部无法使用艾灸盒则用手持握艾条悬灸),艾灸距离应以患者自觉温热感而无烧灼感为原则,每3 min调整1次艾灸盒中艾条距离。每日1次,每次15 min,20次为1个疗程。

操作人员资质:医护从业人员。

注意事项:① 艾灸火力应先小后大,灸量先少后多,程度先轻后重,以使患者逐渐适应。② 空腹、过饱、极度疲劳和对灸法恐惧者应慎用。③ 孕妇的腹部、腰骶部禁灸。④ 注意防止艾灰脱落或艾炷倾倒而烫伤皮肤或烧坏衣被;尤其幼儿患者更应认真守护观察,以免发生烫伤。⑤ 艾条灸毕后,应将剩下的艾条套入灭火管内或将燃头浸入水中,以彻底熄灭,防止再燃。

2. 按摩美容

主要穴位：督脉经及膀胱经。

操作方法：以双手五指并拢，叩啄于头部，以督脉经及膀胱经为重点；接着用点按法及拿揉法施以患者头维、风池、肩井诸穴；最后以新鲜骨碎补之浆液作介质，摩擦于斑秃之头皮上，往还数次，日行 2 次。

操作人员资质：医护、美容从业人员。

注意事项：① 极度疲劳者不宜进行治疗。② 饭后、酒后、洗澡后、大量运动量后不宜立刻进行治疗。③ 老人的骨骼变脆、关节僵硬，儿童皮薄肉嫩，在按摩时不可用力过大。

3. 刮痧美容

主要穴位：百会、风池、阿是穴。

操作方法：阿是穴用剃须刀刮净表面，然后将药酒滴于患处刮至痧出。

操作人员资质：医护、美容从业人员。

注意事项：避开皮损处。

4. 拔罐美容

主要部位：患处。

操作方法：患者取俯卧位，局部常规消毒，左手固定欲刺部位周围皮肤，右手持采血针快速轻刺心俞、肝俞、天宗、腰骶部反应点，然后迅速以闪火法拔罐使其适量出血（2～3 mL），起罐后用无菌脱脂棉球擦拭、按压局部，再次进行常规消毒。

操作人员资质：医护人员。

注意事项：发热不宜使用。

5. 芳香美容

常用精油：① 姜黄精油 2 滴 + 薄荷精油 1 滴 + 迷迭香 2 滴 + 永久花精油 2 滴 + 乳香精油 1 滴 + 大西洋雪松精油 1 滴，混合后以 5% 浓度稀释在玫瑰果油 2 滴 + 摩洛哥坚果油 1 滴的混合植物油中，涂抹于相应部位按摩 10～15 min 后清洗干净，每日 1 次。再取 5～8 滴涂于掌心按摩头皮至吸收。② 迷迭香精油 2 滴 + 天竺葵精油 1 滴 + 大西洋雪松精油 1 滴 + 牛至精油 1 滴 + 香桃木精油 1 滴，混合后以 5% 浓度稀释在玫瑰果油 2 滴 + 摩洛哥坚果油 1 滴的混合植物油中，涂抹于相应部位按摩 10～15 min 后清洗干净，每日 1 次。再取 5～8 滴涂于掌心按摩头皮至吸收。

操作方法：① 香熏。② 按摩。③ 沐浴。

操作人员资质：医护、美容从业人员。

注意事项：① 使用后 4 h 内避免皮肤直接暴露在阳光下。② 不要口服精油。③ 孕期内避免使用。④ 使用精油按摩时，不要碰触眼睛。

（五）预防护理

（1）劳逸结合，保持心情舒畅，睡眠充足。避免烦躁、忧愁、动怒等。

（2）加强营养，多食富含维生素的食物，纠正偏食的不良习惯，忌食辛辣刺激性食物。

（3）注意头发卫生，加强头发护理，发病期间不烫发，不染发。

思 考 题

（1）简述斑秃的中医病因病机。

（2）简述灸法治疗斑秃的常用穴位、操作方法和注意事项。

（3）简述芳香疗法治疗斑秃的常用精油和操作方法。

第七节　脂溢性脱发（油风）

脂溢性脱发是临床皮肤科的常见疾病和多发病，占总脱发人数的84.8%。该病青壮年男性患者多于女性患者，症状也重于女性患者。该病发病机制尚未完全明了，可能是由多种因素综合导致的，包括体内激素、免疫调节、遗传、局部的微炎症反应、生长因子、细胞因子等导致皮脂分泌物堆积在毛囊周围，压迫或堵塞毛囊孔，给毛发正常生长制造障碍；此外，也与睾酮、二氢睾酮及毛囊单位还原酶与雄激素受体水平的增高有关。

（一）病因病机

1. 湿热上蒸　湿为重浊之邪，常夹风、热等，以热为多，湿热互结，循经上行，加之恣食肥甘油腻、辛辣之品，以致脾胃运化失常，化湿为热，湿热蕴阻肌肤而成。

2. 风热血燥　风热之邪外袭，郁久耗伤阴血，阴伤血燥；或平素血燥之体，复感风热之邪，血虚生风，风热燥邪蕴阻肌肤，肌肤失于濡养而致。

（二）临床表现

临床表现为头皮油腻而亮红，结黄色油性痂，瘙痒，头发稀少脱落、干枯变细，最终形成高额甚至是秃顶现象，或逐渐自头顶开始脱发，蔓延至额部。受累区域早期可发生肉眼不可见的弥漫性毛发稀疏，只有通过毛发镜放大检查才能发现成组毛囊单位中单根毛发缺失。受影响的毛囊的毛母质细胞或短暂增殖细胞微小化改变；相应地，长出的毛干细小、色素较少的毳毛。该病对患者的外表形态造成影响，加重患者的心理负担。

（三）治疗方法

中医治疗以健脾除湿、养血祛风为原则。

1. 内治

（1）分型证治

1）脾胃湿热证

证候：平素喜食肥甘，头发油湿，鳞屑油腻，毛发脱落，头皮瘙痒。舌红，苔黄腻，脉滑数。

治法：健脾除湿，和营生发。

方药：萆薢渗湿汤加减。头皮油腻甚者，加苍术、白术、茯苓；发短细软者，加茯苓、墨旱莲、侧柏叶。

2）血虚风燥证

证候：脱发干枯，稀疏脱落，鳞屑迭起，头皮瘙痒，舌淡红，脉细数。

治法：养血祛风，生发润燥。

方药：当归饮子加减。头发干燥甚者，加女贞子、鸡血藤、何首乌、当归。

（2）中成药

1）养血生发胶囊：养血祛风，益肾填精。适用于血虚风盛，肾精不足所致者。

2）何首乌片：补肝肾，强筋骨，乌须发。适用于雄激素性脱发兼头晕目花、耳鸣等肝肾两虚之证。

3）活力苏口服液：益气补血，滋养肝肾。用于脱发或头发早白属气血不足、肝肾亏虚者。

2. 针灸疗法

主穴选用：风池、百会、四神聪。

脾胃湿热者，配血海、足三里、大肠俞、内庭；血热风燥者，配大椎、膈俞。用平补平泻法，留针 30 min。阿是穴周围围刺。

（四）中医美容方法与芳香疗法

1. 艾灸美容

常用穴位：气海、关元。

操作方法：患者平卧，暴露少腹部，于相关腧穴部位常规消毒后，分别于离穴位皮肤 1.5 cm 左右进行温和灸，以局部皮肤有温热感而无灼痛为宜（40～45℃），每穴灸疗时间为 15 min，每日灸 1 次。

操作人员资质：医护、美容从业人员。

注意事项：① 艾灸火力应先小后大，灸量先少后多，程度先轻后重，以使患者逐渐适应。② 空腹、过饱、极度疲劳和对灸法恐惧者应慎用。③ 孕妇的腹部、腰骶部禁灸。④ 注意防止艾灰脱落或艾炷倾倒而烫伤皮肤或烧坏衣被；尤其幼儿患者更应认真守护观察，以免发生烫伤。⑤ 艾条灸毕后，应将剩下的艾条套入灭火管内或将燃头浸入水中，以彻底熄灭，防止再燃。

2. 按摩美容

常用穴位：督脉经及膀胱经为主。

操作方法：以双手五指并拢，叩啄于头部，以督脉经及膀胱经为重点；接着用点按法及拿揉法施以患者头维、风池、肩井诸穴；最后以新鲜骨碎补之浆液作介质，摩擦于病变部位，往还数次，每日 2 次。

操作人员资质：医护从业人员。

注意事项：① 极度疲劳者不宜进行治疗。② 饭后、酒后、洗澡后、大量运动量后不宜立刻进行治疗。③ 老人的骨骼变脆、关节僵硬，儿童皮薄肉嫩，在按摩时不可用力过大。

3. 刮痧美容

主要部位：全头及颈部三条经。

操作方法：刮痧排毒舒经通络，活血化瘀，平衡阴阳先刮全头及颈部三条线，刮督脉及膀胱经,配中极、关元、足三里、涌泉穴。

操作人员资质:医护从业人员。

注意事项:① 极度疲劳者不宜进行治疗。② 力度合适,防止皮肤破损或伤及筋骨。

4. 芳香美容

常用精油:① 川芎精油2滴+大西洋雪松精油1滴+迷迭香精油1滴+茶树精油1滴+罗马洋甘菊精油1滴,混合后以5%比例稀释在摩洛哥坚果油2滴+甜杏仁油中1滴的混合植物油中。洗发后取5~8滴涂抹于头皮,按摩吸收,每日1次。② 当归精油1滴+百里香精油1滴+迷迭香精油1滴+香蜂草精油1滴+佛手柑精油1滴,混合后以5%比例稀释在摩洛哥坚果油2滴+甜杏仁油中1滴的混合植物油中。洗发后取5~8滴涂抹于头皮,按摩至吸收,每日1次。

操作方法:① 香熏。② 按摩。③ 沐浴。

操作人员资质:医护、美容从业人员。

注意事项:① 使用后4h内避免皮肤直接暴露在阳光下。② 不要口服精油。③ 孕期内避免使用。④ 使用精油按摩时,不要碰触眼睛。

(五) 预防护理

(1) 劳逸结合,保持心情舒畅,睡眠充足。避免烦躁、忧愁、动怒等。
(2) 加强营养,多食富含维生素的食物,纠正偏食的不良习惯,忌食辛辣刺激性食物。
(3) 注意头发卫生,加强头发护理,发病期间不烫发,不染发。

思　考　题

(1) 简述脂溢性脱发的中医病因病机。
(2) 简述脂溢性脱发的中医内治分型、治法和方药。
(3) 简述芳香疗法治疗脂溢性脱发的常用精油和操作方法。

第八节　湿疹(湿疮)

湿疹(eczema),中医学称为"湿疮""浸淫疮""血风疮",是一种过敏性炎症性皮肤疾患。本病男女老幼皆可发病,但以先天禀赋不耐者为多,无明显季节性,但冬季常复发。

(一) 病因病机

中医认为本病多由禀赋不耐,饮食失节,或过食辛辣刺激、荤腥动风之物,脾胃受损,失其健运,湿热内生,又兼外受风邪,内外两邪相搏,风湿热邪浸淫肌肤所致。

(1) 急性者以湿热为主。

（2）亚急性者多与脾虚湿蕴有关。

（3）慢性者则多病久耗伤阴血，血虚风燥，乃致肌肤甲错。

（二）临床表现

1. 急性湿疹　起病较快，皮损常为对称性、原发性和多形性（常有红斑、潮红、丘疹、丘疱疹、水疱、脓疱、流滋、结痂并存）。可发于身体的任何部位，亦可泛发全身，但常发于头面、耳后、手足、阴囊、外阴、肛门等，多呈对称分布。自觉瘙痒剧烈，搔抓、肥皂热水烫洗、饮酒、食辛辣发物均可使皮损加重，瘙痒加剧，重者影响睡眠。搔抓染毒多致糜烂、渗液、化脓，并可发生臀核肿大等。

2. 亚急性湿疹　常由急性湿疹未能及时治疗，或处理失当，病程迁延所致；也可初发即呈亚急性。皮损较急性湿疹轻，以丘疹、结痂、鳞屑为主，仅有少量水疱及轻度糜烂。自觉剧烈瘙痒，夜间尤甚。

3. 慢性湿疹　常由急性和亚急性湿疹处理不当，长期不愈，或反复发作而成。皮损多局限于某一部位，如小腿、手足、肘窝、腘窝、外阴、肛门等处。表现为皮肤肥厚粗糙，触之较硬，色暗红或紫褐，皮纹显著或呈苔藓样变。皮损表面常附有鳞屑，伴抓痕、血痂、色素沉着，部分皮损可出现新的丘疹或水疱，抓破后有少量流滋。患者自觉瘙痒，呈阵发性，夜间或精神紧张、饮酒、食辛辣发物时瘙痒加剧。病程较长，反复发作，时轻时重。

4. 特定部位湿疹

（1）耳部湿疹：又称旋耳疮。多发生在耳后皱襞处，也可见于耳轮上部及外耳道，皮损表现为红斑、流滋、结痂及皲裂，有时带脂溢性，常两侧对称。

（2）头部湿疹：多由染发剂、生发剂、洗发剂等刺激所引起。呈弥漫性，甚至累及整个头皮，可有脓性流滋，覆以或多或少的黄痂，痂多时可将头发黏结成团，或化脓染毒而发生臭味，甚至可使头发脱落。

（3）面部湿疹：常见于额部、眉部、耳前等处。皮损为淡色或微红的斑，其上有或多或少的鳞屑，常对称分布，自觉瘙痒。由于面部经常洗擦或应用化妆品刺激，病情易反复发作。

（4）乳房湿疹：主要见于女性。损害局限于乳头，表现为潮湿、糜烂、流滋，上覆以鳞屑，或结黄色痂皮，反复发作可出现皲裂，疼痛，自觉瘙痒，一般不化脓。

（5）脐部湿疹：皮损为位于脐窝的鲜红或暗红色斑片，或有糜烂、流滋、结痂，皮损边界清楚，不累及外周正常皮肤，常有臭味，自觉瘙痒，病程较长。

（6）手部湿疹：由于手是暴露部位，接触致病因素机会较多，故极为常见。好发于手背及指端掌面，可蔓延至手背和手腕部，皮损形态多样，边界不清，表现为潮红、糜烂、流滋、结痂；至慢性时皮肤肥厚粗糙，因手指经常活动而皲裂，病程较长，顽固难愈。

（7）阴囊湿疹：局限于阴囊皮肤，有时可延至肛周，甚至阴茎部。有潮湿型和干燥型两种。前者表现为整个阴囊肿胀、潮红、轻度糜烂、流滋、结痂，日久皮肤肥厚，皮色发亮，色素加深；后者潮红、肿胀不如前者，皮肤浸润变厚，呈灰色，上覆鳞屑，且有裂隙，因经常搔抓而有不规则小片色素消失，瘙痒剧烈，夜间更甚，常影响睡眠和工作。

（8）小腿湿疹：好发于小腿下 1/3 内侧，常伴有青筋暴露，皮损呈局限性暗红色，弥漫密集丘疹、丘疱疹，糜烂、流滋，日久皮肤变厚、色素沉着。常伴发小腿溃疡。部分患者皮损中心色素减退，可形成继发性白癜风。

(9) 钱币状湿疹：因其皮损似钱币状而得名。常发于冬季，与皮肤干燥同时发生。皮损好发于手足背、四肢伸侧、肩、臀、乳房等处。皮损为红色小丘疹或丘疱疹，密集而呈钱币状，滋水较多。慢性者皮肤肥厚，表面有结痂及鳞屑，皮损的周围散发丘疹、水疱，常呈"卫星状"。自觉瘙痒剧烈，反复发作，不易治愈。

(三) 治疗方法

本病以清热利湿止痒为主要治法。急性者以清热利湿为主，慢性者以养血润肤为主。外治宜用温和的药物，以免加重病情。

1. 内治法

(1) 湿热蕴肤证

证候：发病快，病程短，皮损潮红，有丘疱疹，灼热瘙痒无休，抓破渗液；伴心烦口渴，身热不扬，大便干，小便短赤；舌红，苔薄白或黄，脉滑或数。

治法：清热利湿止痒。

方药：龙胆泻肝汤合萆薢渗湿汤加减。

(2) 脾虚湿蕴证

证候：发病较缓，皮损潮红，有丘疹，瘙痒，抓后糜烂渗出，可见鳞屑；伴纳少，腹胀便溏，易疲乏；舌淡胖，苔白腻，脉濡缓。

治法：健脾利湿止痒。

方药：除湿胃苓汤合参苓白术散加减。

(3) 血虚风燥证

证候：病程久，反复发作，皮损色暗或色素沉着，或皮损粗糙肥厚，剧痒难忍；伴有口干不欲饮，纳差，腹胀；舌淡，苔白，脉弦细。

治法：养血润肤止痒。

方药：当归饮子合四物消风饮加减。

2. 中医外治法

(1) 中药溻渍疗法：急性期以皮肤渗出为主，推荐中药马齿苋、马鞭草、黄柏、苦参、白鲜皮、莱菔子，渗出明显可加明矾，红肿明显可加金银花；慢性期以丘疹、苔藓样变为主，推荐药物包括当归、桃仁、生地、鸡血藤、伸筋草、蛇床子、土茯苓、薄荷，干燥明显可加玉竹、白及，伴有水疱可加茵陈、黄柏，瘙痒剧烈可加蝉蜕。

操作人员资质：医护人员。

注意事项：将中药药液溻渍、淋洗于皮损处，温度为 10～15℃，每日 1～2 次。

(2) 刺络拔罐疗法

常用穴位：大椎、肺俞穴。

操作方法：患者取坐位，充分暴露背部，局部消毒，用一次性注射器针头，在穴位处浅刺 1～3 mm，留罐 5～10 min，出血量为 1～2 mL，每隔 3 日 1 次，3 次为 1 个疗程。

操作人员资质：医护人员。

注意事项：① 过于疲劳、精神高度紧张、饥饿者不宜针刺。② 年老体弱者针刺应尽量采取卧位，取穴宜少，手法宜轻。③ 有出血性疾病的患者，或常有自发性出血，损伤后不易止血者，不宜针刺。④ 皮肤感染、溃疡、瘢痕和肿瘤部位不予针刺。

(四) 中医美容疗法与芳香疗法

1. 灸法美容

常用穴位：神阙、肺俞、脾俞、三阴交、足三里。

主要操作：患者选取俯卧位，点燃艾条一端插入艾灸盒放置于穴位上，艾灸距离应以患者自觉温热感而无烧灼感为原则，每 3 min 调整 1 次艾灸盒中艾条距离。每日 1 次，每次 15 min，20 次为 1 个疗程。

操作人员资质：医护从业人员。

注意事项：① 艾灸火力应先小后大，灸量先少后多，程度先轻后重，以使患者逐渐适应。② 空腹、过饱、极度疲劳和对灸法恐惧者应慎用。③ 孕妇的腹部、腰骶部禁灸。④ 注意防止艾灰脱落或艾炷倾倒而烫伤皮肤或烧坏衣被；尤其幼儿患者更应认真守护观察，以免发生烫伤。⑤ 艾条灸毕后，应将剩下的艾条套入灭火管内或将燃头浸入水中，以彻底熄灭，防止再燃。

2. 芳香疗法

(1) 玫瑰精油 2 滴 + 薰衣草精油 1 滴 + 檀香精油 1 滴 + 广藿香精油 1 滴 + 苦橙叶精油 1 滴，混合后以 1.5% 浓度稀释在玫瑰果油 1 滴 + 摩洛哥坚果油 2 滴混合植物油中，早晚 2 次在补水后用于皮肤护理。

(2) 永久花精油 2 滴 + 罗马洋甘菊精油 1 滴 + 薰衣草精油 1 滴 + 檀香精油 1 滴 + 乳香精油 1 滴混合后以 1.5% 浓度稀释在玫瑰果油 1 滴 + 摩洛哥坚果油 2 滴混合植物油中，早晚 2 次在补水后用于皮肤护理。

操作方法：① 香熏。② 沐浴。

操作人员资质：医护、美容从业人员。

注意事项：① 使用后 4 h 内避免皮肤直接暴露在阳光下。② 不要口服精油。③ 孕期内避免使用。④ 使用精油时不要碰触眼睛。

思 考 题

(1) 简述湿疮的中医病因病机。
(2) 简述湿疮的中医内治分型、治法和方药。
(3) 简述芳香疗法治疗湿疮的常用精油和操作方法。

第九节 肥 胖

肥胖是由于先天禀赋因素，过食肥甘以及久卧久坐，少劳等引起的体内膏脂堆积过多，体重超过标准体重的 20% 以上，并多伴有头晕乏力，神疲懒言，少动气短等症状的一类病证。

（一）病因病机

1. 病因

（1）年老体弱：中年以后，脾肾虚衰，运化功能减退则运化不及，聚湿生痰，痰湿壅结，故而肥胖。

（2）饮食不节：暴饮暴食或过食肥甘导致水谷精微堆积成为膏脂形成肥胖；运化无权而湿浊内生，痰湿内聚而体臃肿肥胖。

（3）缺乏运动：喜卧好坐则运行不畅，痰浊内聚而致肥胖。

（4）先天禀赋：胃热偏盛者食量过大，脾运不及则膏脂痰湿堆积，而成肥胖。

此外，肥胖的发生还与性别，地理环境等因素有关，由于女性活动量较男性少，故女性肥胖者较男性为多。

2. 病机

（1）肥胖病机总属阳气虚衰、痰湿偏盛。

1）脾气虚弱：水谷精微失于输布，化为膏脂和水湿，留滞体内而致肥胖。

2）肾阳虚衰：水液失于蒸腾汽化，致血行迟缓，水湿内停，而成肥胖。

（2）病位主要责之于脾，与肾、肝、心、肺有关。肥胖的病机关键为水湿痰浊壅滞，而脾主运化，脾主肌肉，又为"生痰之器"故病位主要在脾与肌肉；肾主水，肾虚水湿不化，变湿为浊，故与肾虚关系密切。肝主疏泄，调畅气机，气滞血瘀，津液不布，水湿痰浊内停，与肝有关；若心肺气虚，亦可致病，与心肺的功能失调有关。

（3）病属本虚标实之候，虚实之间的转化。本虚多为脾肾阳气虚衰，或兼心肺气虚；标实为痰湿膏脂内停，或兼水湿、血瘀、气滞等，临床常有偏于本虚及标实之不同。前人有"肥人多痰""肥人多湿""肥人多气虚"之说，即是针对其不同病机而言。虚实转化，如胃热滞脾，食欲亢进，过多水谷积聚体内，化为膏脂，形成肥胖，但长期饮食不节，可损伤脾胃，致脾虚不运，甚至脾病及肾，导致脾肾两虚，从而由实证转为虚证。

（二）临床表现

（1）体重超出标准体重{标准体重（kg）＝[身高（cm）－100]×0.9}20％以上；或体重质量指数[体重质量指数＝体重（kg）/身高²（m²）]超过24为肥胖，排除肌肉发达或水分潴留因素，即可诊断为本病（见图9-6）。

（2）初期轻度肥胖仅体重增加20％～30％，常无自觉症状。中重度肥胖常见伴随症状，如神疲乏力、少气懒言、气短气喘、腹大胀满等，具体肥胖分度见表9-4。

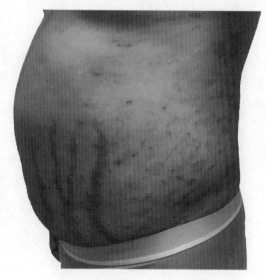

图9-6 肥胖

表9-4 肥胖分度

肥胖程度	临 床 表 现
轻度	体重超过标准体重的20%～30%
中度	体重超过标准体重的31%～50%
重度	体重超过标准体重的50%

（三）治疗方法

治疗当以补虚泄实为原则。补虚常用健脾益气；脾病及肾，结合益气补肾。泄实常用祛湿化痰，结合行气、利水、消导、通腑、化瘀等法，以祛除体内病理性痰浊、水湿、瘀血、膏脂等。其中祛湿化痰法是治疗本病的最常用方法，用于本病治疗过程的始终。

1. 内治

（1）胃热滞脾

证候：多食，消谷善饥，形体肥胖，脘腹胀满，兼见面色红润，心烦头昏，口干口苦，胃脘灼痛，嘈杂，得食则缓。舌红苔黄腻，脉弦滑。

治法：清胃泻火，佐以消导。

方药：小承气汤合保和丸加减。

（2）痰湿内盛

证候：形盛体胖，身体重着，肢体困倦，胸膈痞满，痰涎壅盛，兼见头晕目眩，口干而不欲饮，嗜食肥甘醇酒，神疲嗜卧。苔白腻或白滑，脉滑。

治法：燥湿化痰，理气消痞。

方药：导痰汤加减。

（3）脾虚不运

证候：肥胖臃肿，神疲乏力，身体困重，胸闷脘胀，兼见四肢轻度水肿，晨轻暮重，劳累后明显，饮食如常或偏少，既往多有暴饮暴食史，小便不利，便溏或便秘。舌淡胖边有齿印，苔薄白或白腻，脉濡细。

治法：健脾益气，渗利水湿。

方药：参苓白术散合防己黄芪汤加减。

（4）脾肾阳虚

证候：形体肥胖，颜面虚浮，神疲嗜卧，气短乏力，腹胀便溏，兼见自汗气喘，动则更甚，畏寒肢冷，下肢水肿，尿昼少夜频。舌淡胖苔薄白，脉沉细。

治法：温补脾肾，利水化饮。

方药：真武汤合苓桂术甘汤加减。

2. 针刺疗法

常用穴位：华佗夹脊穴、天枢、滑肉门、石门、大巨、足三里、丰隆、梁丘、关元、血海、脾俞、胃俞、中脘。

操作方法：患者取坐位，充分暴露背部、四肢及患处，局部消毒，采用毫针针刺，留针10～

30 min后拔出,每日治疗1次,10次为1个疗程。根据患者证候及体质,分别使用补泻或平补平泻手法。

操作人员资质:医护人员。

注意事项:① 过于疲劳、精神高度紧张、饥饿者不宜针刺。② 年老体弱者针刺应尽量采取卧位,取穴宜少,手法宜轻。③ 怀孕妇女针刺不宜过猛,腹部、腰骶部及能引起子宫收缩的穴位如合谷、三阴交、昆仑、至阴等禁针。④ 小儿因不配合,一般不留针。⑤ 有出血性疾病的患者,或常有自发性出血,损伤后不易止血者,不宜针刺。⑥ 皮肤感染、溃疡、瘢痕和肿瘤部位不予针刺。

3. 耳贴疗法

常用穴位:取内分泌、交感、大肠、小肠、兴奋点、肺、胃。

操作方法:先用75%乙醇对耳郭进行常规消毒将王不留行籽、油菜籽、小米、绿豆、白芥子等贴于方块胶布中央,然后贴于耳穴上,并给予适当按压,使耳郭有发热、胀痛感。每日自行按压3~5次,每次每穴按压30~60 s,3~7日更换1次,双耳交替,3~5次为1个疗程。

操作人员资质:医护人员。

注意事项:① 严格消毒,防止感染。② 有创面和炎症部位禁耳贴。③ 心脏病、高血压患者不宜强烈刺激。④ 耳贴时,一般儿童、孕妇、年老体弱、神经衰弱者用轻刺激法,体质强壮者宜用强刺激法。

4. 按摩疗法

常用部位:腹部经脉。

操作方法:用手掌沿腹部的任脉、肾经、胃经、脾经、肝经按经脉循行线路进行按揉摩擦5~10遍。

操作人员资质:医护人员。

注意事项:① 极度疲劳者不宜进行治疗。② 饭后、酒后、洗澡后、大量运动量后不宜立刻进行治疗。③ 老人的骨骼变脆、关节僵硬,儿童皮薄肉嫩,在按摩时不可用力过大。

5. 穴位埋线

常用穴位:天枢、中脘、肝俞、水道、归来、脾俞、胆俞、胃俞、大肠俞、三焦俞、带脉。

操作方法:患者根据穴位取仰卧位及俯卧位,铺好洞巾,记号笔标记穴位部位,75%乙醇常规皮肤消毒,医者清洁手部后戴一次性无菌手套。将长0.5 cm医用可吸收缝合线(PGLA)线一半穿入0.6 mm×60 mm一次性埋线针针管内,采用单手进针法,即刺手拇指、示指持针,中指指端紧靠穴位,指腹抵住针身中部,当拇指、示指向下用力时,中指也随之屈曲,针身垂直刺入,进针深度为皮下2 cm,"V"字形留线,避免线体随着人体运动移位。将PGLA线推入施术穴位后,退出针管,用无菌棉球按压针孔30 s,医用创可贴外敷固定2日。逐一埋入各标记穴位后结束操作。嘱患者候诊区休息30 min,若无明显不适方可离开。

操作人员资质:医护人员。

注意事项:① 极度疲劳者不宜进行治疗。② 饭后、酒后、洗澡后、大量运动量后不宜立刻进行治疗。③ 血糖控制不佳者不宜进行治疗。

(四) 中医美容方法与芳香疗法

1. 灸法美容

常用穴位:水分、神阙、天枢、三阴交、关元、滑肉门、水道、足三里。

操作方法：分温和灸、回旋灸、雀啄灸。

操作人员资质：医护人员。

注意事项：① 艾灸火力应先小后大，灸量先少后多，程度先轻后重，以使患者逐渐适应。② 空腹、过饱、极度疲劳和对灸法恐惧者应慎用。③ 孕妇的腹部、腰骶部禁灸。④ 注意防止艾灰脱落或艾炷倾倒而烫伤皮肤或烧坏衣被；尤其幼儿患者更应认真守护观察，以免发生烫伤。⑤ 艾条灸毕后，应将剩下的艾条套入灭火管内或将燃头浸入水中，以彻底熄灭，防止再燃。

2. 刮痧美容

常用部位：根据肥胖部位不同选择不同的穴位。

操作方法：首先刮足太阳膀胱经第一侧线，从上向下刮拭，每侧刮拭 20～30 次为宜；采用边刮法从任脉上脘穴开始沿任脉向下经过中脘穴刮至下脘穴，刮拭 20～30 次为宜；再从肋缘下方分别沿足阳明胃经、足太阴脾经向下刮至腹股沟，每条经脉刮拭 20～30 次为宜，可在腹部两侧天枢穴处采用重刮法进行重点刮拭，刮拭 5～10 次为宜；上肢外侧由上向下刮拭大肠经循行区域，刮拭 10～20 次为宜，曲池穴可进行重点点压；下肢刮痧以膝关节为界分上、下两段分别刮拭，由上向下刮拭胃经 10～20 次为宜；足三里、丰隆、阴陵泉穴可采用击打法刮拭。

操作人员资质：医护人员。

注意事项：① 女性月经期、出血性疾病者禁忌。② 操作中随时观察病情，如面色苍白立即停止。③ 刮痧后 3～4 h 不宜洗冷水澡，不宜受风。

3. 熏蒸美容

常用药物：生大黄 10 g，泽泻 20 g，决明子 30 g，茯苓 20 g，薏苡仁 30 g，荷叶 20 g，生艾叶 30 g，冬瓜皮 20 g 和木瓜 20 g。

操作方法：采用中药熏蒸治疗床，药物煎煮后利用含药蒸汽熏蒸患者四肢及躯干部，熏蒸温度调至 40～45℃，每次熏蒸 30 min。

操作人员资质：医护、美容从业人员。

注意事项：① 不要在劳累、饥饿、乏力时选择熏蒸治疗。② 中药熏蒸后体温较高，汗液较多，毛孔处于张开状态，此时应立即擦干汗水，穿上干爽的衣服保暖，预防感冒。③ 注意补充水分。

4. 芳香美容

常用精油：① 葡萄柚精油 3 滴＋广藿香精油 1 滴＋天竺葵精油 1 滴＋杜松浆果精油 2 滴＋当归精油 1 滴，以 5％浓度稀释在甜杏仁油 3 滴＋橄榄油 1 滴的混合植物油中，于运动前涂抹于相应部位至稀释，可以促进脂肪代谢。② 葡萄柚精油 3 滴＋柠檬草精油 2 滴＋姜黄精油 1 滴＋鼠尾草精油 1 滴＋锡兰肉桂精油 1 滴，混合后以 5％浓度稀释在橄榄油 2 滴＋甜杏仁油中，涂抹相应部位。

操作方法：① 香熏。② 按摩。③ 沐浴。

操作人员资质：医护、美容从业人员。

注意事项：① 使用后 4 h 内避免皮肤直接暴露在阳光下。② 不要口服精油。③ 孕期内避免使用。④ 使用精油按摩时，不要碰触眼睛。

思 考 题

（1）简述肥胖的中医病因病机。

（2）简述肥胖的中医内治分型、治法和方药。

（3）简述芳香疗法治疗肥胖的常用精油和操作方法。

附 篇

附篇一　古法香事应用简述

一、古法香事的起源与历史

人类用芳香植物的起源，源远流长。远古的人们会利用自身的嗅觉和视觉判断周围哪些植物可以充饥。上古先人在还未认识和发现取火烹煮食物之前，就会用最简单的经验判断哪些植物可以放心食用，哪些植物有毒，哪些植物食用后会呕吐或腹泻，以及哪些植物可以用来解毒和帮助消化。在新石器时代，大约 6 000 至 7 000 年前，人们已发明用压榨方式产出橄榄油、蓖麻油，亚麻类植物能产出亚麻籽油，也能用来制衣保暖。

香，是人类嗅觉的一种感官感受，也是人类文化感受。中国香文化有着数千年悠久历史，与中华文明同源，是随着人类历史发展起来的一门社会文化。其在形成和发展中融合了天文、地理、哲学等自然科学、社会人文内容，在中医药理论影响下，经历长期实践，形成特有且完整的文化体系，也是独特的养生方法。

大自然生长的各种植物释放出的香味对原始人类是一个启发。火的使用将生食变熟食，改造了人的口味，同时也使人们尝到了香味，人的生理感官开始发生了一场革命，对生命体能发生了变革，人类对香味、香气有了最初的认知和体能实践。

(一) 古代文明中的香文化

古代文明中的香文化是人类历史上一种重要的文化现象，涉及香料的使用、香道的修行以及香品的制作等方面。香文化可以追溯到几千年前。那个时期，香料被广泛用于祭祀、驱邪、辟疫等宗教活动。随着时间的推移，香料逐渐走进宫廷，成为贵族们的生活用品。在这个过程中，香料的制作技术和使用方法逐渐发展和完善，形成了一套独特的香事体系。

1. 夏商周时期　夏商周时期就有关于使用香料的记载，从甲骨文、《楚辞》《周礼》《诗经》等经典中都可以看到关于香料的记载和运用描述。西周时期，宫廷设有掌管熏香的官职，专门负责打理用香草、香木室内熏香，使空气清新和驱灭蚊虫；宫廷熏香主要是用于祭祀，由祭司执行；民间用香不仅焚烧艾蒿、佩戴兰花，还煮兰蕙汤、熬膏护肤、郁金浸酒等，用香妆点生活也是此时的一种时尚习俗。古人佩戴香囊的记载始于西周。《礼记·内则》里记载着古代少年拜见长辈，需在雄鸡初鸣时的清晨，梳好头发，穿戴整齐，佩戴好香囊，以示对长辈的尊敬和礼貌。

2. 春秋战国时期　中国古法香事的起源可以追溯到春秋战国时期。香料开始成为祭祀和驱邪的重要用品。无论是皇室贵胄，还是黎民苍生，都会在祭祀的时候点燃一些带有香味的植物，以示祭祀的庄严和神圣，并以此与上苍鬼神沟通。据甲骨文记载，在殷商时期就出现了"手持燃木"的祡(柴)祭。在祭祀时将植物投入燃烧的火中,便是"燎祭"。

中国古人许慎《说文解字》中释义:"香,气芬芳也。""馨,香之远闻也。"探究"香"的具体会意象形字解译,源于谷物之香气。甲骨文中香字形如"一容器中盛禾黍",是指禾黍的美好气味。篆文变作从黍、从甘,黍字表示谷物,甘字表示甜美。由此可见"香"最早起源与粮食有关,代表一种气味。

现今"香"字,上为禾,下为日。禾为粮食,在阳光下暴晒散发自然气息,似一种能量。人类早就知晓饮食为人性本需,人通过饮食获取能量在身体内循环,作用于周身,故而"香"字预示给人们:香气可作用于全身经络气脉,助益健康。

3. 先秦两汉时期　先秦是香道文化萌芽初期。香料在宫廷中得到广泛使用,同时香料的制作技术得到了很大的发展。

在先秦时期,从王公贵族、文人雅士、士大夫到普通百姓,都随身佩戴香囊,插戴香草。当时使用的香料种类仅是本土生长的芳香植物,如泽兰、白芷、花椒、肉桂、艾蒿、郁金、石菖蒲等,这一时期的人们生活用香包括香身、辟秽、驱虫、医疗、居室熏香等多种用途。

汉代用香风靡鼎盛最突出的标志,就是用香进入宫廷礼治,"含香"是当时在朝为官的代称。《汉宫仪》记载,尚书郎奏事前有"女侍执香炉烧熏",奏事对答要"口含鸡舌香"使口气芬芳。蔡质《汉宫仪》中有"含鸡舌香伏奏事",后来《通典·职官》载:"尚书郎口含鸡舌香,以其奏事答对,欲使气息芬芳也。"鸡舌香形如钉子,又名丁子香、公丁香,是东汉时期一种名贵进口香药,含着能避口臭,令口气芳香,还治牙病。

4. 魏晋南北朝时期　香事文化逐渐兴起,香料的种类和使用方式更加丰富。魏晋南北朝时期,是精神较为自由的年代,人们追求淡泊、超凡脱俗的哲学思想和文化艺术,香烟萦绕的意境恰好和这一哲学思想吻合。

用香是汉代文化的延续,香料更是王公贵族使用的专利盛品,宫廷和上流社会用香之风日盛。由于交通更加便利,这个时期国内外贸易取得了长足发展,特别是香料种类和数量不断增加,使得这一时期用香更加普及。据南朝梁任昉的《述异记》记载,日南郡(今越南中部地区)出现了专门进行香料交易的"香市",南海郡(今广东南海)则出现了采香的"香户"。随着香料种类日益丰富,当时著作中,开始有对香料、香品介绍。

东晋葛洪《抱朴子》里写道:"人鼻无不乐香,故流黄、郁金、芝兰、苏合、玄膳、索胶、江蓠、揭车、春蕙、秋兰,价同琼瑶。"可见当时香料的珍贵。在葛洪的《肘后备急方》中首载有香身、香脂、涂发香泽和薰衣香等香疗处方。

东晋荆州刺史石崇,富甲一方,家里宴请时,厕所也泼洒沉香水、甲煎香消除异味。厕所内"常有十余婢女侍列,皆有容色,置甲煎粉(一种动物类香药,和沉麝诸药花物制成)沉香汁,有如厕者,皆易新衣而出,客多羞脱衣"。

这一时期,文人雅士、士大夫注重仪容和风度,用香熏衣、制香配香、敷香粉等颇有讲究。此时合香开始大量兴起,以多种香料配制的香品已经非常普及,并广泛使用。主香配香的选料、配方、炮制都颇具规制,关注香在身心的养生疗效,而不只图气味芬芳。南朝时范晔《和香方》,是目前最早的香学(香方)专著,可称为较早的香熏养生调理专集。

魏晋南北朝时期,道教与佛教兴盛,道士和佛教徒大量使用香料,推动了香文化的发展。专门炼丹的道士对香有着极大的兴致,他们不仅要求在炼丹时焚香以静心,还以香作为与上天神灵沟通的手段;佛教本身就极为推崇用香,有"香事"说法。在印度,人们大量使用香料用于坐禅修炼与礼佛。

5. 隋唐时期　此时香事文化达到了鼎盛，香料制作技术和使用方法得到了进一步的发展。在空前统一的辽阔疆域内，各民族相互融合，创造出了灿烂辉煌的文明，封建社会进入了鼎盛时期，科技进步、经济发展，使香料贸易繁荣普及起来。香料的普及，使隋唐时期用香料量非常大，王公贵族奢侈用香的风气一直延续到隋炀帝时期。

唐朝是中国历史上又一个黄金时代，繁荣的经济，开放的社会，香文化也随之丰富、系统、精细化起来，得益于唐朝开放的制度。从古至今，中国在对外贸易史上，香料进出口一直占据主导地位。唐代对外贸易的重心逐渐由陆路改为海路，唐代中期海上丝绸之路迅速发展。陆路以丝绸、茶叶为主要贸易商品，而海上是以引进香料和瓷器为主要进出口。当时每年阿拉伯半岛、东非的香料被源源不断运到长安，大量香料通过海上进出口，古代称运输香料的船舶为香舶。当时大食、波斯的商人遍布沿海各个港口，阿拉伯商人长期居留中国，广州成为最大的香料集散地。香料经营主要品种：檀香、龙脑、乳香、没药、胡椒、丁香、沉香、木香、安息香、苏合香、蔷薇水等，最晚进入的高档香料是龙涎香，唐朝宫廷还专门设立了商药局，掌管香药，服务于皇室。

6. 两宋时期　宋代香事文化进一步发展，香炉、香盒等香具的制作工艺也得到了很大的提高。宋代的经济、科技、文化是中国有史以来的巅峰时期。此时中国用香历史发展到一个鼎盛时期，贵族们对香的热情保持着一贯的态势，文人用香也同时达到璀璨时期。随着造船工业发展和指南针应用，海陆交通日益发达，促进了国际间经济交流、海外贸易、日趋成熟的香料运销机制。"海上丝绸之路"又被称为"香料之路"，使得此时期香的使用遍及社会生活各个方面，用香人群从王公贵族扩大到文人、士大夫，逐渐扩大到民间，香的制作和使用形成了发达产业。

香药贸易是宋朝经济的重要支柱。宋朝建立初始，由于财政上各种困难，力求发展海外贸易。当时规定香药由政府专卖，规定禁止民间私自贸易，因而政府获利丰厚。北宋开宝四年（971），大量外国香药进入中国，以至于政府在广州、泉州、杭州、明州（今浙江宁波）等港口专门设"市舶司"（海关），掌管包括香料在内的进出口贸易。据《宋代广州的国内外贸易》记载，当时重要香料贸易有：龙涎香、龙脑香、沉香、乳香（熏陆香）、木香、蕃栀子、素馨花、蔷薇露等。

外国运来的香料，由各地市舶司管理，宋代市舶司管理中香料占首要地位，出现专门从事香料运输的"香舶"。当时国内人们对香药需求极大，香药贸易项目中香料种类极多，除了医药用途之外，不少是焚香配方所需香材。同时许多国家地区纷纷进贡香药，各国商人也远涉重洋来中国进行香药贸易。

宋代重视文化繁荣，香料数量充足，香事文化遍及人们生活的方方面面。当时文人具有较高社会地位，普遍品香和制香，记录用香的书籍十分丰富，出现许多论香专著。这意味着两宋时期人们对香文化的研究进入成体系时代，中国香文化文学创作进入了高峰。

7. 元明清时期　元明清时期香事文化继续繁荣，香料种类更加丰富，香料制作技术和使用方法也更加成熟。元朝的建立，随着疆域的扩大和中西交通的畅通，对外贸易中香料仍然是主要商品。香料的来源及数量与宋朝相辅相成。元朝皇室受汉文化影响，宗教盛行用香，文人亦喜用香等，使元代香文化不逊色于宋代。马可·波罗曾记录中国商人从印度购买香料，满载而归。元代线香的出现，改变了行香方式，尤其平民百姓烧香，传统香具、香炉、香盒已经省略，出现了小插香炉、香桶。人们用香方便快捷，但上品香料依旧是皇室贵族用香时必不可少的。

进入明代，明成祖朱棣为开拓海外航线，取得对外贸易的主动权，于1405年下令郑和率领两万余人的庞大船队七次下西洋。郑和率领的船队从苏州刘家港出发,船队一路曾到达南洋、印度洋沿岸波斯、阿拉伯等 30 多个国家和地区。沿途用丝帛、瓷器、茶叶等中国特产与各国进行交易,交易回来主要商品就是香料,具体包括檀香、龙脑、龙涎香、乳香、没药、木香、安息香、苏合香、胡椒等香料。

这些香料除了供应宫廷用度外,大部分销往各地,使明代香熏文化在士大夫阶层得以延续。与此同时,宣德炉问世,意味着中国金属香炉的制作工艺达到较高水准,标志着香熏文化发展到了一个新高度。明代中后期文人雅士还把香熏视为名士的一个重要标志,以焚香为风雅时尚之事。明代在东莞地区香料贸易最为繁荣,以种植闻名全国,当时有专门的"香市",成为沉香种植和香料贸易的集散基地。

清代关于香熏,未见专著传世,香熏更多的是作为一种生活方式,融入了生活的各个细节。在清早期,香熏文化受到一定的冲击,沉寂过一段时间,到清雍正年间,香熏的习惯才渐又盛行起来。清代的香熏文化,与宋明时期相比,官制与民制的区别进一步加大,这体现在香熏工具的器型和香熏香料两个方面。从器型上讲,官制的器具更趋向于礼器——器型更大,材质多为紫铜与黄铜,结构更为复杂,容纳香料的部位也更为宽大,更多地被使用在殿宇、正堂这类更为官方的公众的场合;而民制则以"炉瓶三事"为代表,发展出质地以白铜、黄铜、瓷器为主的器型更小,结构精巧,应用方便的小型香熏道具,应用场合以书房、闺阁为主;此外,由于渔猎文化的传入,个人香熏的器具也从香囊逐渐向荷包过渡。在香料的使用上,也明显分为官制和民制的两大流派,传统香方仍然得以沿用,但随着清中期锁国政策的实行,香料的传入减少,使得名贵香料成为官制专用。因为清代官方专门设立了为统治者衣食日常琐事服务的官署(内务府,服务于皇室以及高官),从而使官制的香器及香料在民间所受的追捧程度达到历史最高。值得关注的是,在明清盛行的章回体小说中,记载了大量的风土民情,根据现代考证,在小说中记载的花卉及植物清露的确在清代通过海上贸易传入我国,这可能是早期的蒸馏纯露。当然,清代使用香熏的主流人群,仍然是贵族及官员阶级。

民国时期由于历史原因,文化受到西方的强烈冲击,阶级划分被模糊,平民也被允许使用香料,只是民国时期政局不稳,民众生活艰难,香熏的习惯除了在富商及官僚家庭得以保留外,在民间逐渐流失。直到中华人民共和国成立后的 20 世纪 90 年代,随着经济的腾飞,香熏文化才逐渐重新复兴。

(二) 古代常用香料的来源、用途及药理作用

古代香料是人们在古代时期从植物、动物或矿物中提取的具有特殊香味的物质。以下是沉香的来源和中药疗愈用途。

1. 沉香 沉香,是一种重要的中草药,也是一种瑞香科植物珍贵的香料,它主要来自瑞香科植物沉香树 *Aquilaria sinensis*(Lour.)Spreng. 的树脂。它主要分布在中国和东南亚地区,如越南、印度尼西亚和马来西亚等地。

沉香因其独特的香气而被广泛用于香料、药物和工艺品制作等领域。古代人们认为沉香具有神奇的药用和神圣的意义,常用于宗教仪式、冥想和祈祷中。在中医理念中,沉香具有辛、苦味和微温性,可归于肾、胃和脾经。被广泛应用于中医药临床。

沉香有行气止痛、降逆止呕、温肾纳气平喘之功效。主要用于寒凝气滞,脘腹胀闷冷痛,胃寒呕吐呃逆,下元虚冷、肾不纳气型喘息的病症。临床药理研究证实,沉香具有镇痛、镇静、安

神定志、舒缓情绪、通窍醒神的功效,可治疗胸腹胀闷疼痛,心肌缺血,心神不宁,焦虑,失眠,抑郁等症状。此外,沉香还被认为应用在疗愈长期胸中有痰无血症状,可配木香。

除此之外,沉香有固脾养肾、健脾和胃之功效,可用于治疗脾胃虚弱引起的食欲不振、腹胀、上热下寒、气逆喘急等症状。沉香也有抑菌,抗氧化,杀虫,祛湿的作用,可用于治疗蛔虫感染和湿疹等问题。

沉香现代运用水蒸气蒸馏法、超临界二氧化碳法提取精油,其中含有多种化学物质。经研究表明,香料之所以能用于医学,主要就是因为这些植物的油脂分泌物在起作用。需要注意的是,阴虚火旺、气虚下陷者忌用。此外,由于沉香的稀缺性和珍贵性,它的价格较高,使用前应辨别出处品质,以防用到假冒劣质沉香。

2. 檀香　檀香,又称为檀香木,是一种重要的中草药。它主要来自檀香料植物檀香(*Santalum album* L.)树的木材,檀香树主要分布在亚洲地区,如印度、中国和东南亚等地。

在中医理念中,檀香具有辛味和温性,可归于心、肺、胃和脾经。它被广泛应用于中医药中,有许多用途。

檀香被用作舒缓心灵的草药。主要功效为行气调中,散寒止痛。可用于寒凝气滞,胃脘冷痛,心腹冷痛,呕吐食少等症状。它也具有安神定志、舒缓情绪、镇静安神的功效,可用于治疗心神不宁、焦虑、失眠等症状。除此之外,檀香还被用于调理脾胃,可用于治疗脾胃虚弱引起的食欲不振、腹胀等症状。此外,檀香还具有抑菌理气的作用,临床用于杀虫、净化,治疗泌尿系统感染、感冒发热、干咳等。

檀香的木心运用蒸馏法可萃取精油,檀香精油能抑制胃溃疡、缓解心绞痛,还可抑制中枢神经系统,用于睡眠紊乱者的临床疗愈,对多种细菌和真菌都有不同程度的抑制作用。

3. 龙涎香　龙涎香是一种珍贵的香料和药用物质,它的英文名称是 ambergris。龙涎香并非来自龙的涎水,而是一种产生于抹香鲸(英文名为 sperm whale)消化系统中的物质。龙涎香,在西方又称灰琥珀,是一种外貌阴灰或黑色的固态蜡状可燃物质。当抹香鲸消化食物时,部分食物无法被完全消化,形成固体物质,最终通过排泄排出体外浮到海面上,并被人们发现和收集。这些固体物质经过海洋环境的作用和氧化,形成了龙涎香。它是一种灰色至黄褐色的固体,具有特殊的香气。龙涎香通常被用作香料和药物,也被用于制作香水。

龙涎香在古代被广泛用于药用和香料。它被认为具有一些药用功效,如镇静、镇痛、消炎、祛风、舒筋活络,也具有舒缓和抗菌等作用。然而,由于抹香鲸的数量减少和保护动物的考虑,现在龙涎香的使用已经受到限制,并且很难获得。

需要注意的是,现代市场上出售的一些所谓的龙涎香可能并非真正的龙涎香,而是由其他植物或化学物质制成的仿制品。在购买龙涎香时,应该选择可靠的来源和供应商。

4. 麝香　麝香,又叫"当门子",是为数不多来源于动物的香料,具有比较强烈的气味。一种重要的中药材,也是一种珍贵的香料。它主要来自麝科动物的雄性干燥腺体分泌物,气味浓烈异常。麝香最初是从麝香鹿身上获取的,麝香鹿是一种生活在亚洲地区的哺乳动物,其体内分泌一种特殊的香腺分泌物,即麝香。麝香鹿主要分布在亚洲地区,如中国、尼泊尔和印度等地。

在中医理念中,麝香具有辛、温性,归于心、脾经。它被广泛应用于中医疗愈中许多用途。

麝香具有开窍醒神、活血通经、止痛催产作用。多用于醒神,寒闭和热闭都可用。主要用于痰热闭心窍、小儿惊风、中风痰厥、气郁暴厥、中风昏迷、血瘀经闭、胸痹心痛、心腹暴痛、痹痛麻木等症状。麝香还被认为具有补心作用,可用于治疗心脏虚弱和心悸等心脏方面的问题。

需要注意的是,孕妇忌用。由于麝香的稀缺性和珍贵性,以及对麝香鹿的猎杀和非法贸易的影响,现在大部分麝香产品已经转向人工合成麝香。

此外,麝香被广泛用于制作香料与高级香水,给人们带来兴奋而愉悦和舒适的感觉。麝香的稀缺性和珍贵性使得它成为一种具有收藏价值的香料。

5. 乳香　乳香是一种香料,它源自橄榄科植物乳香树(*Boswellia carteri* Birdw.)树皮渗出的树脂。乳香树主要生长在中东地区,如沙特阿拉伯、阿曼和也门等地。古代人们认为乳香具有神圣的意义和药用价值,常用于宗教仪式、冥想和香熏中。

乳香在中医中被广泛应用。中医认为乳香性辛、苦、温,归心、肝、脾经,具有活血化瘀定痛、舒筋活络、消肿生肌的功效。主治胸痹心痛,胃脘疼痛,痛经闭经,产后瘀阻,风湿痹痛,跌打伤痛,关节炎等病症。乳香还被认为具有舒缓神经、安抚情绪的作用。它常被用于香熏疗法和冥想中,用来提升心灵的平静和放松。

乳香可以以树脂的形式使用,也可以制成粉末、油剂或药丸等。在使用乳香时,可以燃烧乳香树脂,让其散发出香气。或运用二氧化碳超临界流体萃取法和蒸汽蒸馏法提取精油。将精油加入香熏器中,通过扩香来疗愈疾病。同时,也可以将乳香粉末或油剂直接应用于皮肤上,进行按摩或局部涂抹。乳香在使用过程中可能会引起过敏反应,因此在使用前应进行皮肤测试,并遵循适当的用量和方法。另外,乳香不适合孕妇和哺乳期妇女使用,胃弱者慎用,无瘀者忌用。

6. 龙脑　龙脑又叫龙脑片,又名梅片。它源自龙脑香科植物龙脑香 *Dryobalanops aromatic* Gwaertn. f. 树干中所含的油脂和挥发油中取得的结晶。味香,其纯粹者,无色透明,俗称冰片。中医认为其性辛、苦,味微寒,归心、脾、肺经。具有开窍醒神,清热止痛之功效。主治热病神昏惊厥,中风痰厥,气郁暴厥,中恶昏迷,胸痹心痛,疮疡肿痛,目赤口疮,咽喉肿痛,耳道流脓。亦可用于消炎止痛,去腐生肌,现代医学研究发现龙脑有抑菌、抗炎的作用,对中枢神经系统和心血管系统有保护作用。

需要注意的是龙脑孕妇慎用。龙脑香的树干经蒸馏冷却后可得结晶。由于天然龙脑昂贵和稀少,现代中医多用于人工合成冰片,用樟脑、松节油等经过化学方法合成。

7. 苏合香　苏合香,源自金缕梅科植物 *Liquidambar orientalis* Mill. 苏合香树的树脂经过加工精制而成,是一种宝贵的香料,苏合香具有独特的香气,被广泛用于香料、香水和药用领域。

中医认为苏合香性辛,味温,归心、脾经。具有开窍醒神,辟秽,止痛之功效。主治中风痰厥,猝然昏倒,胸痹心痛,胸腹冷痛,惊厥癫痫。现代医学研究发现,苏合香还被认为具有抗心律失常、抗心肌梗死、抗血栓的作用,可应用于冻疮、冠心病、心绞痛、昏厥及小儿惊痫。

需要注意的是阴虚多火者禁用。运用溶剂萃取法可提炼苏合香,可制香丸熏香,有较好的辟秽、醒神和祛痰的作用。

8. 丁香　丁香属于桃金娘科植物丁香 *Eugenia caryophyllata* Thunb. 的干燥花蕾,是常见的香料和药用植物。丁香花富含丰富的挥发油,可运用 CO_2 超临界流体萃取法和水蒸气蒸馏法提取精油。

中医认为丁香性辛,味温,归脾、胃、肺、肾经。具有温中降逆,补肾助阳之功效。主治脾胃虚寒,脘腹冷痛,呃逆呕吐,食少吐泻,胸痹,心腹冷痛,肾虚阳痿,宫冷等病症。

现代药理临床研究发现,丁香具有抗真菌、驱虫、健胃和平喘等作用。在日常生活中,丁香也是一种常用的烹饪香料,它具有独特的强烈香气和辛辣味道。在烹饪中,丁香常用于调味肉类、甜点、糕点、饼干和酱料等食物。此外,也用于缓解胃肠问题、牙痛、咳嗽和感冒等。

良好的口腔保护,由于丁香具有抗菌和镇痛的特性,它常被用于口腔护理产品中,如牙膏、漱口水和口香糖,有助于预防口腔问题和提供清新口气。浓郁香气使其成为香料和香水的常见成分。它可以用于制作香水、香熏产品和香料混合物,为人们带来愉悦的香气体验。

9. 安息香　安息香源自安息香科植物安息香 *Styrax benzoin* Dryand.的树脂。本品主要产自东南亚地区,尤其是印度尼西亚、马来西亚和泰国等国家。

中医认为安息香性辛、苦,味平。归心、脾经。具有开窍醒神,行气活血,祛痰辟秽,止痛之功效。主治中风痰厥,气郁暴厥,神志昏迷,心腹疼痛,产后血晕,小儿惊风等病症。

此外,安息香可运用溶剂萃取法提取。现代药理研究发现,安息香可润肺,对咳嗽、喉咙不适、气喘、痰阻有改善帮助。还可以改善炎症和解热,调节内分泌,安抚情绪,缓解忧虑、沮丧、悲伤的心境。

10. 广藿香　广藿香是唇形科植物广藿香 *Pogostemon cablin*(Blanco) Benth.的干燥地上部分。枝叶茂盛时采割,日晒夜闷,反复至干。广藿香精油是由广藿香植物的干燥叶片水蒸气蒸馏法提取而来的。

中医认为广藿香性辛,味微温。归脾、胃、肺经。具有芳香化浊,芳香醒脾,和中止呕,祛湿解表之功效。主治湿浊中阻,脘痞呕吐,暑湿表证,发热倦怠,胸闷不舒,寒湿闭暑,腹痛吐泻,呕吐等病症。

现代医学药理研究发现,广藿香还具有抗菌、抗炎、抗病毒等作用,可用于治疗肠胃感染、调节肠道、帮助消化、皮肤炎症等。

此外,广藿香还被广泛用于香料和药物的制作中。它的独特香气被认为能够增加产品的香味和口感。广藿香精油常用于制作香水、肥皂、蜡烛等产品。广藿香还可以被制成藿香正气水、藿香口服液等药物,用于治疗胃肠不适、消化不良等问题。

古代人们使用香料的目的多种多样,包括宗教仪式、香熏、药物配方、烹饪和美容等。香料的香气被认为可以传达祝福、净化空气、增强意识和改善健康。古代人们通过使用香料来增强仪式的庄严感和神圣感,改善生活质量,并表达对自然界的敬意和感激之情。

二、古法香事的制作与使用

(一) 香的制作工艺与配方传承

1. 制作工艺

(1) 材料准备:选取原料和香料。原料根据香谱而定,选取十几味到数十味不等的中草药,提前清洗、晾晒。香料则根据不同香型,选取天然的香料,如树木的树脂、花朵、香草等。常用的香料有沉香、檀香、降真香、龙涎香、奇楠等。

(2) 研磨香料:按照香谱或香方比例,分别混合备用。将香料研磨成细粉末,以便更好地混合和燃烧。可以使用石臼或研磨机来研磨香料,确保香料研磨得足够细。

(3) 黏合剂:用于将香料粉末黏合在一起,古法制香常用的黏合剂是榆树皮粉和蜂蜜。榆树皮粉能快速改变香坯的性能,提高香制品的质量,附着力强,冷溶度好,成膜性优良。使用榆树皮粉合香,香坯表面光滑润滑,脱模后不粘模,坯体不开裂,成型产品外观美观精致。

炼蜜。将蜂蜜过滤后放入瓷罐,把瓷罐直接放在火上熬煮,沸腾数次,使蜜中的水汽全部蒸发,以此作为合香的黏合剂。

(4)合香调香:古法合香制香的过程中,首先要综合考虑该香的用途、香型、品位等因素。还要根据这些基本的要求选择香料或者药材,按君、臣、佐、使进行配伍,由此才能使不同香料尽其性,香方的组成严格讲,基本都是按五运六气、五行生克、天干地支的推演,而确定君、臣、佐、使的用药。尤其疗病的香,不仅对用料、炮制、配伍有严格要求,而且其配料、和料、出香等过程需按节气、日期、时辰进行,才能达到特定的效果。

(5)混合香料:选择主香,并按照香方将不同克数的香粉调制在小罐内,细细研磨。将研磨好的香料与植物黏合剂混合在一起,加入适量开水,搅拌均匀,使其成为一个均匀的糊状物,像和面一样将香粉黏合在一起,揉搓后和做成香泥,静置发酵,待充分融合。

(6)成型:将混合醒发好的香泥,放入特制的工具中,榨成香条。按照需要的形状进行成型,可以是香块、香球、香烛等。或是裁剪均匀制成线香;或是制成盘香;又或是将香泥用模具做成特定形状,塔香在下方开小孔,制成倒流香。成型时可以使用模具或手工塑形,确保香料成型均匀且紧密。

(7)晾晒烘干:成香后,将成型好的香料放置在阴凉通风干燥的地方风干,让其自然晾干。烘干的时间根据香料的厚度和湿度而定,通常需要几日到几周的时间。

(8)窖藏储存:为了不使香气泄漏,据不同类型制作好的香料放置在干燥、避光的地方,以保持其香气和品质。可以使用密封的瓷制容器包装材料来储存,避免湿气和异味的侵入。窖藏的时间从7日、半个月到1个月,或者更长时间,按香方所需而定。窖藏可以使香更好地陈化和熟化,使香气更加均匀圆润。至此,一炷真正意义上的传统手工香才算制作完成。

香的制作工艺复杂,需要经过多道工序。一位好的制香者,要善于吸取前人的经验,不断钻研,不断推敲实践,推陈出新,才能创造出美妙怡人的香,来表达志趣和感悟。随着时代的推移、人文因素发展、香料来源质量、加工细节省略等因素,制造水平都发生了巨大变化,所以制香也不能墨守成规。

古法制香注重天然材料和手工制作的过程,以保持香料的纯净和原始的香气。制作过程中需要耐心和细致,以确保香料的质量和效果。古法制香的工艺传承了古代智慧和文化,是一种珍贵的传统工艺。

2. 配方传承 古法制香的配方传承是指将制香的配方从一代传承到下一代,确保香的制作工艺和配方得以保留和传承。以下是古法制香配方传承的一般过程。

(1)师傅传授:通常,古法制香的配方是由经验丰富的师傅传授给学徒的。师傅会根据自己的经验和知识,将配方的各个成分和比例告知学徒,同时传授制香的技巧和窍门。

(2)学徒学习:学徒会跟随师傅学习制香的整个过程,包括材料准备、研磨香料、混合香料、成形、烘干等。在学习的过程中,学徒会观察和模仿师傅的动作和技巧,以掌握制香的技术和工艺。

(3)练习和实践:学徒会反复练习制香的过程,以熟悉和掌握每个步骤的细节和要领。在实践中,学徒也会尝试调整配方的成分和比例,以逐渐发展出自己的制香风格和特色。

(4)传承和创新:学徒在掌握了古法制香的基本技术和工艺后,可以开始尝试创新和发展新的配方。传承不仅是将配方原封不动地传递下去,更是在保留传统的基础上,结合自己的创意和理解,发展出独特的制香风格。

古法制香配方传承是一个需要时间和经验积累的过程。师傅和学徒之间的传承关系是非常重要的,通过亲身教授和实践,学徒可以逐渐掌握制香的技术和知识,并将其传承给下一代。同时,学徒也可以在传承的基础上进行创新和发展,使古法制香的传统得以延续和发展。

(二) 用香方式和熏香器具选择

古法制香的燃烧方式和熏香器具的选择是为了最大限度地释放香气和获得最佳的熏香效果。以下是一些常见的古法制香的燃烧方式和熏香器具的选择。

1. 用香方式

(1) 篆香:篆香是古代使用非常广泛的一种香品形式,在香事使用中非常关键。合香粉用模具压印成固定字形或图样,然后点燃,循序燃尽。这种方式制成的香品称为"印香"或"篆香"(见附篇图1-1)。很多地方香篆还被用作计时的工具。洪刍《香谱》中记载:"近世尚奇者作香篆,其文准十二辰,分一百刻,凡燃一昼夜已。"也就是说一昼夜分为一百刻度,一盘篆香刚好一昼夜燃烧完,寺院中常用这种篆香制成计时器。

(2) 隔火熏香:使用云母片、银叶等隔火材料的品香方式,唐代出现,宋代盛行。在陶瓷香炉中铺上厚厚一层具有保温作用的香灰,将香炭烧红成炭团,埋入香炉正中,再均匀地盖上一层薄薄的香灰,用金片、银片或磨薄的陶瓷片、云母片作中间隔火。将各种香品放在上面熏灸,受热香品的香气自然散发,没有烟火的焦味。其中讲究之处,不仅炉灰要特制精炼过,香炭也不能用普通的木炭,而是使用几种特定的木材所制过的炭团(见附篇图1-2)。

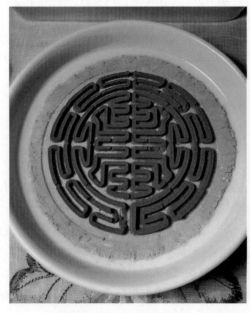
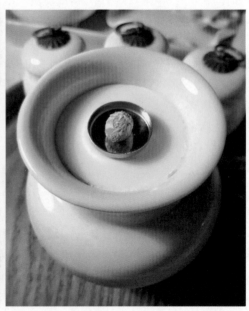

附篇图1-1 篆香　　　　　　　　　　　　附篇图1-2 隔火熏香

(3) 焖香:将香粉完全置于香灰中,用香炉中香灰掩埋燃烧的香粉,使香气透灰而出,称之为焖香。根据所需出烟的烟形,控制香粉在炉内的深度、面积和香粉与香灰的用量。焖香是一种非常讲究功夫的用香方法,适宜使用较深的筒炉,可以续火保暖,使香气溢出而无烟熏火燎之感。

(4) 蒸香:需要特殊的香器,利用水蒸气的热量使香品挥发香味的用香方式。明代董若雨《非烟香法》就是讲蒸香的香学专著,提了这种品香方式。蒸香的香气是随着蒸汽溢出的,因此香韵更加湿润,无烟火之燥,这种方法适合于干燥的地区。

(5)焚香:香的使用最早就是用直接焚烧的方法,令烟气上升,香气四溢。这源自上古燃烧祭祀的传统,另外也因为各种香料往往在受热之后才能更好地散发出自身的香气,而焚烧是最直接的加热方法。焚香操作方法简单,香气挥发速度快,能最大限度地将香气发散燃尽。但这种方法存在烟火气重,香品细腻之处难以表现。焚烧的香品就是香材原料,近代焚香方法使用较少,现在更多的是使用线香、环香、塔香等成品香。

(6)佩戴香:佩香的方法也是古老的方法,诗人屈原就喜欢佩戴各种香草。汉代佩香更成为一种风尚。汉代《汉宫曲制》记载:"尚书郎怀香握兰,趋走丹墀。"就是说,尚书郎在上朝时,必须随身佩香。

2. 熏香器具及选择

(1)香炉:香炉是最常见的熏香器具,其历史可追溯到新石器时期。通常由瓷器、金属或陶瓷制成。香炉有多种形状和设计,可以从造型、用途及材质等不同角度作出划分。主体造型来看,香炉可分为博山炉、鼎式炉、鬲式炉、钵式炉、筒式炉、兽型炉、长柄香炉、篆香炉、手炉、脚炉等。

(2)宣德炉:明宣宗宣德三年(1428),暹罗国(今泰国)进贡了几万斤优质黄铜矿石。黄铜是由铜和锌所组成的合金,淡金黄色,有光泽。于是宣宗差遣能工巧匠,以黄铜为主,加入金银珠宝一并精工冶炼,制造了一批精美的铜制香炉,这就是著名的宣德炉。

(3)香球:香球由金属制成,球壳镂空,球内有两个小环以转轴相连,里面是焚香的小圆钵。当球滚动时小,还由于重力的作用旋转调节,使小圆钵始终保持水平状态。因此,要求可以放在被褥中,又叫"被中香炉",配上提链,可以悬挂。

(4)熏笼:在香炉外罩上一层竹笼,也有用玉石或金属等材质。把衣服被褥等物架搭在楼上,利用上升的烟气将被褥熏香。

(5)香囊:香囊又称"香包",古代称"容臭",但以丝织品制成。内部填充各种香料香粉,外面可以罩着镂空盒。镂空的外罩香盒材质常为金、银、玉等,顶端配有丝绦(香缨),佩戴或悬挂居室、帷帐内。

古法制香的用香方式和熏香器具选择是根据个人偏好和实际情况而定,重要的是确保选择的器具能够安全地燃烧香料,并提供最佳的熏香效果。

(三)古法香事的正确使用方法和注意事项

古法香事是一种特殊的仪式,需要正确的使用方法和注意事项。以下是一些常见的古法香事的正确使用方法和注意事项。

1. 准备工作

(1)清洁空间:确保使用的空间干净整洁,没有杂物和异味。

(2)准备香料:选择适合仪式的香料,可以根据个人喜好和仪式的目的选择。

(3)准备熏香器具:选择合适的熏香器具,如香炉、香球或宣德炉。

2. 点燃香料

(1)使用火柴或打火机点燃香料:将火柴或打火机靠近香料,点燃香料。

(2)等待火焰熄灭:等待香料的火焰熄灭,产生香烟。

3. 香炉使用

(1)放置香料:将点燃的香料放置在香炉或宣德炉上,确保香料可以燃烧并产生香烟。

（2）确保安全：确保香炉或熏香炉稳定放置，以防止意外倾倒或燃烧时的不稳定。

（3）观察烟雾：观察香烟的升起和弥散情况，确保香烟可以充分散发。

4. 注意事项

（1）安全使用火源：在点燃香料时，要小心使用火柴或打火机，确保安全使用火源。

（2）避免触碰热香炉：使用过程中，香炉会变热，避免触碰以防烫伤。

（3）保持通风：进行香事时，保持空间通风良好，以防烟雾过多引起不适。

（4）注意火源和熏香器具的安全：在使用过程中，要小心火源和熏香器具，避免火灾和其他意外事故的发生。

三、古法香事与健康应用

（一）居家熏香与净化空气

（1）提升生活品质：熏香可以帮助放松心情，减轻压力，提高生活的舒适度。有些熏香还能改善睡眠质量。

（2）净化空气：一些熏香具有净化空气的功能，能够有效去除空气中的异味、细菌和病毒，提高空气质量。特别是在新装修的房间里，使用熏香可以帮助去除甲醛等有害物质。

（3）驱虫驱蚊：某些熏香具有驱虫驱蚊的效果，可以减少家中蚊虫的数量，使居住环境更为舒适。

（4）提升室内环境：熏香可以为室内环境增添一种优雅、宁静的氛围，使居住者在家中也能感受到大自然的气息。

（5）增加室内湿度：有些熏香还能增加室内的湿度，帮助调节室内的气候，使居住生活环境更加舒适。

（6）提升个人品位：熏香是一种优雅的生活方式，能够提升个人的品位和生活质量。

然而，需要注意的是，在使用熏香时，应选择质量好、安全的产品，避免使用对人体有害的熏香。同时，熏香的使用时间也要适中，以免影响室内空气质量。

（二）古法用香与身体保健

古法用香与身体保健是一种传承久远的健康方式，其通过使用各种天然香料制作的香品，来达到调节身体、舒缓情绪、预防疾病等目的。以下是一些具体的方法。

（1）香丸：这是一种古老的香料制作方法，将各种香料研磨成粉，然后混合在一起，制成丸状。可以直接放在香炉中熏烧，也可以放入香囊随身携带。香丸的香气可以帮助放松身心，缓解压力，改善睡眠质量。

（2）香汤：将各种香料放入热水中，辨证论治制成香汤。香汤可以用来沐浴，也可以用来泡脚。香汤的香气可以帮助舒缓肌肉紧张，提高免疫力。

（3）香枕：将香料放入布料中，制成香枕。香枕可以帮助改善睡眠质量，预防头痛、失眠等问题。

（4）香熏：将香料放入香炉中，通过燃烧产生香气。这种方法可以帮助放松身心，缓解压力，改善睡眠质量。

（5）香疗：这是一种古老的医疗方法，通过将香料涂抹在身体的特定部位，或者将香料吸入，来达到治疗疾病、改善身体状况的目的。

（三）古法用香与心灵疗愈及情绪管理

古法用香作为一种古老的艺术，在古代就被广泛应用于养生、祭祀、祈福等方面。而心灵疗愈和情绪管理则是现代心理学领域研究的重要课题。以下是古法用香与心灵疗愈及情绪管理的具体内容，包括以下几方面：

1. 心灵疗愈与古法用香的关系　古法用香通过散发香气，可以调节人的情绪，达到心灵疗愈的目的。香气可以刺激人的感官，使人们的注意力集中在香气上，从而减轻焦虑、紧张、抑郁等负面情绪。此外，古法用香还可以帮助人们放松身心，促进睡眠，提高人们的睡眠质量。

2. 情绪管理与古法用香的应用　古法用香可以帮助人们调节情绪，增强情绪的稳定性，达到情绪管理的目的。人们可以通过闻香来缓解压力，减少负面情绪的产生。例如，在工作或学习的场所摆放一些香气浓郁的香丸或香粉，可以帮助人们集中注意力，提高工作或学习的效率。同时，古法用香还可以帮助人们放松身心，减轻疲劳，提高生活质量。

（1）放松和舒缓情绪：某些香料被认为具有放松和舒缓情绪的特性，如薰衣草、檀香等。可以选择合适的香料进行熏香，通过香气的感知来缓解焦虑、压力和紧张情绪。可以在工作场所、家庭环境或个人空间中使用香熏炉或蜡烛来享受这种放松效果。

（2）提升能量和情绪：一些香料被认为具有提升能量和情绪的作用，如柑橘类香料、薄荷等。这些香料清新和活力的香气可以帮助提振情绪，增加专注力和积极性。可以在起床、工作或需要精神集中的时候使用这些香料进行熏香，以提升能量和情绪。

（3）心灵疗愈和情绪平衡：一些香料被认为具有心灵疗愈和情绪平衡的作用，如玫瑰、乳香等。这些香料的芳香可以帮助调整情绪，平衡内心，促进内心的和谐和平静。可以在冥想、瑜伽或放松时间中使用这些香料进行熏香，以实现心灵疗愈和情绪平衡的效果。

（4）自我关怀和情绪调节：古法用香也可以被视为一种自我关怀的方式，通过熏香来调节情绪和提升心情。可以选择个人喜欢的香料，根据个人的需求和喜好进行熏香，以满足情绪调节和情感表达的需求。

总之，古法用香可以作为一种自然、温和且有效的情绪管理工具，通过选择合适的香料和适当的使用方法，可以帮助我们放松、平衡情绪，提升能量和心灵疗愈。

附篇二　音药疗愈应用简述

一、音药疗愈概述

1. 音药疗愈的含义和原理　音药疗愈是指利用音乐对人体产生的各种影响，以调和身体内部的气血，舒缓情绪，调整心理状态，达到预防、治疗疾病的目的。其原理主要包括以下几个方面。

（1）音乐对情绪的影响：音乐通过旋律、节奏、音色等要素与人的情绪产生共鸣，从而影响人的情感状态。例如，柔和、优美的音乐可以缓解紧张情绪，提升舒适感；悲凉、缓慢的音乐可以帮助人们抒发内心的忧伤和痛苦。

（2）音乐对生理的影响：音乐通过声波的振动对人体产生刺激，进而影响身体的生理功能。例如，节奏明快的音乐可以使人心情振奋，提高身体的兴奋性；舒缓的音乐可以帮助人们放松身心，降低身体的紧张程度。

（3）音乐对心理的调节：音乐通过听觉得到大脑的直接反应，从而改善人们的心理状态。例如，轻松愉快的音乐可以使人放松心情，缓解焦虑和压力；安静柔和的音乐可以帮助人们进入梦乡，提高睡眠质量。

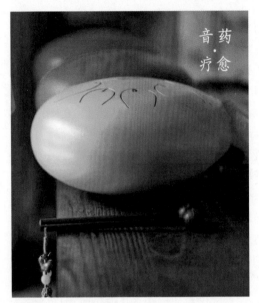

附篇图2-1 音药疗愈

（4）音乐对五脏的影响：根据中医理论，五音对应着五脏，不同的音乐对五脏有不同的调理作用。例如，角音入肝，可以平息肝火；徵音入心，可以补心气；宫音入脾，可以助脾健胃等。

（5）音乐对经络的影响：根据中医理论，十二经络与五音有对应关系，不同的音乐对经络有不同的调节作用。例如，角音与肝经相应，可以调节肝经的气血运行；徵音与心经相应，可以调节心经的气血运行等。

总之，音药疗愈是利用音乐对人体产生的多方面影响，以调和身体内部的气血、舒缓情绪、调整心理状态，达到预防、治疗疾病的目的。在实践中，应根据个人身体状况和需要选择适合的音乐，以达到最佳的疗愈效果（见附篇图2-1）。

2. 音药疗愈的发展历史背景

（1）中国古代音律与康复疗愈：古代音律是指古代中国音乐理论中的一套音乐体系和音律规则。古代音律的发展可以追溯到先秦时期，经过不同历史时期的演变和发展，形成了独特的音乐体系和音律理论。

古代音律的基础是五音学说，即宫、商、角、徵、羽五个音符。这些音符代表了五行和五脏的对应关系，同时也与五声音阶相对应。古代音律强调音乐与自然、人体的关系，认为通过调节音乐的音调和节奏，可以调和人体的阴阳平衡，达到治疗疾病、养生保健的效果。

古代音律还包括了音律规则和音律体系。音律规则指的是音乐中的音高、音长、音强等方面的规定，以及音乐的节奏、韵律等要素的掌握。音律体系则是指音乐中不同音符之间的关系和组合方式，包括调式、音阶、音程等概念。古代音律的发展也受到了宗教、哲学、文化等因素的影响，形成了不同的音律体系和风格。

在古代音乐实践中，音律被广泛应用于宫廷音乐、宗教音乐、民间音乐等领域。同时，音律也与其他艺术形式如舞蹈、诗词等相结合，形成了丰富多样的艺术表达方式。

总的来说，古代音律是古代中国音乐的基础理论，它不仅在音乐实践中起到了重要的指导作用，也反映了古代中国人对音乐与人体、自然、社会关系的思考和认识（见附篇图2-2）。

（2）《内经》与音药疗愈：在古代医学中，音乐被认为是一种治疗疾病的方法。根据《内经》理论，五脏与四时相应，人体的五脏六腑与五音相应，不同的音乐可以对应不同的脏腑，通过调节音乐的音调和节奏，可以达到调理身体、平衡阴阳的作用。

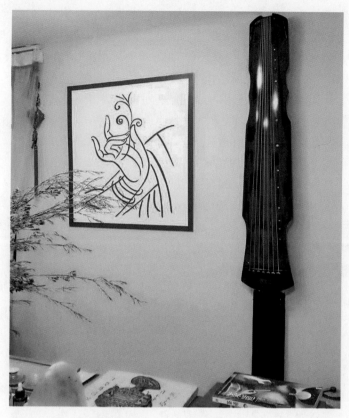

附篇图2-2　古代音律与康复疗愈

　　例如《素问·金匮真言论篇》其中原文有曰："东方青色,入通于肝,开窍于目,藏精于肝。其病发惊骇,其味酸,其类草木,其畜鸡,其谷麦,其应四时,上为岁星,是以春气在头也。其音角,其数八,是以知病之在筋也,其臭臊。"这句话的意思是:东方青色,与肝相通,肝开窍于目,精气内藏于肝,发病常表现为惊骇,在五味为酸,与草木同类,在五畜为鸡,在五谷为麦,与四时中的夏季相应,在天体为岁星,春天阳气上升,所以其气在头,其五音为角音,对照数为八,嗅为臊味,因肝主筋,所以身体筋和头部的疾病多发生在肝。中医认为,肝藏魂,五脏精气化生的精神情志活动藏于肝,如魂不守舍,出现梦游、梦呓及幻觉,情志因素亦可伤及肝藏之魂,出现神志失常症状,可以应用臊味、角音进行疗愈。或通过音乐了解病症是否与肝有关,也可以通过音乐和气味来判断。

　　"南方赤色,入通于心,开窍于耳,藏精于心,故病在五脏。其味苦,其类火,其畜羊,其谷黍,其应四时,上为荧惑星。是以知病之在脉也。其音徵,其数七,其臭焦。"这句话的意思是:南方赤色,与心相通,心开窍于耳,精气内藏于心,在五味为苦,与火同类,在五畜为羊,在五谷为黍,与四时中的夏季相应,在天体为荧惑星,疾病多发生在血脉和五脏,其五音为徵音,对照数为七,味为焦味,因心主血脉,所以身体血和脉的疾病多发生在心。中医认为,心藏神,心为神之居,心能主宰人的精神意识思维活动是因为心藏神,心神高于魂、魄、意、志四神,四神都归心神管理。有"肝藏血,血摄魂"之说,如肝不藏血,心肝血虚,就会出现惊骇多梦,卧寐不安,或梦游、梦呓,幻觉等症状,可以应用焦味、徵音进行疗愈,故有"芳香开窍"之说。或通过音乐了解病症是否与心有关,也可以通过音乐和气味来判断。

"中央黄色,入通于脾,开窍于口,藏精于脾,故病在舌本。其味甘,其类土,其畜牛,其谷稷,其应四时,上为镇星。是以知病之在肉也。其音宫,其数五,其臭香。"这句话的意思是:中央黄色,与脾相通,脾开窍于口,精气内藏于脾,在五味为甘,与土同类,在五畜为牛,在五谷为稷,与四时中的长夏相应,在天体为镇星,它的疾病多发生在嘴唇和肌肉,其五音为宫,对照数为五,味为香味。因脾主肉和四肢,所以身体四肢和肌肉疾病多发生在脾,可以应用香味、宫音进行疗愈,故有"芳香醒脾、芳香沁脾"之说。中医认为,脾藏意,脾藏营,营舍意,心有所忆谓之意。营是营养物质,指经脉内的精气;意是意念,是外界事物在心中的印象,人的记忆力就是把这个意保存下来的能力,意是记忆力的基础。脾气健运,意念丰富,是人的思考和记忆力强的前提。通过音乐了解身体病症是否与脾有关,也可以通过音乐和气味来判断。

"西方白色,入通于肺,开窍于鼻,藏精于肺,故病在背。其味辛,其类金,其畜马,其谷稻,其应四时,上为太白星。是以知病之在皮毛也。其音商,其数九,其臭腥。"这句话的意思是:西方主白色,与肺相通,肺开窍于鼻,精气内藏于肺,在五味为辛味,与金同类,在五畜为马,在五谷为稻,与四时中的秋季相应,在天体为太白星,呼吸道和肺的疾病多发生在背部和皮毛,在音为商音,对照数为九,味为腥味。因肺主气,统管呼吸,所以身体呼吸道和皮肤疾病多发生在肺,应用腥味、商音进行疗愈。中医认为,肺藏气,气舍魄,并精而出入者谓之魄。魄是随着精气一起出入的,人从父母那获得先天之精的时候就有了魄,魄随着气藏在肺中。人与生俱来的各种本能的感官与动作能力,如皮肤对冷热痛痒的感觉,婴儿会啼哭,视觉听觉等都属于魄的范畴。魂和魄都属于人体的心理活动,魂是后天形成的相对高级的神经心理活动,魄是先天的相对低级的本能神经心理活动。通过音乐了解病症是否与肺有关,也可以通过音乐和气味来判断。

"北方黑色,入通于肾,开窍于二阴,藏精于肾,故病在谿。其味咸,其类水,其畜彘,其谷豆,其应四时,上为辰星。是以知病之在骨也。其音羽,其数六,其臭腐。"这句话的意思是:北方主黑色,与肾相通,肾开窍于前后二阴,精气内藏于肾,在五味为咸味,与水同类,在五畜为彘,在五谷为豆,与四时中的冬季相应,在天体为辰星,它的疾病多发生在谿和骨,在五音为羽音,对照数为六,味为腐味。因肾主骨和体液,所以身体骨和体液疾病多发生在肾,应用腐味、羽音进行疗愈。中医认为,肾藏精,精舍志,意之所存谓之志。把意保存下来就是志,所以志就是记忆能力。还需要知道的是短期记忆能力是志,长期记忆能力是魄。比如老年痴呆记不得刚发生的事,却能记得小时候的事,说明出问题的是志不是魄。通过音乐了解病症是否与肾有关,也可以通过音乐和气味来判断。

这段文字强调了音乐和味道在诊断和治疗疾病中的重要性,通过音乐的音调和气味,可以协助了解病情,并选择适当的音乐和气味来进行治疗,这也反映了古代医学对于音乐的重视和运用。

3. 音药疗愈的主要理论基础　音药疗愈的主要理论基础主要参考了《内经》中的五音疗疾思想,以及阴阳学说、五行理论、脏腑经络学说、心神情志理论等传统中医文化核心思想。

《内经》将五脏与五音对应联系在一起,强调不同调式的音乐对人的身心具有不同的影响,通过"五音闻诊"来诊断疾病,进而辨证施乐,对疾病进行判断与治疗(见附篇图2-3)。

阴阳学说、五行理论、脏腑经络学说、心神情志理论等传统中医文化核心思想,为音乐疗法提供了重要的理论基础。例如,阴阳学说强调平衡和中和,五行理论强调五脏之间的相互关系和影响,脏腑经络学说强调脏腑功能与经络系统的联系,心神情志理论则关注人的心理状态对身体健康的影响。

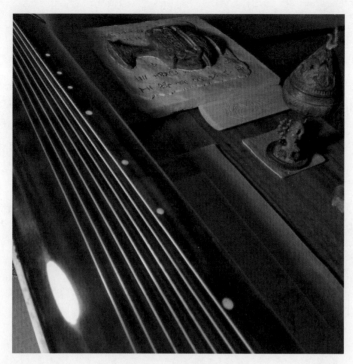

附篇图2-3 古代音乐疗愈

　　这些理论在音乐疗法中的应用，可以帮助理解音乐如何影响人的身体和心理健康，以及如何根据个人情况制定个性化的音乐疗法方案。

二、音药疗愈应用的效果与影响

1. 音药疗愈对生理健康的影响

（1）调节身体功能：音乐可刺激身体反应，如心率、血压、呼吸频率等，从而调节身体功能。

（2）舒缓压力：音乐旋律、节奏和声音的和谐能够缓解身体的紧张和疲劳，有助于放松身心。

（3）改善睡眠质量：特定音乐频率和节奏可引起人体的共振现象，从而促进睡眠质量的提高。

（4）促进血液循环：音乐能够通过调节人体内分泌系统，促进血液循环，从而改善身体各器官的功能。

（5）缓解疼痛：音乐可以转移人的注意力，使人对疼痛的感知降低，起到缓解疼痛的作用。

（6）增强免疫力：音乐可以刺激身体的免疫反应，提高身体的免疫力，从而更好地抵抗疾病。

（7）调节心情：音乐可以引发人的情感共鸣，改善人的心情，缓解焦虑和抑郁等负面情绪。

　　总的来说，音药疗愈对生理健康的影响主要体现在调节身体功能、舒缓压力、改善睡眠质量、促进血液循环、缓解疼痛、增强免疫力以及调节心情等方面。这些影响不仅有助于维护身体健康，还可以提高生命质量。

2. 音药疗愈对心理健康的影响

（1）缓解情绪：音乐具有情感表达和释放的作用，可以缓解负面情绪，如焦虑、抑郁、愤怒等，从而促进心理健康。

（2）改善认知能力：音乐可以刺激大脑的认知功能，提高人的注意力、记忆力和思维能力，有助于改善认知能力。

（3）增强情感连接：音乐可以促进人与人之间的情感连接，增强彼此的情感交流和认同感，有助于改善人际关系。

（4）提升自我意识：音乐可以引导人们深入了解自己的内心世界，提升自我意识和自我认知，有助于个人成长和发展。

（5）促进心理适应：音乐可以提供一种安全、非威胁性的环境，有助于个体适应不同的心理状态和情境，从而更好地应对挑战和压力。

（6）改善社交能力：音乐可以打破社交障碍，促进人际交往和沟通，有助于改善社交能力和社交焦虑。

总的来说，音药疗愈对心理健康的影响主要体现在缓解情绪、改善认知能力、增强情感连接、提升自我意识、促进心理适应以及改善社交能力等方面。这些影响有助于维护心理健康，促进个人成长和发展。

三、音药疗愈的应用领域

1. 心理健康领域的音药疗愈应用

（1）情绪调节：音乐具有独特的情感表达和情绪传递能力，不同类型的音乐可以缓解不同的情绪问题。例如，一些特定的音乐曲目可以有效地缓解焦虑、抑郁和压力等不良情绪，让人感到放松和愉悦。

（2）放松身心：音乐具有放松身心的效果，可以让人摆脱紧张和压力状态，达到身心平静和放松的状态。例如，一些音乐治疗师会使用冥想音乐或自然声音来帮助人们放松身心，缓解紧张和焦虑。

（3）促进睡眠：音乐可以有效地促进睡眠，让人在舒适的氛围中进入梦乡。例如，一些特定的音乐曲目可以诱发大脑产生 α 脑波，这种脑波与深度放松状态有关，有助于让人进入睡眠状态。

（4）心理康复：音药疗愈可以作为心理康复的手段之一，帮助心理疾病患者康复。例如，对于一些心理疾病患者，使用音乐治疗可以促进患者的情感表达和情感交流，增强患者的心理稳定性和适应性。

（5）集体治疗：音乐可以作为一种集体治疗手段，让患者在集体活动中相互交流、合作和分享情感。例如，音乐治疗师可以组织患者一起演奏音乐、唱歌或跳舞，通过这种方式促进患者之间的互动和交流，缓解不良情绪和心理压力（见附篇图 2-4）。

在心理健康领域，音药疗愈是一种非药物治疗方法，通过音乐来调和人的内在情绪，以达到缓解压力、促进身心健康的目的。音药疗愈在心理健康领域具有广泛的应用前景，可以帮助人们调节情绪、放松身心、促进睡眠、康复心理疾病等。对于心理健康工作者来说，了解和应用音药疗愈可以帮助他们更好地满足患者的需求，提高治疗效果。

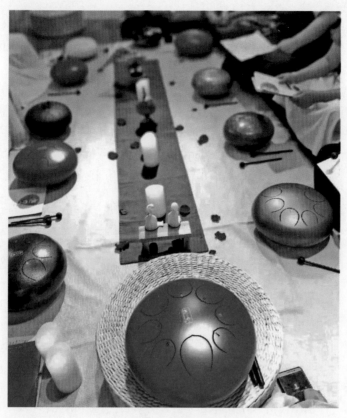

附篇图2-4　集体音乐治疗

2. 音药疗愈在心理疏导中的应用

（1）音乐放松训练：音乐放松训练是音药疗愈的基础，主要通过选择适合个体的音乐，引导其进行深呼吸、冥想等放松练习，帮助个体缓解紧张情绪，达到身心放松的目的。

（2）音乐情感导向治疗：根据个体不同的情感需求，选择相应的音乐类型进行治疗。例如，平静、柔和的音乐可以帮助缓解焦虑情绪，愉快、振奋人心的音乐可以帮助改善抑郁情绪。

（3）音乐回忆疗法：通过音乐回忆，引导个体回顾过去的美好时光，帮助其调整心态，增强生活信心。

（4）音乐冥想疗法：通过冥想和音乐的结合，帮助个体深入自我，发现内心需求，提高自我认知。

（5）音乐睡眠疗法：通过特定的音乐类型和模式，帮助个体进入深度睡眠状态，改善睡眠质量。

（6）音乐情绪管理：积极正向的音乐可以帮助人们愉悦心情、解除烦恼、缓减焦虑，给予心理支持。同时，精心设计的语言引导系统还可以指导人们锻炼自己的大脑，提高大脑的放松、专注、收敛和排空等脑能力。这些都能起到改善情绪状态，提高心理承受能力和心理调节能力的作用。

3. 音药疗愈在焦虑和抑郁症中的应用　在焦虑和抑郁症治疗中，应用配合音乐和中药疗愈，可以根据个体的具体情况而定。以下是一些常见的音乐和中药疗愈的具体应用方法。

（1）音乐疗愈

1）舒缓音乐：选择舒缓、放松的音乐，如轻音乐、自然声音或冥想音乐。这些音乐可以通过调整大脑的神经活动来帮助缓解焦虑和抑郁症状。个体可以在安静的环境中聆听这些音乐，让自己沉浸在音乐的节奏和旋律中，放松身心。

2）情绪共鸣音乐：选择与个体情绪共鸣的音乐，如悲伤的音乐、愉快的音乐或能够唤起回忆的音乐。个体可以通过专注地聆听这些音乐来表达和释放自己的情绪，促进情绪的宣泄和自我疏导。

3）参与音乐创作或演奏：个体可以尝试参与音乐创作或演奏，如弹奏乐器、唱歌或参加音乐疗法小组。通过参与音乐创作或演奏，个体可以通过音乐来表达自己的情感和情绪，增强自我表达和情绪调节的能力。

（2）中药疗愈

1）茶：一些草本茶可以有助于缓解焦虑和抑郁症状，如玫瑰茶、茉莉茶、绿茶、红茶、薰衣草茶、迷迭香茶、甘麦大枣茶等。个体可以在适量的情况下饮用这些茶来放松身心，缓解焦虑和抑郁情绪。

2）草药：一些中草药可以有助于调节情绪和缓解焦虑和抑郁症状，如百合、当归、酸枣仁等。个体可以在医生或中药师的指导下使用这些草药，以达到治疗的效果。

需要强调的是，具体应用音乐和中药疗愈需要在专业音乐治疗师和医生的指导下进行。个体应遵循专业人员的建议，并及时反馈疗效和副作用。此外，音乐和中药疗愈只是心理疏导的一种辅助方法，个体还需要综合考虑其他治疗方式，以达到更好的疗愈效果。

4. 音乐与芳香疗法结合情志疗愈应用　在人类对自然世界的无尽探索中，我们发现了许多与心灵、情感和身体健康息息相关的奇妙元素。其中，音乐和芳香疗法就是两种卓越的例子，它们都能以独特的方式触动人的内心，帮助我们缓解压力，提升心身健康。

现代音乐疗法，是一个相对新兴的学科，它以心理治疗的理论和方法为基础，运用音乐特有的生理、心理效应，使求治者在音乐治疗师的共同参与下，通过各种专门设计的音乐行为，经历音乐体验，达到消除心理障碍，恢复或增进心身健康的目的。

芳香疗法则是以西方的草药学为基础，借助芳香植物提取的精油、植物油、纯露等芳香物质，通过吸嗅、身体按摩等途径，达到对人体和情绪进行疗愈的目的。在芳香疗法的世界中，每种精油都有其独特的疗效和频率，例如雪松、葡萄柚、甜茴香、迷迭香和佛手柑等精油能够提振信心，使人感到舒适；檀香、依兰、天竺葵、真实薰衣草和甜橙等精油则有助于放松，提升注意力。薄荷、柠檬草或柑橘类的精油，具有提神和振奋作用。

当我们将音乐疗法、芳香疗法、中医相结合成为西为中用，会发现它们之间存在一种微妙的平衡。音乐的节奏和旋律可以调和人的情绪，而中医芳香疗法则可以通过精油的香气来舒缓紧张的神经，激发人体经络五感中听觉和嗅觉二者的结合，将使情志疗愈的效果达到最佳，从而达到预防、调理、保健的目的。

5. 康复疗愈领域的音药疗愈应用　康复疗愈领域的音药疗愈是一种综合应用音乐疗法和药物疗法的方法，旨在促进康复过程中的身体和心理健康。以下是一些音药疗愈在康复疗愈领域的具体应用。

（1）音乐疗法：音乐疗法在康复疗愈中被广泛应用。通过音乐的节奏、旋律与和谐，可以刺激大脑的感官和运动区域，促进神经功能的恢复和改善。音乐疗法可以帮助康复者提高运动协调性、增强肌肉力量、改善平衡和步态，以及减轻疼痛和压力。音乐疗法可以通过演奏乐器、唱歌、舞蹈或聆听音乐等方式进行。

（2）药物疗法：药物疗法在康复疗愈中常用于控制疼痛、减轻炎症、恢复神经功能等方面。药物可以通过调节神经递质的活动，改善康复者的身体状况。在音药疗愈中，药物疗法可以与音乐疗法结合使用，以提高康复效果。例如，在进行音乐疗法时，康复者可以同时服用适当的药物，以减轻疼痛和增强身体的康复能力。

（3）结合应用：音药疗愈的应用可以根据康复者的具体情况进行个性化设计。康复者可以在音乐治疗师和医生的指导下，选择适合的音乐和药物进行结合应用。例如，在进行康复训练时，康复者可以在听音乐的同时，服用适当的药物，以提高康复效果。此外，音药疗愈还可以通过调整音乐的节奏和旋律，以及药物的剂量和时间，来满足康复者的个体需求。

6. 音乐与芳香疗法结合康复疗愈应用　音乐与芳香疗法的结合在康复疗愈中可以产生协同效应，帮助个体更好地恢复功能和提高生活质量（附篇图 2-5）。以下是一些常见的康复疗愈应用领域。

（1）运动康复：音乐可以激发个体的积极性和动力，以提高运动康复的效果。根据个体的喜好和能力选择适合的音乐，可以帮助个体保持积极的心态，增加运动的乐趣，提高运动的效果。某些精油如葡萄柚、迷迭香和薄荷等具有刺激和提神的作用，可以通过香熏疗法来增加个体的警觉性和注意力，提高运动的表现。

（2）言语康复：音乐可以激发个体的语言和表达能力，促进言语康复的进展。通过与音乐的节奏和旋律进行配合，可以帮助个体提高语音的节奏和流畅度，增加语言的表达力。某些精油如薰衣草、乳香、檀香等具有镇静和放松的效果，可以通过香熏疗法来减轻个体的紧张和焦虑，提高言语康复的效果。

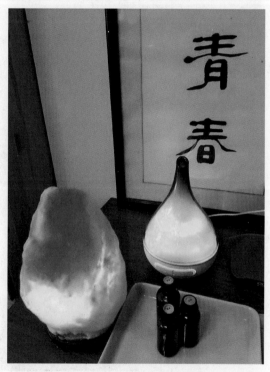

附篇图 2-5　音乐与芳香疗法结合康复疗愈应用

（3）心理康复：音乐和芳香疗法都具有调节情绪和缓解压力的作用，可以在心理康复中发挥积极的作用。某些音乐的节奏和旋律可以帮助个体放松身心，减轻紧张和焦虑，促进情绪的平衡。某些精油如香橙、橙花和天竺葵等具有安神和舒缓情绪的作用，可以通过香熏疗法来改善个体的心理状态，促进心理康复的进展。

四、音药疗愈的实践方法与技巧

1. 音药疗愈的设备与工具

（1）皮质类乐器：包括康加鼓、邦哥鼓、手鼓、铃鼓、大鼓、中鼓、小鼓、中国鼓、太鼓、非洲鼓等。这类乐器通常由动物皮革或人造革制成，通过拍打皮革表面产生声音。患者可以通过击打这些乐器来宣泄情绪，并训练手腕和手臂的运动能力。

（2）金属类乐器：包括铜锣、钹、三角铁、风铃、手铃、碰铃、卡巴撒、牛铃等。这类乐器通常由金属制成，通过敲击或摩擦产生声音。在音乐治疗中，这类乐器可以刺激患者的听觉和触觉器官，促进注意力的集中。

（3）木质类乐器：包括响板、木鱼、鱼蛙、木鸟、木质沙球、蛙鸣沙筒、高中低梆子、方木梆子、三响筒、多音响筒、长蛇鞭等。这类乐器通常由木材制成，通过敲击或摩擦产生声音。它们可以用来刺激患者的听觉，同时还可以抒发情绪和训练手的抓握能力。

（4）现代中外音乐疗愈乐器：例如风琴、钢琴、小提琴、鼓、萨克斯等乐器，不仅可用于音乐治疗，还可激发患者的音乐潜能。

（5）传统中外音乐疗愈设备：例如各种古琴、钵颂、色空鼓（附篇图2-6）等，用于创建具有调频净化心理疗效的经典古代乐器。

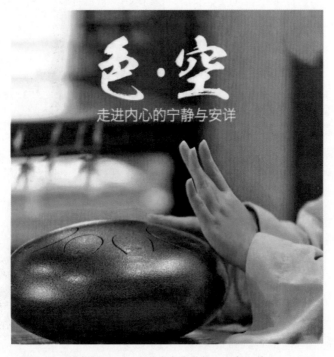

附篇图2-6　音药疗愈的设备——色空鼓

2. 音药疗愈的实践方法　音药疗愈是一种通过音乐来促进身心健康和治疗疾病的方法。在疗愈中，有多种不同的实践方法和方式可以被应用。以下是几种常见的音乐疗愈方法和方式。

（1）音乐放松疗法：通过选择柔和、舒缓的音乐，配合深呼吸和肌肉放松练习，帮助人们放松身心，缓解压力和焦虑，促进身体的自愈能力。

（2）音乐情绪调节疗法：不同的音乐可以唤起人们不同的情绪和情感体验。通过选择适合的音乐，可以帮助人们调节情绪，缓解情绪问题，如抑郁、焦虑等。

（3）音乐运动疗法：通过配合音乐的节奏和音乐的动感，进行身体运动和锻炼，可以增强身体的活力和耐力，促进血液循环，改善身体功能。

（4）音乐创作疗法：让个体通过音乐创作来表达自己的感受和情绪，通过创作音乐来寻求内心的平衡和治愈。这种方式可以帮助个体释放情感，增强自我认知和自我表达能力。

（5）音乐社交疗法：通过音乐的参与和分享，促进人与人之间的交流和互动，增强社交能力和人际关系，缓解孤独和社交障碍。

这些方法和方式可以根据个体的需求和状况进行个性化的调整和应用。音乐疗愈作为一种综合性的疗愈方法，已经在临床实践中得到广泛应用，并取得了一定的疗愈效果。无论是作为辅助疗法还是独立疗法，音药疗愈都可以为人们带来身心健康和心灵治愈的效果。

3. 音乐与芳香疗法结合冥想练习

（1）选择适合的音乐：选择轻柔、舒缓的音乐，如自然声音、轻音乐或冥想音乐。这些音乐可以帮助放松身心，进入冥想状态。避免选择过于刺激、负能量情爱歌词的音乐，以免干扰冥想的专注和平静。

（2）使用合适的精油：选择具有放松和平静作用的精油，如玫瑰、依兰、橙花、薰衣草、檀香、乳香。将精油滴在熏香灯、手帕或腕部，让其散发出淡淡的香气。这些香气可以帮助放松身心，提高冥想的深度和质量。

（3）创建舒适的环境：在冥想练习的场所，确保环境安静、整洁和舒适。可以点燃蜡烛或使用柔和的灯光，营造宁静的氛围。同时，保持空气流通，确保精油的香气能够均匀分布。

（4）结合呼吸练习：在冥想过程中，可以结合深呼吸和呼气来放松身心。根据音乐的节奏和旋律，调整呼吸的节奏和深度。同时，通过感受精油的香气，将注意力集中在呼吸上，增强冥想的专注和集中力。

需要注意的是，冥想是一种个人体验，每个人对音乐和精油的喜好和反应可能不同。因此，个体应根据自己的喜好和需求进行选择和调整。此外，冥想练习应该是持续而有规律的，才能达到更好的效果。

4. 音乐与芳香疗法结合呼吸练习

（1）选择适合的音乐：选择轻柔、舒缓的音乐，如自然声音、轻音乐或冥想音乐。这些音乐可以帮助放松身心，进入冥想状态。避免选择过于刺激或有节奏的音乐，以免干扰呼吸练习的专注和平静。

（2）使用合适的精油：选择具有放松、净化、快乐、平静且激发内在力量作用的精油，如玫瑰、洋甘菊、尤加利、茶树、薰衣草、香橙、柠檬、檀香、雪松、安息香、乳香。将精油滴在熏香灯、手帕或腕部，让其散发出淡淡的香气。这些香气可以帮助放松身心，提高呼吸练习的深度和质量。

（3）结合呼吸练习：在呼吸练习中，可以根据音乐的节奏和旋律来调整呼吸的节奏和深度。例如，当音乐节奏缓慢时，可以延长吸气和呼气的时间；当音乐节奏快速时，可以加快呼吸的节奏。同时，通过感受精油的香气，将注意力集中在呼吸上，增强呼吸练习的专注和集中力。

（4）创造舒适的环境：在进行呼吸练习时，确保环境安静、整洁和舒适。可以点燃蜡烛或使用柔和的灯光，营造宁静的氛围。同时，保持空气流通，确保精油的香气能够均匀分布。

需要注意的是，每个人对音乐和精油的喜好和反应可能不同。因此，个体应根据自己的喜好和需求进行选择和调整。此外，呼吸练习应该是持续而有规律的，才能达到更好的效果。在进行呼吸练习时，个体应注意保持舒适和自然的呼吸，避免过度用力或过度呼吸。

附篇三 茶香疗愈应用简述

一、茶香疗法的起源和历史

茶是世界上四大著名饮料之一，又是人类最早用于防病治病的药物之一。我国是盛产茶的故乡，已有4 000多年的种茶历史，是世界上最早种茶、饮茶和运用茶疗法的国家，故茶香疗法起源于中国，有着悠久的历史和丰富的文化内涵。茶香疗法是一种以茶叶为主要原料，通过泡茶、品茶、香熏等方式，实现身心放松、舒缓压力、增强免疫力等目的的自然疗法。

茶香疗法的历史可以追溯到古代中国。早在4 000多年前，神农时期已经发现了茶，我国现存最早的药物学专著《神农本草经》中即载有"神农尝百草，一日遇七十二毒，得茶而解之"。中国人就开始种植茶树，并将茶叶作为一种药物和饮品。茶叶最初被用于草药疗法，人们发现不同种类的茶叶具有不同的药用功效。据史书记载，茶，周汉时期又称为"苦茶（tú）"。神农氏是中国茶文化的始祖，他曾尝百草，发现茶叶具有清热解毒、提神醒脑的功效，因此被誉为"茶神"。此后，古代医学家和文人墨客开始研究茶香疗法的原理和应用方法，并将其广泛传播。茶香疗法在中国历史上的发展经历了几个重要阶段。

东汉张仲景在《伤寒杂病论》中记载用茶治疗下痢脓血，到梁代名医陶弘景认为茶"好眠"，这一时期人们已认识到茶的药用价值。

唐代茶文化开始兴起，唐人陆羽著《茶经》中将"荼"简一画作"茶"，认为其是一种野生的山茶科植物常绿灌木的芽叶。后来随着饮茶的普及，茶的需求量日益增多，人们渐渐把它引入庭院栽种。唐代的茶产量已达到相当的规模，唐代人们开始注重泡茶、品茶的技艺和礼仪，茶已是文人雅士的享用品，成为"一日不可无"之物。《新修本草》对茶叶的功效记载已趋于完善："茗，主瘘疮，利小便，去痰热，止渴，消宿食。"《外治秘要》中皆有"代茶饮方"的记载，茶香疗法逐渐受到人们的关注，茶叶被用来制作香囊、香熏等，以达到舒缓压力、提神醒脑的目的。

到了宋代，茶香疗法进一步发展，宋代茶疗法的应用范围逐渐扩大，医药专著收载的茶药方也比较多。尤其是由朝廷组织编撰的《太平圣惠方》第九十七卷"药茶诸方"中列有茶疗方10余种，人们开始研究茶叶的药用价值，并将其应用于各种疾病的治疗。在这一时期，茶香疗法成为中医养生保健的重要组成部分。

元代太医忽思慧在《饮膳正要》中记载了各种药茶的制作、功效主治，记载茶疗法内容较全面。明代《普济方》中设有《食制门·药茶》篇，收载了"葱豉茶，治伤寒头痛壮热""石楠芽茶，治风补暖""皂角芽茶，治肠风"等8首茶疗方。明代医学家李时珍对茶的药用研究更为深入，在《本草纲目》中，除了对茶的功能主治有精辟的论述外，还记载了"主治喘急咳嗽，去痰垢""茶苦而寒，最能降火，火为百病，火降，则上清矣"等治疗气虚头痛、热毒下痢、解诸中毒等与茶相关的药方16首。

明清时期，茶香疗法得到了广泛传播，对茶疗法的研究和应用更为普遍。清代宫廷药茶应用十分普遍，是用药的组成部分，如清宫仙草茶、乌龙茶、六安茶、泽泻等组成。茶对于减肥，降低血清总胆固醇与三酰甘油有一定作用。又如安神代茶饮、清热代茶饮、利咽代茶饮、平胃代茶饮等,颇有效验。茶馆、茶楼等场所兴起,人们在品茶的同时,也通过闻茶香来放松身心。同时,茶香疗法还被用于治疗各种疾病,如头痛、失眠、消化不良等。

现代茶香疗法在中国得到了进一步发展,茶香疗法被视为一种养生方式和生活态度,被赋予了深厚的文化内涵。茶香疗法的文化意义在中国传统文化中得到了广泛的体现,许多茶叶爱好者和养生专家开始研究茶香疗法的科学原理,并将其应用于现代生活中。现代研究发现,茶叶中的香气成分对人体有着积极的影响,可以缓解压力、促进放松、改善睡眠等。茶香疗法逐渐被现代人们接受和应用。无论是在家庭中还是在健康养生场所,茶香疗法都成为一种受欢迎的选择。茶香疗法不仅在中国受到欢迎,还逐渐传播到世界各地,成为一种具有广泛影响力的自然疗法。

二、茶香疗法的原理和作用机制

茶香疗法的原理和作用机制可能会因具体的疗法和茶叶种类而有所不同,通常可以从以下几个方面来理解这种疗法。

1. 香茶疗法原理　茶香疗法主要通过吸入茶叶散发的香气来产生疗效。

（1）茶叶中的香气成分可以通过嗅觉神经直接进入大脑,刺激大脑中与情绪、记忆和认知相关的区域,从而产生生理和心理上的积极反应。

（2）茶叶中的香气成分主要是挥发性物质,包括芳香化合物、醇类、酮类等。这些成分可以通过吸入进入人体,通过嗅觉神经刺激嗅觉感受器,传递到大脑。香气成分与大脑中的神经递质和受体相互作用,从而产生生理和心理上的效应。

（3）茶香疗法的香气成分的生理效应,可以刺激神经系统,促进血液循环,提高氧气供应,增强新陈代谢。茶香疗法还可以调节自主神经系统,缓解压力和焦虑,促进放松和睡眠。

（4）茶香疗法的香气成分的心理效应,可以刺激大脑中的情绪和记忆区域,引起愉悦感和放松感。茶香疗法还可以提高注意力和专注力,改善心理状态,减轻压力和疲劳。

总之,茶香疗法通过吸入茶叶散发的香气,刺激大脑中与情绪、记忆和认知相关的区域,从而产生生理和心理上的积极反应。茶香疗法的原理和作用机制为现代科学所证实,并在实践中得到广泛应用。

2. 现代茶香疗法的作用机制　现代茶香疗法的作用机制因茶叶种类而有所不同,通常有以下几个方面。

（1）抗氧化和抗炎作用:茶叶中含有丰富的抗氧化物质,如茶多酚和茶碱,这些物质可以帮助抵抗氧化应激,并可能抑制体内的炎症反应。此外,茶叶中的咖啡因也被认为具有抗炎作用。

（2）抗菌和抗病毒作用:茶叶中的某些成分,如茶碱,被认为具有抗菌和抗病毒的作用,可以帮助预防和治疗一些感染和病毒性疾病。

（3）提高免疫系统功能:茶叶中的一些成分可以提高免疫系统的功能,帮助抵抗感染和疾病。

（4）降低心血管疾病风险:研究显示,长期饮用绿茶可能有助于降低心血管疾病的风险。这可能与茶叶中的抗氧化物质和抗炎作用有关。

（5）舒缓压力和焦虑:茶中的某些成分,如咖啡因和茶碱,被认为可以帮助舒缓压力和焦虑。这对于那些压力和焦虑水平较高的人可能特别有益。

（6）改善消化功能：茶叶中某些成分，如茶碱和咖啡因，被认为可以帮助改善消化功能，如帮助消化和防止便秘。

尽管茶香疗法可能有一些健康益处，但它并不能替代专业的医疗建议和治疗。如果有任何健康问题，应该咨询医生或其他医疗专业人士。

3. 现代茶香疗法常见应用领域和效果　茶香疗法是一种应用茶叶和茶香进行疗养的方法，来达到治疗和养生目的。应用范围广泛，效果显著。不仅包括传统的茶叶，还包括各种草药、植物等。茶香疗法的效果因茶的种类、成分和使用方法的不同而异。以下是现代茶香疗法的一些应用范围和效果。

（1）消化系统：茶香疗法对于改善消化系统功能，缓解消化问题，具有良好效果。茶香疗法可以缓解胃肠道问题，如缓解胃痛、消化不良和胃酸过多、恶心、腹泻等症状。茶叶中的香气成分能够刺激消化系统，促进胃肠蠕动，改善消化功能。此外，茶叶中的抗氧化剂和纤维有助于维持肠道健康。

（2）心血管系统：茶疗法可以降低血压、血脂和胆固醇水平，从而预防心血管疾病。茶叶中的儿茶素和茶碱有助于降低血液中的三酰甘油和低密度脂蛋白胆固醇。

（3）免疫系统：茶香疗法有助于提高免疫力，抵抗病毒和细菌感染，预防和缓解感冒以及其他呼吸道感染。茶叶中的香气成分具有抗菌和抗病毒作用，茶叶中的抗氧化剂和维生素 C 等成分也有助于增强身体的免疫系统。

（4）神经系统：茶疗法对于改善神经系统功能具有一定效果，如缓解焦虑、抑郁等情绪问题。茶叶中的咖啡因和茶碱可以帮助提神醒脑，提高注意力和思维敏捷性。

（5）皮肤健康：茶疗法可以改善皮肤状况，如抗氧化、保湿、延缓衰老等。茶叶中的抗氧化剂可以减少皮肤受到紫外线辐射的损害，从而保护皮肤免受损伤。

（6）减肥和塑形：茶疗法对于减肥和塑形具有一定效果。茶叶中的咖啡因和儿茶素有助于提高新陈代谢速度，加速脂肪燃烧。此外，茶疗法还可以帮助保持良好的饮食习惯和生活方式。

（7）抗氧化和延缓衰老：茶香疗法可以抗氧化，延缓细胞衰老，减少自由基对身体的损害。茶叶中的香气成分含有丰富的抗氧化物质，可以延缓衰老过程，能够清除体内的自由基，保护细胞健康，从而减缓细胞衰老过程，提高生活质量。

（8）改善心理健康：茶香疗法可以缓解压力、焦虑和抑郁等心理问题。茶叶中的香气成分能够刺激大脑中的情绪区域，促进放松和愉悦感，有助于提升心理健康。

（9）促进放松和睡眠：茶香疗法可以帮助人们放松身心，改善睡眠质量。茶叶中的香气成分能够刺激大脑中的睡眠调节中枢，促进入睡和深度睡眠，使人体得到充分休息。

（10）提升注意力和专注力：茶香疗法可以增强人们的注意力和专注力，改善学习和工作效率。茶叶中的香气成分能够刺激大脑中的认知区域，提高大脑的活跃度和反应速度。

总之，茶香疗法的应用范围广泛，包括心理健康、睡眠、注意力、消化问题、免疫力和延缓衰老等方面。茶疗法通过茶叶和茶香的作用，能够改善人体的生理和心理状态，提升整体健康水平。

三、传统茶香疗法的功能及药理作用

茶香疗法是一种古老的自然疗法，它的起源可以追溯到数千年前的中国。中医药经过数千年的实践探索出茶叶具有提神醒脑、清利头目、清热利尿、清肺去痰、下气消食、消暑解渴、减肥降脂、解毒止痢等诸多功能,茶香疗法的传统功能和药理作用主要包括以下几点。

1. 提神醒脑 《神农本草经》认为茶可"除烦醒脑,去困除眠,解酒除醉",具有提神醒脑的功效。《本草纲目》认为茶可"开窍醒脑,去痰解毒,通脉活络",有助于提高警觉性和思维能力。《茶经》认为茶可醒脑益思,使人头脑清醒,思维敏捷,有助于提升思维和记忆力。《大观茶论》认为茶可使人神爽,心旷神怡,思维敏捷,有助于提高精神状态和注意力。

这些古代文献中的诠释认为,茶叶中的咖啡因和茶多酚能够刺激中枢神经系统,促进神经传导,提高大脑的警觉性和活力。同时,茶叶中的氨基酸和茶多酚也可以放松神经,改善心境,使人感到清醒和愉悦。这些药理作用共同作用,使茶具有提神醒脑的功效。

2. 清热利尿 古代文献中,茶被视为一种具有多种疗效的神奇饮料。其中,茶的清热利尿功能被广泛描述。如《神农本草经》:"神农尝百草,一日遇七十二毒,得茶而解之。"这里的茶被描述为一种具有解毒功能的草药,可以帮助清除体内的毒素和热量。《本草纲目》认为茶,味苦,性寒,无毒。主治热病,头痛,目眩,目赤,烦渴,咽喉肿痛,痰喘咳嗽,痢疾,泄泻,小便不利。这里的茶被描述为一种具有清热利尿功能的草药,可以治疗多种与热病相关的症状。《茶经》云"茶,味苦,微寒,无毒。主五藏邪气,热中消渴,利小便,止痢"。这里的茶被描述为一种具有清热利尿功能的饮料,可以帮助排除体内的湿热,缓解口渴和消渴症状。《茶谱》指出"茶,性苦寒,入心、脾、肺、肾四经。主消渴,热毒,利小便,解酒毒,消食化痰。"这里的茶被描述为一种具有清热利尿功能的饮料,可以帮助消渴、热毒、利小便,以及缓解饮酒过量引起的不适。

总之,古代文献中,茶被认为具有清热利尿功能,可以帮助排除体内的湿热,缓解口渴和消渴症状,还可以治疗与热病相关的多种症状。这种观点在现代医学中仍然得到了一定程度的认可。

3. 清肺祛痰 在古代文献中,茶被视为一种具有多种健康益处的饮品。茶的祛痰、清肺作用在古代医学文献中有所记载。茶在《神农本草经》中被描述为具有清热解毒、止咳化痰、提神醒脑等功效。明代医学家李时珍的《本草纲目》对茶的药用价值进行了详细阐述。书中提到茶具有清肺、化痰、解毒、利尿等功效,尤其是对肺部疾病有很好的治疗作用。唐代陆羽所著的《茶经》是中国古代茶文化的经典之作。书中详细介绍了茶叶的种植、采摘、制作、品鉴等方面的知识。书中提到茶具有清热解毒、止咳化痰、提神醒脑等功效,是一种有益于肺部健康的饮品。明代医学家陈嘉谟所著的《茶疏》是一本关于茶叶的专著。书中对茶的药用价值进行了详细阐述,并指出茶具有清肺、化痰、解毒、利尿等功效,尤其是对肺部疾病有很好的治疗作用。

这些古代文献中的解释认为,茶可以清除肺部热毒作用。同时,茶叶中的茶多酚和茶碱也可以刺激呼吸道上皮细胞的纤毛运动,促进痰涎的排出。这些药理作用共同作用,使茶有清肺祛痰的功效。总之,在古代文献中,茶被认为是一种具有多种健康益处的饮品,特别是对于清肺祛痰有良好的效果。现代研究也证实了茶中的茶多酚、茶碱等成分具有抗氧化、抗菌、抗病毒等作用,对肺部健康有一定的保护作用。

4. 消暑解渴 《神农本草经》《本草纲目》《茶经》《大观茶论》《本草拾遗》等古代文献中认为,茶叶中的茶多酚和咖啡因具有降温和提神的作用,可以解除暑热感,缓解口渴。同时,茶叶中的茶多酚也可以刺激唾液腺的分泌,增加口腔中的湿润感。这些药理作用共同作用,使茶具有消暑解渴的功效。

5. 减肥降脂 在古代传统文献中,茶的减肥降脂作用被广泛提及。《本草纲目》《本草拾遗》及《本草纲目拾遗》中介绍表明,茶叶中的茶多酚和咖啡因对减肥降脂有一定的作用,可以促进脂肪的分解和代谢,帮助减少体内脂肪的积累。然而,需要注意的是,茶叶并不能单独实现减肥降脂的效果,还需要结合合理的饮食和运动来达到最佳效果。

6. 下气消食 《本草经疏》云:"下气消食者,苦能下泄,故气下火降,而兼涤除肠胃,则食自消矣。"茶叶中的茶多酚和咖啡因对下气消食有一定的作用。茶叶可以促进胃肠蠕动,增加消化液分泌,有助于消化食物和缓解胃肠不适。然而,需要注意的是,茶叶并不能单独实现下气消食的效果,还需要结合合理的饮食和生活习惯来达到最佳效果。

7. 解毒止痢 在《本草纲目》《本草拾遗》《备急千金要方》中,茶的解毒止痢的作用被广泛提及。茶叶中的茶多酚和咖啡因可以抑制肠道病原菌的生长,具有抗菌消炎的作用,可以帮助清除体内的毒素,缓解腹泻和腹痛等症状,从而舒缓肠胃不适。然而,需要注意的是,茶叶并不能单独实现解毒止痢的效果,还需要结合合理的饮食和生活习惯来达到最佳效果。

四、传统茶香疗法的特点及药茶应用

1. 茶香疗法的特点

(1) 个性化:茶香疗法可以根据个人的体质、疾病情况和需求进行个性化调理。不同的茶叶具有不同的药用成分和功效,可以根据具体情况选择适合的茶叶进行治疗。茶香疗法可以因人而异,针对个体的特殊需求进行调整。

(2) 综合治疗:茶香疗法不仅仅是单一的药物治疗,而是通过茶叶中多种药用成分的综合作用来达到治疗效果。茶叶中的多种活性物质可以协同作用,相互增强或互补,从而对身体产生综合的调理和治疗效果。

(3) 温和安全:茶香疗法相对于一些药物疗法来说更加温和与安全。茶叶作为天然植物的产物,药用成分相对较为温和,不易产生副作用和过敏反应。茶香疗法可以长期稳定地使用,不会对身体产生负担和损害。

(4) 可持续性:茶香疗法可以长期持续地进行,作为一种养生方式和生活习惯。茶叶作为一种日常饮品,可以随时随地进行茶疗。通过长期的喝茶养生,可以积累健康效益,增强身体的自愈能力,预防疾病的发生。

(5) 经济实惠:茶香疗法相对于一些药物治疗来说,经济实惠且易于获取。茶叶作为一种常见的饮品,价格相对较为亲民,容易在市场上购买到。茶疗法不需要额外的药物费用和专业设备,可以在家中自行进行。

总的来说,茶香疗法是一种安全、实用、经济、无副作用的养生保健方法,适合于广大人民群众使用。需要注意的是,茶香疗法虽然具有一定的调理和治疗效果,但并不能替代正规医疗。

2. 茶香疗法的药茶应用
茶香疗法是一种将茶作为药物或健康促进剂的治疗方法。茶香疗法使用的药品称为药茶,又称茶剂。《中国药典》从1995年版起便收录了这一剂型,2020年版《中国药典》对茶剂作了更详细的收录,表明茶剂已越来越受到医药界的重视和人们的生活需要。茶,既可以加工为饮料,又可以用作治病的一种药物。然而药茶并非指单一的茶叶,包括茶叶药用、茶药配合、以药为茶等内容。白居易诗中称:"病闻和药气,浓听研茶声。"药和茶原为一类,功能优势可以互补。

(1) 茶叶单行:茶叶是一种具有多种种类和功效的天然植物饮品,以下是一些常见的茶叶种类及其功效。

1）绿茶：绿茶是经过简单处理而得到的茶叶，富含抗氧化剂和多种维生素。它具有提神醒脑、延缓衰老、降低胆固醇、促进新陈代谢和减肥的功效。

2）黑茶：黑茶是经过发酵和储存而得到的茶叶，具有独特的香气和口感。它有助于消化、降脂减肥、清热解毒、抗菌消炎和保护肝脏的功效。

3）白茶：白茶是采摘嫩芽和未开放花蕾的茶叶，经过轻微处理而得到。它富含多种抗氧化物质，具有延缓衰老、保护心脏、增强免疫力和抗癌作用。

4）乌龙茶：乌龙茶是介于绿茶和红茶之间的半发酵茶，具有特殊的花香和果香。它有助于降低血压、促进消化、减肥、清热解毒和提高注意力的功效。

5）花草茶：花草茶是由花朵、果皮和草药制成的茶饮。不同的花草茶具有不同的功效，如薰衣草茶可以帮助放松和改善睡眠，菊花茶有清热解毒和明目的作用。

6）普洱茶：普洱茶是中国特有的发酵茶，经过长时间的储存而得到。它具有降脂减肥、促进消化、清热解毒和降血压的功效。

（2）茶药相配：在茶香疗法中，茶药相配是指将药物与茶叶结合使用，以增强疗效或减轻药物的副作用。茶药相配需要根据个人的体质、疾病情况和需求来选择和调整。以下是一些常见的茶药相配方法。

1）茶与中药煎剂相配：将中药煎剂与茶叶一起煮沸，使药物成分与茶叶混合。例如，可以将中药煎剂与绿茶、红茶、菊花茶等一起煮沸，然后饮用。这样可以增加茶叶的药效，同时茶叶香气也会减轻药物的苦涩味。

2）茶与中药饮片相配：将中药饮片与茶叶一起冲泡，使其共同释放药效。例如，可以将草药如薄荷、罗汉果、菊花等与绿茶、白茶、普洱茶等一起冲泡，然后饮用。这样可以在享受茶叶口感的同时，获得草药的疗效。

3）茶与药粉相配：将药物研磨成粉末，与茶叶混合后冲泡。例如，可以将药粉如黄精、当归、灵芝等与绿茶、红茶、普洱茶等混合，然后冲泡饮用。这样可以充分释放药物的有效成分，并且茶叶的香气可以减轻药物的苦味。

（3）以药代茶：从唐代开始，中医药书籍中所记载的方子有相当一部分剂型是茶，但方中并不用茶叶，这便使药茶这个剂型大大拓宽了范围。药茶剂型的拓宽，给临床实践治疗应用带来了许多方便。以药代茶是一种将中药代替传统茶叶进行冲泡和饮用的方法，它的基本理念是通过中药的药性和功效来满足个体的健康需求。在以药代茶的过程中，选取适合自己的中药材，将其研磨成粉末状，然后用热水冲泡，最后饮用。

1）以药代茶的运用有多种方式。例如，可以根据个人的身体状况和需求选择具有清热解毒、滋阴补肾、调经活血等功效的中药材，如菊花、枸杞子、当归等，来代替茶叶冲泡。这样可以在享受茶的饮用过程中，获得中药的药性和功效，有助于调理身体和改善健康问题。

《太平惠民和剂局方》中记载"丁香散"处方：用人参 15 g，丁香、藿香各 1 g。制法：上件同杵，罗为散。用途用量：每服一钱，水半盏，煎五、七沸，入乳汁少许，去滓，稍热服，不拘时服。主治胃虚气逆，呕吐不定，精神羸困，霍乱不安。不难看出，此方中未用茶叶，且煎至数沸即去渣，不计时候热服，实是以药代茶之法。

2）古代医学文献记载的方剂，其中不少方剂以药茶形式，运用临床到各科疾病。在宋代中药方剂煮散比较盛行，就是以药代茶的剂型，先将药方研磨成粉末或捣碎，用时按需要的剂量用水煎煮片刻，去渣饮用。古代医学文献中关于药茶的方剂的记载，以下是一些例子。

《神农本草经》中记载了一些中药茶的方剂，如菊花茶方，将菊花与蜜炙甘草搅拌，煮水冲泡，可用于治疗目赤肿痛、头痛等症状；薄荷茶方：将薄荷与绿豆炒热，煮水冲泡，可用于治疗喉咙疼痛、胸闷等症状。

《本草纲目》记载了药茶的方剂，如菊花茶方，将菊花、草决明、玉竹、白芷等药材混合，煮水冲泡，可用于治疗目赤肿痛、头痛、黄疸等症状；荷叶茶方，将荷叶、茯苓、石菖蒲、白术等药材混合，煮水冲泡，可用于治疗热毒引起的尿路感染、水肿等症状。

《备急千金要方》记载了药茶的方剂，如玫瑰花茶方，将玫瑰花、当归、川芎、红花等药材混合，煮水冲泡，可用于治疗痛经、血瘀等症状；枸杞茶方，将枸杞子、龙眼肉、菟丝子、山药等药材混合，煮水冲泡，可用于滋补肝肾、明目等症状。

3）茶香疗法运用的药茶是用草药或中药材泡制而成的饮品，具有一定的药用价值。以下是现代常见药茶及其临床应用的例子。

薄荷茶：薄荷具有清热解毒、宽中理气的功效，用于缓解消化不良、胃脘疼痛、胀气等消化系统不适。

甘草茶：甘草具有抗炎、抗溃疡、镇痛等作用，用于缓解咽喉痛、胃溃疡、口腔溃疡等症状。

玫瑰花茶：玫瑰花具有活血化瘀、调经止痛的功效，可用于缓解痛经、血瘀等妇科问题。

金银花茶：金银花具有清热解毒、解表散风作用，可用于缓解感冒、咽喉炎等上呼吸道感染。

枸杞茶：枸杞具有滋补肝肾、明目的功效，可用于缓解肝肾不足、视力模糊等问题。

菊花茶：菊花具有清热解毒、明目的作用，可用于缓解目赤肿痛、头痛等症状。

五、药茶的服用方法及禁忌事项

1. 服用方法

（1）冲服：取适量药茶，放入茶杯或茶壶中，倒入适量的开水，搅匀，把盖子盖好，浸泡30 min左右时间后，即可饮用。这是最常见的服用药茶的方法，适用于大多数药材。

（2）煎服：按药茶方，将药材放入锅中，加入适量的水，用中小火煮沸，然后转小火煎煮一段时间，滤去渣滓，取出药浓缩后饮用。这种方法适用于一些硬质的药材，如树皮、根茎等。

（3）含服：治疗口腔及咽喉部位疾病的药茶含服，含在口中，缓缓咽下，使药液经过病所，直接发挥药效。

（4）调服：药方为药粉，可以加少量白开水调成糊状再服用。

（5）热服：急症用药茶、解毒用药茶、寒证用药茶，宜用热服助药力。真热假寒症状，宜用寒性药茶热服。

（6）冷服：呕吐患者或中毒患者适宜冷服；热证用寒性药茶冷服；真寒假热，也适宜用冷服。

（7）温服：多数药茶适用温服，特别是关于肠胃有刺激的药物，温服可和胃益脾，能减轻刺激。

2. 服药茶时间

（1）温热药性：具有温热药性的药材，如生姜、辣椒等，适合在饭后服用，以避免对胃肠道的刺激。

（2）寒凉药性：具有寒凉药性的药材，如菊花、薄荷等，适合在饭前服用，以帮助清热解毒。

（3）补益药性：具有补益药性的药材，如人参、黄芪等，最好在空腹时段服用，以便更好地吸收药效。

（4）安神药性：具有安神药性的药材，如柠檬香茶、薰衣草茶等，适合在睡前饮用，以帮助放松身心，促进睡眠。

3. 服用药茶禁忌事项

（1）孕妇禁用：药茶中的药材可能对胎儿产生不良影响，因此孕妇应避免服用或慎用药茶，除非在医生的指导下。

（2）慢性病患者：对于患有严重的慢性疾病，如心脏病、肝病、肾病等，应在医生的指导下使用药茶，遵循中医药理论中根据药性、疾病性质，以免影响病情或与其他药物产生不良反应。

（3）药物相互作用：某些药物可能会与药茶中的药材发生相互作用，影响药效或产生不良反应。因此，在服用药茶之前，最好先咨询医生或药师，遵循中药配伍禁忌，了解药物之间的相互作用情况。

（4）过量服用：即使是天然药材，过量使用也可能对身体造成负面影响。因此，应严格按照医生或中医师的建议和剂量使用药茶。

（5）饮食禁忌：服用药茶时，与有些食物不宜同时食用，以免影响药效或产生副作用。正常情况，服用药茶禁食生冷、辛热、油腻、腥膻、有刺激的食物；服用解表药茶宜禁生冷、酸食；服用调理脾胃药，宜禁生冷、油腻、腥臭、陈腐不洁、不易消化的食物；服用理气消胀药茶宜禁豆类、白薯等；服用止咳平喘药茶，宜禁食鱼虾类食物。

（6）禁忌症状：对于某些特定的疾病或症状，如高血压、低血糖、出血性疾病等，某些药茶可能会加重症状或引发不良反应，应避免使用。

需要注意的事项：虽然茶疗法通常被认为是安全的，但不是所有疾病都适合使用茶疗法，此种方法仅是用于重症的辅助治疗和常见病预防。另外，并非所有药物都可用于制作药茶，在使用茶疗法的药茶时，应注意茶疗法与中药相配的具体方法需要根据个人情况选择合适的茶叶和药物，并且在使用茶药相配时，以确保安全和有效的应用。如果有任何健康问题或正在服用任何药物，应该在使用茶疗法之前咨询医生或药剂师。

六、茶香疗法的健康益处

茶香疗法是一种通过喝茶和闻茶的香气来达到身心健康的方法，作为一种养生保健的重要手段，在现代生活中扮演着越来越重要的角色。茶香疗法起源于中国，已有数千年的历史，并逐渐传播至世界各地。茶疗香法不仅可以满足口感需求，还具有养生保健、预防疾病等多种功效。以下是茶香疗法对健康中的具体影响。

1. 茶香疗法对身体健康的影响

（1）提神醒脑：不同种类的茶叶散发出的香气中含有丰富的挥发性物质，这些物质可以通过嗅觉神经进入大脑，刺激神经系统，提高注意力和警觉性，增强思维能力和记忆力。

（2）改善睡眠：茶香疗法中的香气能够帮助人们更好地进入深度睡眠，提高睡眠质量，有助于缓解疲劳和压力。

（3）增强免疫力：茶香疗法中的香气能够促进血液循环，增强免疫力，有助于预防疾病。

（4）清新呼吸道：茶叶的香气中含有丰富的挥发性物质，可以通过吸入香气来清洁呼吸道，减少痰液和鼻塞，缓解呼吸道疾病的症状，如感冒、鼻炎等。

（5）改善消化：茶叶的香气可以通过嗅觉神经刺激消化系统，促进消化液的分泌，增加食欲，改善消化功能，缓解胃肠道问题，如胃胀、消化不良等。

（6）提高新陈代谢：茶香疗法中的香气能够促进血液循环，提高新陈代谢，有助于减肥和保持健康的体重。

（7）提高记忆力：茶香疗法中的香气能够刺激大脑，提高记忆力，有助于提高工作和学习效率。

（8）抗氧化作用：茶叶中的香气物质，如茶多酚等，具有抗氧化作用，可以中和自由基，减少细胞氧化损伤，有助于美容养颜，延缓衰老，提高免疫力，预防慢性疾病的发生。

（9）减肥瘦身：茶叶中的某些成分能够抑制脂肪的吸收，促进脂肪的代谢，有助于减肥瘦身。

总之，茶香疗法对身体健康有着诸多积极的影响，可以作为一种简单、自然、有效的养生保健方法。

2. 茶香疗法对心理健康的影响　茶香疗法，是指使用具有药用功效的草药和茶来改善心理健康，是对身心健康产生积极影响的治疗方法，不仅具有一定的药用价值，还能有效改善心理健康状况，具体有以下影响。

（1）放松身心：茶香疗法具有舒缓情绪、缓解压力、放松身心的作用。研究表明，茶叶中含有的咖啡因和其他化学物质，可以帮助减轻焦虑、抑郁等负面情绪，有助于改善心理健康。

（2）缓解焦虑和压力：许多草药具有镇静和放松的特性，如薰衣草、甘草和洋甘菊等。这些草药中的成分可以促进神经系统的放松，缓解焦虑和压力，提高心理的平静和舒适感。

（3）改善睡眠质量：一些草药如马齿苋、百合和柠檬香茅等，被认为具有促进睡眠和改善睡眠质量的效果。这些草药中的成分可以帮助调节睡眠周期，缓解失眠和睡眠障碍，提高睡眠的深度和质量。

（4）提升心情和抗抑郁：一些草药如罗勒、迷迭香和鳞花白薇等，被认为具有提升心情和抗抑郁的作用。这些草药中的成分可以促进身体内部的化学物质释放，如血清素和多巴胺等，从而改善心情和情绪，减轻抑郁症状。

（5）提升心境：茶叶的香气能够唤起人们的回忆和情感，激发积极的情绪。不同种类的茶叶具有不同的香气特点，例如绿茶清新、花茶芬芳、红茶浓郁等，每种香气都能够带给人们不同的感受和情绪，从而提升心境。

（6）改善注意力和专注力：草药如迷迭香、薄荷和柠檬香茅等，被认为具有提高注意力和专注力的效果。这些草药中的成分可以刺激神经系统，提高大脑的活力和警觉性，增强思维和集中力。

（7）缓解情绪问题：药茶中一些成分，如茶多酚和氨基酸，具有抗氧化和抗炎作用，可以促进身体内部的平衡和健康。这些成分有助于缓解情绪问题，如抑郁和焦虑，提升心理健康。

总的来说，茶香疗法是利用药茶的一种自然方法。通过药茶方剂功效的刺激，能够对心理健康产生积极的影响，可以帮助人们放松心情，提升心境，改善睡眠并缓解情绪问题。但需要注意的是，每个人对香气的感受和反应可能不同，因此在使用茶香疗法时，需要医生和药剂师辨证论治开具合适的药茶方剂。

3. 茶香疗法对情绪和压力的缓解　茶香疗法除了应用饮用药茶外，还可以利用一下几个方法缓解情绪和压力，具体如下。

（1）药茶香囊：将适量的药茶方剂放入小透气袋子中，放在枕头下或放在办公桌旁，让茶的香气缓缓散发出来，香气可以舒缓神经系统，帮助放松身心，缓解压力和焦虑。

（2）药茶沐浴：将茶药方剂放入热水中，让茶的香气融入水中。然后泡澡时享受茶香气的浸润，让茶的香气渗透到皮肤和呼吸系统中，从而促进放松和舒缓，缓解情绪压力。

（3）药茶喷雾：将适量的药茶放入热水中，然后将茶水过滤，放入喷雾瓶中。在需要缓解情绪和压力的时候，喷洒茶香喷雾在空气中，让茶的香气弥漫开来，带来宁静和放松的感觉。

（4）药茶按摩：将一些药茶浸入葡萄籽植物油中浸泡 24 h，然后将茶过滤后，就是药茶按摩油。取适量药茶按摩油进行按摩，让茶香气和按摩的触感相结合，促进身心的放松和舒缓，缓解情绪和压力。

（5）药茶香熏冥想：在冥想时，将药茶放入香熏炉中加热，放在身边，让茶的香气渗透弥散到空间中，通过呼吸吸嗅。通过专注于茶药香气，让思绪平静下来，放松身心，缓解情绪和压力。

七、茶香疗法的临床应用

1. 茶香疗法在常见疾病中的应用　茶香疗法是一种以茶与药为主要成分的方剂，亦是一种具有健康效益的传统治疗方法，它可以在许多常见疾病中发挥作用，以下是常见疾病中的具体应用，包括以下几个方面。

（1）消化系统问题：如饮用陈皮茶、普洱茶或山楂茶、薄荷茶、姜茶、柠檬草茶等，都具有舒缓胃部不适和促进消化的功效，可以帮助缓解胃痛、胃酸倒流和消化不良等消化问题。

（2）失眠和焦虑：如薰衣草茶、洋甘菊茶和香橙叶茶，具有镇静和放松的作用。可以帮助缓解失眠和焦虑，促进睡眠和放松。

（3）感冒和咳嗽：如薄荷茶、姜茶和柠檬茶，具有抗炎和抗菌的功效。可以帮助缓解感冒症状、减轻咳嗽和清洁呼吸道。

（4）高血压和心血管疾病：如绿茶和红茶，富含抗氧化剂和多酚，具有降低血压和改善心血管健康的作用。这些茶叶可以作为健康生活方式的一部分，有助于管理高血压和预防心血管疾病。

（5）糖尿病：如苦瓜茶和薄荷茶，具有降低血糖和改善胰岛素敏感性的作用。可以作为辅助治疗糖尿病的一部分，但需要在医生的指导下使用。

（6）呼吸道疾病：可以缓解喉咙痛、咳嗽和痰多等呼吸道症状。例如，罗汉果茶、金银花茶或胖大海茶。

（7）皮肤病：可以帮助减轻湿疹、痤疮、荨麻疹等皮肤病症状。例如，绿茶、金银花茶或芦荟茶。

（8）神经系统疾病：可以帮助减轻头痛、失眠、焦虑和抑郁等症状。例如，玫瑰花茶、薰衣草茶或百合茶。

需要注意的是，每个人的身体状况与药茶方剂的反应可能不同，因此在使用茶香疗法时，最好咨询专业医生或药剂师的建议，以确保安全和有效。

2. 茶香疗法在养生保健中的应用　茶香疗法在养生保健中有多种具体应用，以下是其中一些常见的应用。

（1）药茶熏蒸：将适量的茶叶放入蒸锅中，加热蒸发药茶的香气，然后将蒸气用毛巾盖住面部,深呼吸药茶的香气。这种方法可以通过嗅觉神经刺激大脑,提升心情,缓解疲劳和压力。

(2)药茶泡澡:将适量的药茶放入浴缸中,加热水浸泡药茶,然后享受茶的香气和草药的功效。药茶泡澡可以促进血液循环,舒缓肌肉疲劳,改善皮肤质量。

(3)药茶敷按:将药茶放入布袋子里扎紧,用药茶袋放到蒸锅或微波炉中加热,轻轻以推的手法敷按身体。药茶中的成分可以渗透到皮肤,促进血液循环,舒缓肌肉紧张,缓解疼痛和疲劳。

(4)药茶熏香:将适量的药茶放在熏香器中,点燃熏炉加热药茶,让茶的香气弥漫在室内。药茶的香气可以帮助放松身心,改善睡眠质量,提高专注力和工作效率。

(5)药茶蒸脸:将适量的药茶放入蒸锅中,加热蒸发药茶的香气,然后将蒸气用毛巾盖住面部,让药茶蒸汽的温热和香气渗透到皮肤。药茶蒸脸可以清洁毛孔,改善肌肤质量,提亮肤色。

(6)药茶口腔护理:用药茶冲洗口腔,可以清除口腔中的细菌,预防口腔疾病。例如,用绿茶漱口可以预防口臭和牙龈出血。

3. 茶香疗法在美容养颜中的应用　在现代生活中,美容养颜已成为人们关注的焦点。随着茶香疗法的逐渐普及,它在美容养颜领域的应用也越来越广泛。茶香疗法是指以茶为主要原料,通过饮茶或将茶叶中的有效成分与其他食材、药材等搭配,来达到美容养颜、保健养生等目的的一种自然疗法。茶香疗法不仅有助于提高身体素质,还可以帮助女性保持美丽容颜,具体应用如下。

(1)延缓衰老:茶叶中的抗氧化剂可以帮助抵抗自由基的损害,减缓皮肤老化的过程。绿茶、白茶和乌龙茶富含多酚和维生素C,可以帮助提亮肤色、减少皱纹和细纹。

(2)祛斑美白:某些茶叶,如绿茶和白茶,含有丰富的多酚和鞣花酸,可以帮助减少黑色素的产生,淡化色斑和雀斑,提亮肤色。

(3)收缩毛孔:茶叶中的鞣花酸具有收敛作用,可以帮助收缩毛孔,减少油脂分泌,改善肌肤的质地。绿茶和白茶是常用的茶叶选择。

(4)深层清洁:如红茶和绿茶,具有抗菌和抗炎的作用,可以帮助清洁皮肤深层的毛孔,并减少痘痘和粉刺的发生。

(5)舒缓皮肤:洋甘菊茶和薰衣草茶具有镇静和舒缓的作用,可以帮助缓解敏感和红肿的肌肤,减少过敏反应。

4. 茶香疗法在美容养颜中的应用　茶香疗法在美容养颜中有许多具体应用,可以通过饮用茶水、敷茶或使用茶方剂制成的面膜等方式进行,以下是几种常见的茶疗法应用。

(1)茶水洗脸:将绿茶或白茶泡好后,用茶水洗脸可以清洁肌肤,收缩毛孔,并具有抗氧化和延缓衰老的效果。将茶水倒入洗脸盆中,用温热的茶水轻轻敷按脸部,然后用清水洗净即可。

(2)茶叶面膜:将绿茶叶或红茶叶研磨成粉末,加入适量的蜂蜜或酸奶,制成茶叶面膜。敷在面部15～20 min后,用温水洗净。茶叶中的多酚和维生素C可以帮助提亮肤色,淡化色斑和雀斑。

(3)茶叶蒸脸:将绿茶叶或薰衣草茶叶放入热水中,用热气蒸脸。茶叶的精油和营养成分可以深层清洁毛孔,帮助舒缓肌肤,减少炎症和粉刺。

(4)茶叶眼膜:将用过的药茶包放在冰箱中冷藏一段时间,然后敷在眼部,可以缓解眼部疲劳和水肿。茶叶中的咖啡因和抗氧化剂可以促进血液循环,减少黑眼圈和眼袋。

(5)药茶按摩油:将药茶方剂放入橄榄油或甜杏仁油中浸泡一段时间,制成药茶按摩油。

用按摩油轻轻按摩脸部,可以促进血液循环,增加肌肤的光泽和弹性。

需要注意的是,茶香疗法只是一种辅助方法,不能替代日常的护肤步骤和健康生活方式,在使用茶香疗法保养皮肤时,最好先进行皮肤测试,确保没有过敏或不良反应。

5. 茶香疗法在心理健康中的应用　茶香疗法在心理健康中有许多具体应用,以下是几种常见的茶香疗法应用。

（1）茶水放松:喝一杯温热的茶水可以帮助放松身心,缓解焦虑和压力。如绿茶、薰衣草茶和迷迭香茶,具有镇静和舒缓的作用,可以帮助放松紧张的情绪。

（2）药茶冥想:在冥想过程中,喝茶可以帮助提高专注力和集中力。选择一种具有舒缓效果的药茶,冥想时慢慢品味茶水的味道和香气,将注意力集中在当下的感受上。

（3）药茶泡澡:将药茶放入热水中浸泡,然后泡澡可以帮助放松身心,缓解紧张和疲劳。例如,薰衣草茶和洋甘菊茶具有舒缓和放松的效果,可以在泡澡时使用。

（4）药茶芳香疗法:将药茶方剂放入芳香灯或香熏炉中,让药茶的香气弥漫在空气中,可以帮助提升心情和情绪。不同方剂的药茶具有不同的香气和效果,如柠檬茶清新提神,玫瑰花茶浪漫舒缓等。

（5）药茶冷敷:将用过的药茶包冷藏一段时间后,敷在额头、太阳穴或眼部,可以帮助缓解头痛、眼疲劳和紧张情绪。药茶中的成分可以通过冷敷的方式舒缓炎症和放松肌肉。

需要注意的是,茶疗法只是一种辅助方法,不能替代专业的心理健康治疗和咨询。在使用茶香疗法时,最好选择适合自己的药茶和使用方法,并根据个人情况调整使用的茶叶浓度和时间。

思　考　题

（1）古法香事在不同文化中的起源和历史发展如何影响了当代的芳香疗法?

（2）古代的香事传统与现代的芳香疗法有哪些共通之处?又有哪些不同之处?

（3）香料的来源多样化,包括植物、动物和矿物等,它们的用途和药理作用有何差异?不同类型的香料在医学、烹饪和美容领域中的应用有哪些共同点和区别?

（4）香料的药理作用如何影响人体的健康和疾病治疗?有哪些香料被广泛用于传统草药治疗中?现代科学研究是否证实了香料的药理效应,并有哪些新的发现和应用?

（5）香的制作工艺和配方传承在不同文化中有何异同?古代的香制作工艺和现代的工艺有何区别?如何保持香的品质和纯度?香的用途和熏香器具选择是否影响香的效果?

（6）古法香事的正确使用方法和注意事项有哪些?香在现代的日常生活中是否仍然被广泛使用?如何正确地使用香来促进身心健康和提升生活品质?

（7）古法香事在健康应用中有哪些具体的效益?研究证明古法香事对于身体健康有哪些积极影响?是通过什么机制实现的?

（8）在古法香事中,不同的香料被用于不同的健康目的,如提升免疫力、缓解疼痛、改善睡眠等。如何选择适合自己的香料来达到特定的健康目的?有没有什么注意事项或者禁忌需要遵守?

（9）音药疗愈中的"音"和"药"各自代表了什么含义？它们之间的关系是怎样的？

（10）你认为音药疗愈在当今社会中的应用前景如何？它对传统医学和现代医学有何启示？

（11）音药疗愈对生理健康的影响是如何实现的？是否存在科学依据来支持这种影响？

（12）音药疗愈对心理健康的影响是如何产生的？它与传统心理疗法相比有何特点和优势？

（13）音药疗愈在心理健康领域的应用是否可以替代传统的心理治疗方法？如果不能替代，它们之间有何区别和互补性？

（14）在康复疗愈领域，音药疗愈的应用范围是否受到限制？它是否可以应用于各种类型的康复治疗中？

（15）音药疗愈的设备和工具对于实践的影响是什么？是否存在必须使用特定设备和工具才能实现音药疗愈的情况？

（16）音药疗愈的实践方法有哪些？它们各自的适用场景是什么？它们之间是否可以互相结合使用？

（17）茶香疗法在不同历史时期的社会背景中，为什么被认为具有广泛的应用价值？

（18）茶香疗法在传统医学领域的地位是如何变化的？它如何与现代医学相互作用？

（19）传统茶香疗法中使用的不同茶具有不同的功效，这些功能和药理作用依据是什么？如何选择适合自己的茶来达到特定的功能和药理作用？注意事项或者禁忌有哪些？

（20）结合茶香疗法的功能和药理作用，谈谈它在现代生活中的应用前景。

（21）茶香疗法被认为具有多种健康益处，这些健康益处依据是什么？

（22）茶香疗法中使用的草药或茶叶具有不同的功效，如何选择适合自己的草药或茶叶来获得特定的健康益处？注意事项或者禁忌有哪些？茶香疗法中，草药或茶叶的品质和种类对于健康益处的影响有多大？

（23）茶香疗法在临床应用中，如何与其他疗法进行有机结合，达到更好的治疗效果？

（24）茶香疗法在现代医疗体系中，如何与现代医学知识、技术相结合，以便服务于广大患者？

参考文献

[1] 廖岩,王琦,郑丹.论体质与损美性疾病的相关性[J].山东中医杂志,2008(3)：149-150.

[2] 李祝华,胡葵葵,王朝根.医疗美容技术专业教育的历史、现状与展望[J].中国美容医学,2005(1)：85-86.

[3] 金宏柱,陈筑君,栾宜桦,等.中医美容临床研究近况[J].南京中医药大学学报,2005(2)：131-133.

[4] 高木祐子.中医美容护肤方的用药特点及组方规律研究[D].南京：南京中医药大学,2009.

[5] 任洁,田航周.白芷在美容中的应用研究[J].中国医疗美容,2014,4(1)：105-106.

[6] 傅杰英.人群体质与中医美容[J].中国美容医学,2002(6)：527-529.

[7] 黄昕,徐姣,马伟.中药黄芪医疗美容应用与展望[J].中国美容医学,2017,26(5)：123-125.

[8] 胡泓,马顺民,孙晓嘉.中药熏蒸结合中药外敷及内服治疗黄褐斑疗效观察[J].中国医疗美容,2017,7(8)：85-88.

[9] 赵永耀.概述中医美容的历史与发展[J].实用美容整形外科,1996(2)：107-109.

[10] 张蓓蓓,邓梦娇,王昕妍,等.传统益气类中药的美容药理及其在现代化妆品中的应用[J].中药药理与临床,2015,31(6)：235-240.

[11] 赵颖.《普济方》美容方药初探[J].中国美容医学,2009,18(3)：378-379.

[12] 蒋文波,金玉,孙炜,等.中医美容方法在延缓皮肤衰老方面的作用[J].时珍国医国药,2006(11)：2341-2342.

[13] 黄霏莉.葛洪的美学思想及对中医美容学的贡献[J].中华医学美容杂志,1998(1)：30-31.

[14] 黄霏莉.略论中医美容特点[J].北京中医,1995(2)：43-45.

[15] 矫娆,张宇,张小卿,等.耳穴结合刮痧在中医美容临床的应用分析[J].辽宁中医药大学学报,2014,16(4)：98-100.

[16] 黄黎珊.论皮肤针在针灸美容治疗中的运用[J].福建中医药,2008(3)：25+45.

[17] 王红松.《千金方》对中医美容的贡献[J].中国美容医学,2006(8)：954-955.

[18] 傅杰英.中医美容现状分析与人才教育的思考[J].中国美容医学,2003(1)：96-98.

[19] 李瑶.晋唐时期中医美容方剂的历史考察[D].北京：中国中医科学院,2009.

[20] 赵玮,于淼,王艳芹.美容医学伦理中美与伤的冲突及对策[J].中国社会医学杂志,2010,27(5)：281-282.

[21] 王继慧,张小卿,吴景东,等.《黄帝内经》美容思想研究[J].辽宁中医药大学学报,2014,16(12)：96-99.

[22] 王继慧,张小卿,吴景东,等.《黄帝内经》象思维对中医美容研究的重要指导作用[J].辽宁

中医药大学学报,2014,16(11)：90-93.

[23] 高玉桥,梅全喜.试论《肘后备急方》中医美容方药特点[J].时珍国医国药,2014,25(12)：2996-2997.

[24] 吴妍静.中国古代中医美容的起源与形成发展综述[J].浙江中医药大学学报,2015,39(3)：238-242.

[25] 唐佳韵,姚敏,赵倩,等.浅谈古代中医美容书史[J].中国美容医学,2012,21(2)：342-344.

[26] 刘宁,孙亦农,蔡建伟,等.高等中医美容专业学生就业情况的调查分析[J].中国美容医学,2007(8)：1135-1137.

[27] 任旭.中国中医美容学发展源流[J].亚太传统医药,2005(1)：87-91.

[28] 王雅丽.中医美容教育现状分析与发展思考[J].陕西中医学院学报,2005(2)：67-68.

[29] 傅晓霞,杜凯.浅谈中药大黄的美容作用[J].中医药研究,2002(3)：28-29.

[30] 王欣,李济.中医美容及未来发展趋势[J].中国美容医学,2000(1)：71-73.

[31] 顾严严.中医美容方剂的配伍规律研究[D].南京：南京中医药大学,2010.

[32] 芦鑫.孙思邈中医美容特色研究[D].沈阳：辽宁中医药大学,2010.

[33] 李静,王超,徐丽敏.中医美容的发展及现代开发应用[J].中国美容医学,2014,23(4)：340-342.

[34] 周滢,段恒.山药、茯苓及白术配伍在中医美容中运用机理探讨[J].世界科学技术-中医药现代化,2014,16(1)：207-209.

[35] 温疆华.辛温药物在中药美容中的应用及理论基础[J].甘肃中医,2007(10)：19.

[36] 杨晓航,李文彬,辛宝,等.《外台秘要方》美容方药学术特色经纬[J].中医药学刊,2004(10)：1808-1809.

[37] 李瑶.晋唐时期中医美容方剂的历史考察[D].北京：中国中医科学院,2009.

[38] 赵玮,于淼,王艳芹.美容医学伦理中美与伤的冲突及对策[J].中国社会医学杂志,2010,27(5)：281-282.

[39] 樊玺.中医美容方药发展史[J].吉林中医药,2008(1)：73-74.

[40] 安贺军.孙思邈中医美容外治法概述[J].中国医药学报,2003(10)：595-597.

[41] 王欣,李济.中医美容及未来发展趋势[J].中国美容医学,2000(1)：71-73.

[42] 李瑞.中医古籍润肤泽面外用美容方的组方及用药特点[D].北京：北京中医药大学,2017.

[43] 曾晓婷.翁丽丽教授中医皮肤美容经验总结及活血祛斑汤治疗气滞血瘀型黄褐斑临床观察[D].福州：福建中医药大学,2015.

[44] 徐阳子,汤玲玲,朱敏,等.《五十二病方》中的中医美容学内容研究[J].中医药临床杂志,2014,26(7)：735-737.

[45] 王飞,庞来祥,赵美峰.中医药美容的发展概况[J].内蒙古中医药,2012,31(3)：109-110.

[46] 肖茜,王超,高琳,等.药膳在中医美容中的作用[J].陕西中医,2012,33(12)：1663-1664.

[47] 孙静.中医药辨证施治在美容中的作用[J].中国美容医学,2011,20(3)：483.

[48] 洪蕾.黄芪在中医美容中的应用[J].新中医,2008(9)：92.

[49] 何玉.从肺论治中医美容的运用和意义探讨[J].中国美容医学,2007(4)：548-550.

[50] 杨岚,沈静,许婧,等.前景广阔的中医美容学[J].中华医学美学美容杂志,2006(5)：319-320.

[51] 黄亦琦,王裕颐.论中草药在天然化妆品开发中的应用[J].中医药信息,1994(3):14-15.

[52] 曹毅,吴妍静.古代中医美容渊源发展史述[J].中华中医药杂志,2019,34(11):5044-5047.

[53] 陈丽娟,黄昕红,谷建梅.中医美容的理论基础及其技术应用[J].中国美容医学,2012,21(1):162-164.

[54] 胡冬裴,李小茜.魏晋南北朝时期美容医学特色研究[J].中华中医药学刊,2010,28(11):2306-2309.

[55] 张平,刘宁,曹刘静,等.盛唐时期的美容理念及美容方法初探[J].甘肃中医,2007(5):74-75.

[56] 郭丽娃,黄健.孙思邈中医美容学术成就初探[J].北京中医,1995(4):52-54.

[57] 王明霞,马欣,吴娟,等.中医美容的现代临床应用及研究进展[J].世界临床药物,2023,44(5):397-403.

[58] 宋鑫,朱朕,蒋维昱,等.明清香文化对中医的影响[J].中华中医药杂志,2022,37(11):6363-6366.

[59] 连金玉,杨国峰,郁昱.基于新媒体优化中医美容课程教学路径——评《中医美容学》[J].中国油脂,2023,48(1):165.

[60] 李斌、陈达灿.中西医结合皮肤性病学[M].北京:中国中医药出版社,2017:259.

[61] RonGuba,李宏.芳香疗法中使用精油存在的危险性(上)[J].香料香精化妆品,2002(2):24-27.

[62] 赵晓莉.中西医结合口服加外用中药面膜治疗面部脂溢性皮炎的疗效观察[J].中西医结合心血管病电子杂志,2020,8(2):188.

[63] 张美娇,韩怡雪,付洋,等.薰衣草精油和芦荟对痤疮面部主要菌群的影响[J].中国微生态学杂志,2013,25(6):656-658,662.

[64] 王玥,郭苗苗,施雁勤,等.广藿香精油抗炎祛痘功效研究[J].日用化学工业,2017,47(5):272-276.

[65] 李欣,陈再明,葛维维,等.德国洋甘菊精油对脂多糖诱导的人角质形成细胞炎性反应的调控作用研究[J].中药新药与临床药理,2022,33(5):624-632.

[66] 陈正琴,潘钰蔚,刘倩,等.斑秃患者对27种植物精油适应性检测结果分析[J].实用皮肤病学杂志,2012,5(2):86-88.

[67] 张信江,边二堂.医疗美容技术[M].北京:人民卫生出版社,2011.

[68] 中国就业培训技术指导中心.美容师(初级)[M].上海:中国人力资源和社会保障出版集团,2020.

[69] 中国就业培训技术指导中心.美容师(中级)[M].上海:中国人力资源和社会保障出版集团,2020.

[70] 中国就业培训技术指导中心.美容师(技师高级技师)[M].上海:中国人力资源和社会保障出版集团,2021.

[71] 刘宁,聂莉.美容中医技术[M].北京:人民卫生出版社,2015.

[72] 熊磊,赵毅,解宇环.芳香中药学[M].北京:中国中医药出版社,2022.

[73] 左媛媛,方雯玉,王进进.中医与芳疗[M].昆明:云南科技出版社,2022.

［74］王进进,左媛媛.中医芳香疗法临床实用技术［M］.昆明：云南科技出版社,2023.

［75］沈翠珍,王艳红.社区护理学［M］.北京：中国中医药出版社,2016.

［76］杨雯,方肇勤,卢涛,等.《灵枢》"肾胀"探析［J］.中华中医药杂志,2019,34(10)：4497 － 4499.

［77］杨雯,方肇勤,卢涛,等.《诸病源候论》有关肾理论的探讨［J］.中国医药导报,2018,15(36)： 140 － 143.

［78］卢涛,方肇勤.关于中药果实和种子成熟度研究进展［J］.辽宁中医杂志,2016,43(12)： 2683 － 2684.